音と経穴《ツボ》で開く

治癒のゲート

三《み》角《すみ》大《たい》慈《じ》
みかどクリニック院長

ヒカルランド

序　生命活動は臓器同士の情報交換で成り立つことが明らかになった！

私たちの身体は、緻密な情報交換によって成り立っている。身体における「情報発信」は、これまでは「脳」にあると考えられていたが、身体の各臓器や組織が発していることが最近の研究で明らかになってきた。

脳は情報処理センターとして働いているのであって、情報の発信源はひとつひとつの細胞にある。身体を構成している細胞は、私たちが日々会話しているが如くにそれぞれの言葉を持っている。

では、臓器や細胞は、どうやって〝会話〟しているのか？　その答えを、ＮＨＫスペシャル「人体」の番組紹介記事から抜粋してみる。

…………………………

最新の科学によって、細胞から細胞へ情報を伝える物質が次々と見つかっている。その数は、なんと数百種類以上にものぼると言われている。昔から、脳などごく限られた臓器が「ホルモン」と呼ばれる物質を出して、他の臓器に情報を伝えていることは知られていた。しかしその後、「サイトカイン（細胞間情報伝達物質）」や「マイクロRNA」など、様々な名前で呼ばれる物質を、脳以外のあらゆる臓器や細胞が出し、情報をやり取りしていることが分かってきた。

番組では、これらの〝臓器や細胞からのメッセージを伝える物質〟を、まとめて「メッセージ物質」と呼んでいる。メッセージ物質は、血液や神経を伝って全身を行き交い、それを受け取った他の臓器や細胞が、様々な作用を引き起こす。そんな臓器や細胞同士のにぎやかなおしゃべりが、実は私たちの体の働きや病気の発生など、命の根幹に関わる大切な役割を果たしていることが明らかになってきた。

今、医学の世界で、これまでの「人体観」を覆す、**巨大なパラダイムシフト**が起こりつつある。

今までは、人体のイメージと言えば、「脳が全体の司令塔となり、他の臓器はそれに従う」というものだった。ところが最新科学は、その常識を覆した。なんと、「体中の臓器が互いに直接情報をやりとりすることで、私たちの体は成り立っている」、そんな驚きの事実が明らかになってきた。この「臓器同士の会話」を知ることで、今医療の世界に大革命が起きている。例えば、がんや認知症、メタボなどの悩ましい病気を克服する画期的な方法が成果をあげ始めているのだ。

……………………………

しかし、情報のやり取りは何も細胞間や臓器間だけではない。鍼灸医学の独自の概念である「ツボ」を介した**量子的シグナル**の情報伝達経路の存在が筆者のおよそ40年間の数多くの臨床結果から判明している。

伝統医学である鍼灸治療の「経絡」は情報伝達経路であり、「ツボ」は情報を受け取るレセプターである。私たちの身体は身体内部だけではなく、身体外部ともダイナミックな情報のやり取りをおこなっている。中国の古典『黄帝内経霊枢《こうていだいけいれいすう》』には「神氣の游行出入する所」とある。つまり、「ツボ」は神氣（エネルギー、情報）が体内と体外とを自由に出入りするところである。

平成31年6月5日　三角大慈

治癒のゲート　目次

第二章　ツボ（経穴）を駆け巡る神氣（情報・エネルギー）と量子的シグナルの情報伝達経路の秘密

第三章　重力場の身体構造
謎と秘密に包まれた「背骨、骨盤、筋肉」のベールを剝ぐ

第四章　脳・自律神経・免疫・赤血球

第五章　ミトコンドリアワールド（細胞レベル）の活性化こそが未来の医療となる

［みかどメリット1］ 心音治良——

子育てが楽しくて仕方なくなる心音子育て

カバーデザイン　櫻井 浩
カバーイラスト　井塚 剛
校正　麦秋アートセンター

第一章

まだ誰も知らない！
ニューメディカルへの道を拓く
「氣」の源流、「氣の作用」

氣は全人類が自然発生的にもっていた共通概念であった

氣は古来より伝承されてきた一種のエネルギーの概念である。宇宙開闢《かいびゃく》から森羅万象、生命体をも支配する統一理論体系である。その思想は、道教、儒教および占術のなかに分岐発展してきている。

氣の概念は本来、中国的なものと考えられているが、インド哲学においても、アーユルヴェーダ医学、イスラム教におけるユナニ医学、ひいては古代ギリシアにおける医術もまた氣の概念をもって発展してきたものである。

即ち、氣の概念というものは、全人類が自然発生的にもっていた共通概念である。氣の原点を訊《たず》ねてみると、中国では、かの有名な陰陽五行説や河図洛書《かとらくしょ》がある。易では、太極から陰陽に分かれ、四象を生じ、八象を生じる。漢方では、四時たがわず五行とともに下る、とある。

西洋ではどうであろうか。ピタゴラスが設定したドレミファの7音階、プラトンの5つの正多面体。5つの正多面体とは、正四角形六面体、正三角形八面体、正三角形二十面体、

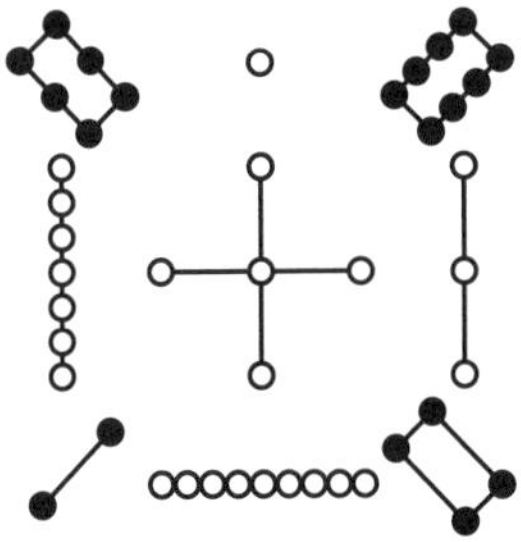

洛書

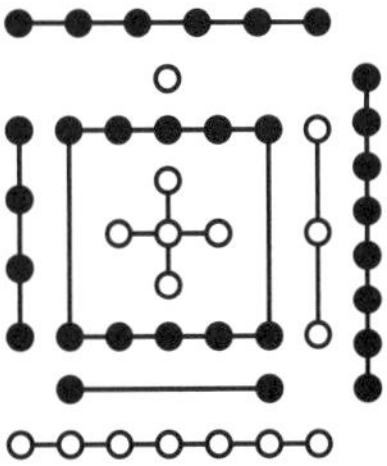

河図

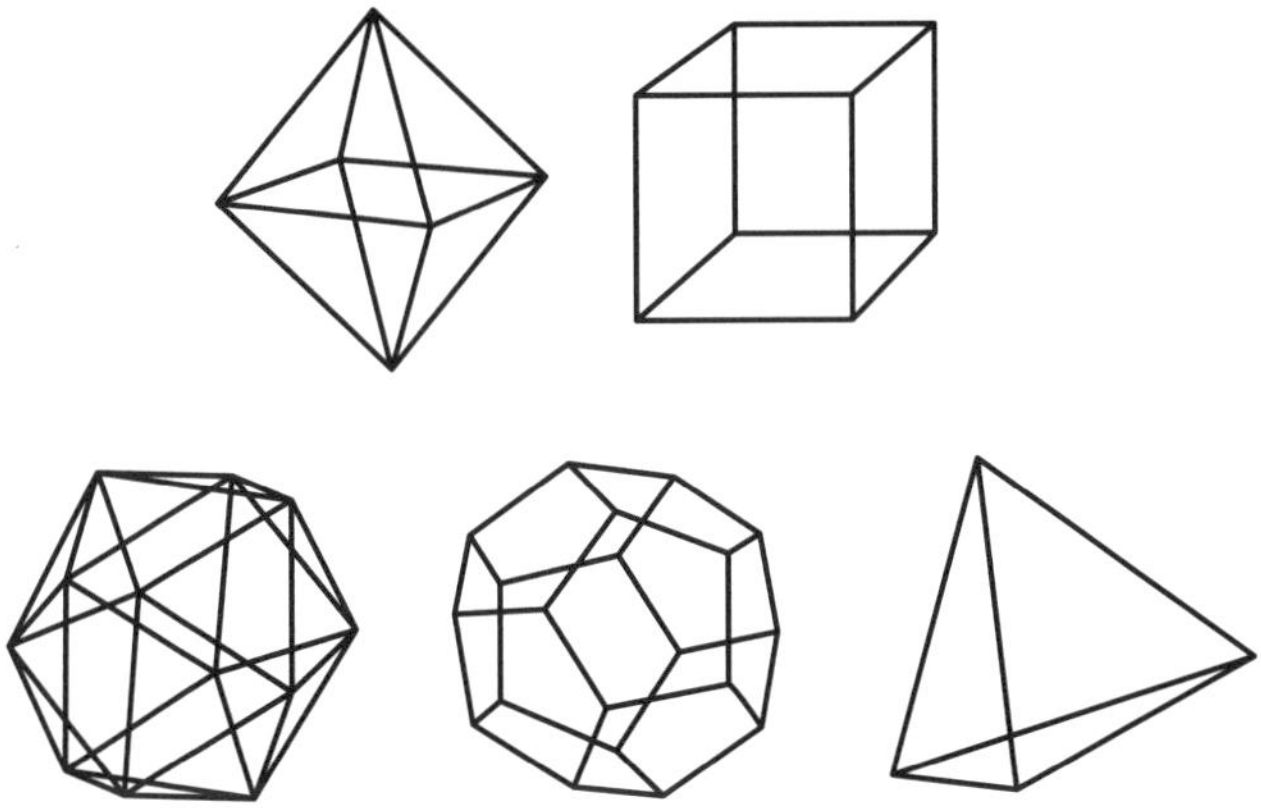

五つの正多面体

正五角形十二面体、正三角形四面体である。

　これらすべての思想背景にあるものは正三角形四面体である。四時とは四面体の四面に対応し、春夏秋冬を意味する。五行は、その中心核を入れて五行にしている。そして、その稜線は6つの線で結ばれている。

なぜか太極がすっぽり抜けてしまった

既存の陰陽五行説からは太極の理論がどうしても出てこない。**太極が出てこない限り陰陽も五行も調和されない。**太極の存在があってはじめて陰陽も五行も調和する。なぜ、東洋医学独自の概念である陰陽五行説から太極がすっぽりと抜けてしまったのであろうか？

５つの丸い球を、左頁図のように互いにくっ付けてみる。５つの丸い球が見えるであろう。次に、ひとつの丸い球に、上下・前後・左右にくっ付けてみる。計７つの球は、貴方には何個の球が見えるであろうか？

７個に決まっている、と思うかもしれないが、角度によっては５個に見える。ここに陰陽五行説から太極がスッポリと抜け落ちた原因が隠されている。

つまり、陰陽五行説は**平面認識**であることが分かる。立体で捉えると、７という数が現れてくる。**７によって初めて太極が理論上見えてくる。**

第一章　まだ誰も知らない！　ニューメディカルへの道を拓く「氣」の源流、「氣の作用」

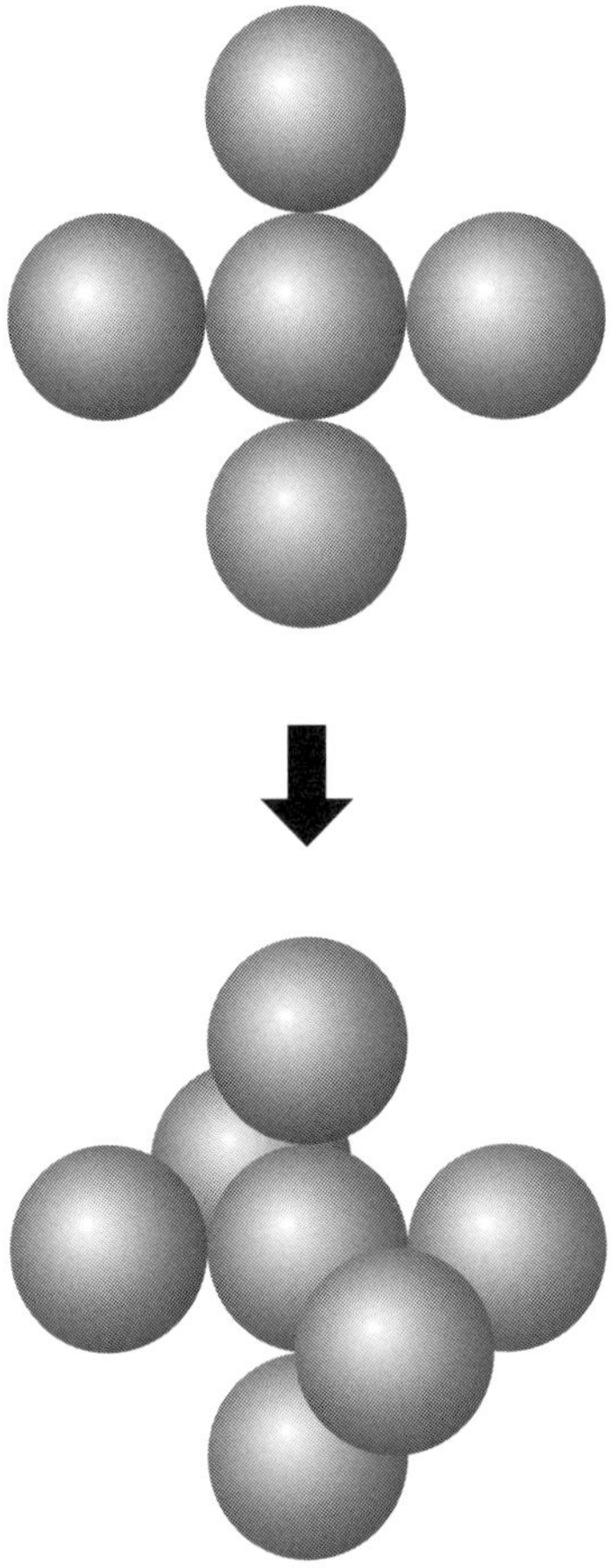

中心の無なる空位の中に、有位として7が自生する。7はすべての存在確認の元点に位置する座標軸である。構造は、立方体に内接する正三角形八面体である。両者が一体化した形が十四面体である。

7は宇宙の基本単位であり、人類共通の遺産である。

今一度、陰陽五行説を考えてみる。目の前に両手を広げてみよう。あなたには何が見えるであろうか？　左右の五本の指、それに右手と左手が見えるであろう。当たり前のことである。この当たり前のことを更に素直な気持ちになって掘り下げてみる。

左右の指を足すと5＋5＝10。この10という数は右の5と左の5、つまり陰の5と陽の5を足した数であることが分かる。そして、指の本体である己を加えて11となる。この11という数については東洋医学ではこ

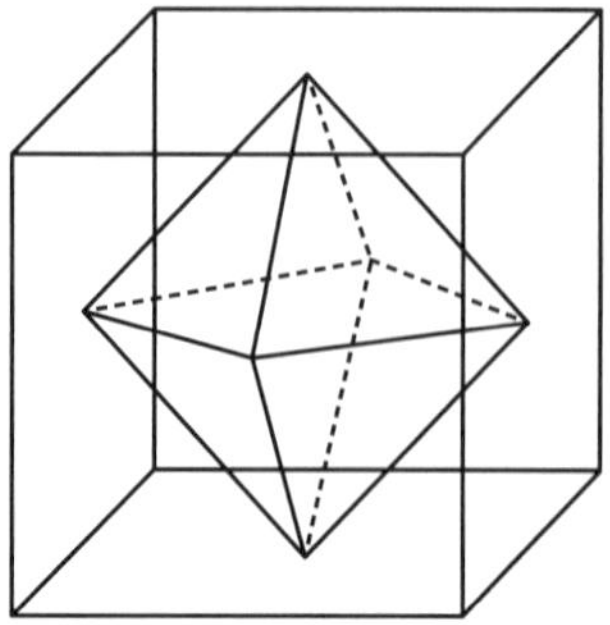

正三角形八面体と立方体

れまで一切言及されていない。ちなみに、仏教では十一面観世音がある。救済者としての観世音菩薩の様々な能力を11の顔で表したものとされている。11という数には、大きな秘密が隠されている。

11は単数化すると、1＋1＝2となる。

2は、2にあらざるの2である。

それ故、不二と書く。

次に、左右の指先をくっ付けたらどうであろうか。右手の親指から順次に数に置き換えてみる。親指が1、人差し指が2、中指3、薬指4、小指5となる。次に、左手の親指を6とすると人差し指7、中指8、薬指9、小指10となる。左右の親指でもって1・6水局、以下2・7火局、3・8木局、4・9金局、5・10土局となる。合局の原

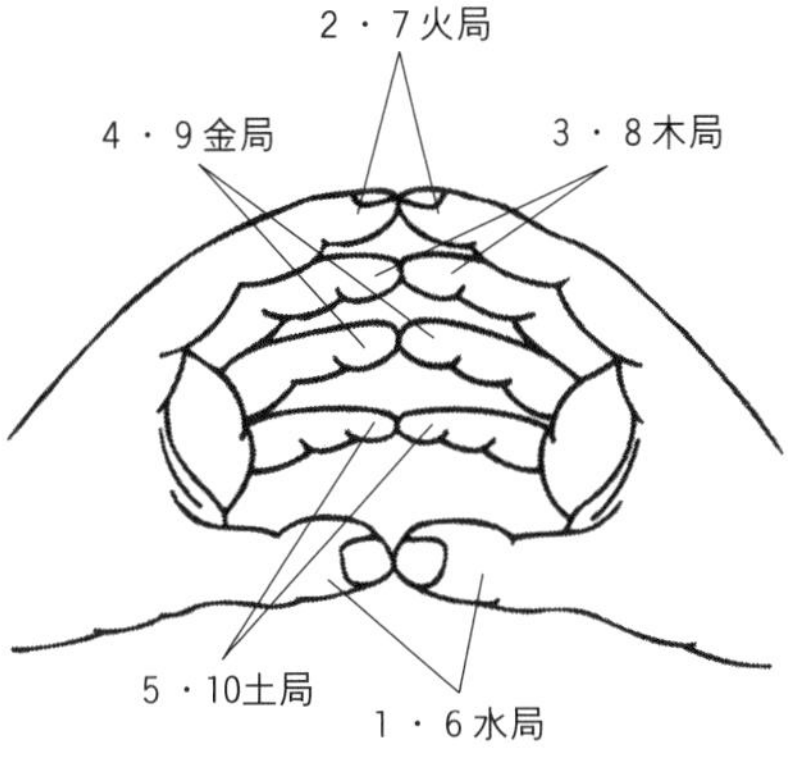

手指でみる合局

理である。

ちなみに、**合局とは今流に言うと化学反応**である。1・6水局とは、1という数と6という数が化学反応を起こして水の作用をもつという意味である。2・7火局も同じように2という数と7という数が化学反応を起こすと火の作用をもつ。3・8木局、4・9金局、5・10土局もまた同様である。

氣は数で表記される！　その代表が10進法であり2進法（コンピュータ）である

10進法とは1から10の数を説くことにある。10の数は単数化して1となるので、結局は1から9の数を説くことになる。「洛書」に表示されている9数理である。

例えば、五臓に割り当てると、腎臓は1、肝臓は3、肺は4、脾臓は5、心臓は9となる。ここで問題となるのが、肺である。九数盤で考えると、肺は7では？という疑問が生じる。

数霊理論では、このような理論と実際の矛盾が時折見受けられる。例えば、手根骨など

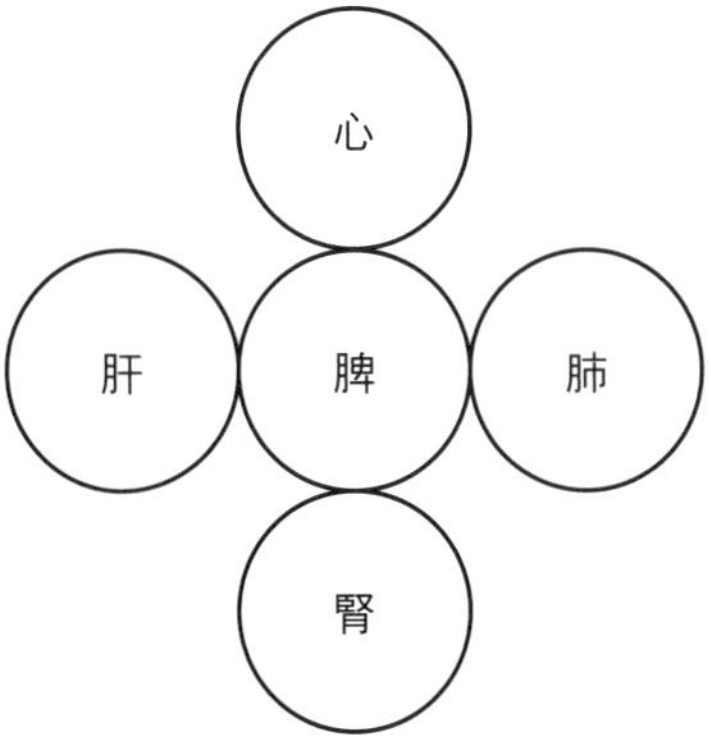

	9	
3	5	7
	1	

（後述）。しかし、理論通りではないのはその理論が間違っているからだと批判する人たちもいるが、筆者は生命にはこのような矛盾は少なからずあって然るべきと考えている。

現代においては、情報通信革命によりすべて数値化されて保存されている。すべての物、現象は、数で表記することができるということだ。

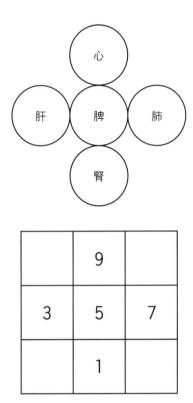

精神科医・心理学者のカール・グスタフ・ユング（1875年－1961年）と物理学者のヴォルフガング・エルンスト・パウリ（1900年－1958年）の対談において、潜在意識は数と何らかの関係があると気づきながらも解明できなかった。

氣もまた数で表記される。その代表的なものとして10進法と2進法がある。コンピュータはご存知のように2進法である。コンピュータのない時代は10進法で説かれている。日本固有の信仰の神道や仏教それに東洋医学もすべて10進法で説かれている。

氣は決して抽象的な存在ではなく、数で表記される。実際に、氣の治療は間違いなく実在する。10進法を解明することによって、氣の治療を普遍化することができる。筆者が独自に開発したＮＡＭ療法はその証となるであろう。

奇跡の治療を合局理論で解明する！

筆者が独自に開発したＮＡＭ療法の実際において、合局理論を理解できなかったら、合局理論を治療に応用できなかったら、その治療の効果は期待できないであろう。ただ、やみくもにツボに音を通電したところでまったく治療効果はないのだ。

過去において、筆者の合局理論の理解が深まるにつれ、その治療効果は次第に高まっていったという経緯がある。最終的には、5・10土局に尽きる。5・10土局によって初めて奇跡の治療が可能になる。昔から言い伝えられてきている神々の奇跡の治療とは、5・10土局の原理に他ならない。

1・6水局は癒しのスイッチ

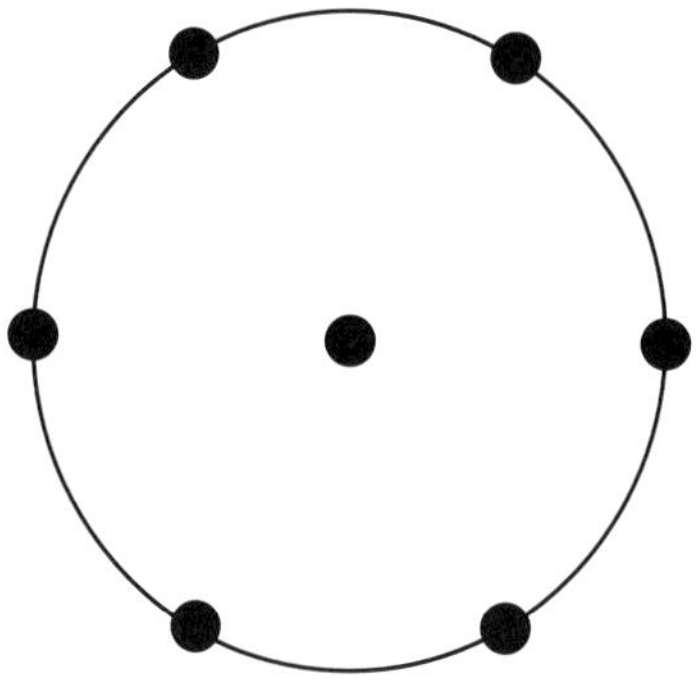

1・6水局

まずは、1・6水局から述べてみる。

1数と6数は化学反応を起こして1・6水局する。水の作用をもつ。

ちなみに、1数は水を意味するが、水といっても多様な水がある。川を流れる水、地下水、湧き水、雷雨、落下する水滴、渦潮、スコール、雪解け水等々。6数は、回転、静かに静止することなく常に動き回る。

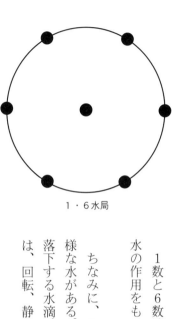

1・6水局した水は静止した水ではなく、動きを伴う。水が球となって流れる原理である。例えば、春の小川など。そして最も肝要なことであるが、水を動かすものは火である。火なくして水は動かない。

水は火によって動く。ここに、1・6水局の秘密が隠されている。合局して水の作用をもたらすには火の存在が必要となる。火なくして水は動かない。漢方医学に水が滞る湿《しっ》証《しょう》がある。その病態は冷えによる水の停滞である。熱（火）がなくなり水の動きが悪くなった結果である。逆に、膝《ひざ》に水が溜まるのは、膝関節内の炎症（火）によって水が集まってきた結果であり、炎症による関節破壊を防ぐための生体の防御反応でもある。

今、あなたの目の前に100年前の玄米があるとする。これに水を加えたらどうなるであろうか？

発芽する。玄米の籾殻《もみがら》が破れて、1・6水局するからである。では、白米だとどうであろうか？

発芽しない。なぜ、白米だと水を加えても発芽しないのであろうか？　籾殻がないからである。

では、籾殻にはどのような役割があるのであろうか？　5・10土局にその秘密が隠されている。つまり、5・10土局した籾殻が破れて1・6水局するのである。ここのところが、難しいところであり、ここが分からないと真の合局の治療はできない。

治療においては、1・6水局させることによって初めて癒しの治療が可能となる。癒しとは、太極の壁を破って生命の質を向上させることを言う。その第一歩が、7という太極の壁を破ることである。

1・6水局の原理を使った実際の首（頸椎《けいつい》）の治療について述べてみる。

首の治療をするには、首に秘められている7の数理を理解する必要がある。ご存知のように、頸椎には7個の椎体がある。しかし他にも、後頭部と肩に7の数理が隠されている。これら三つ巴の7の数理が理解できないと、首の治療はできない。

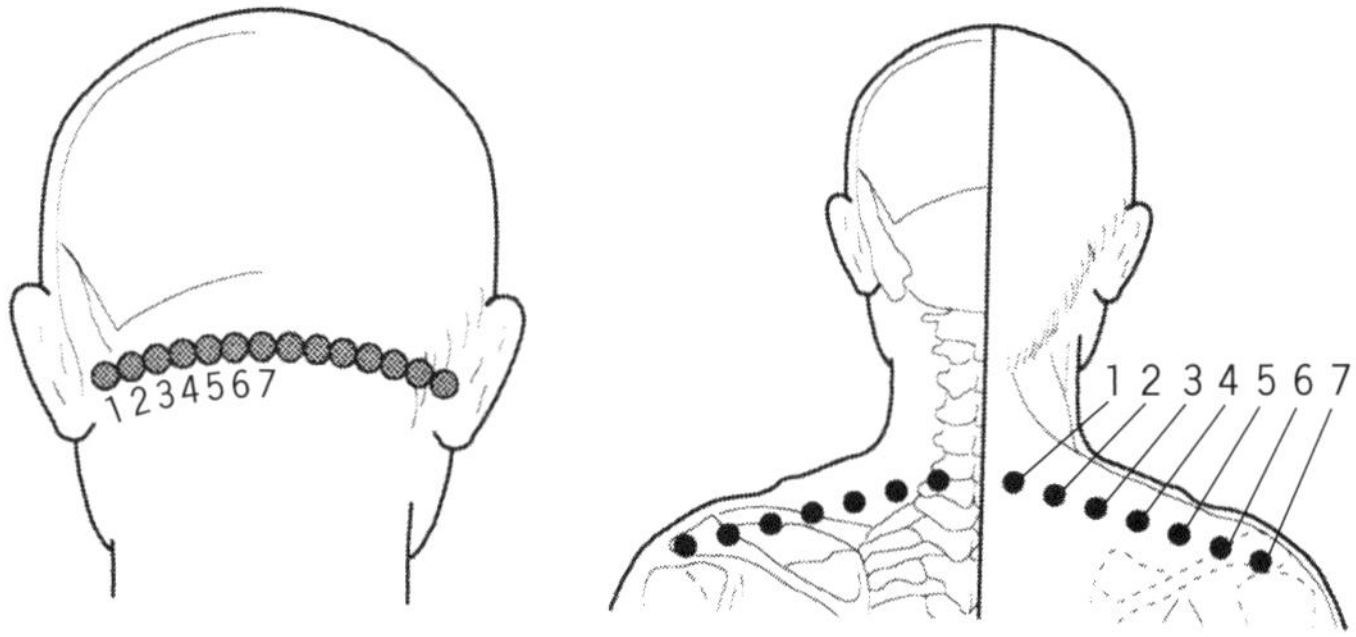

首にある7の数理

例えば、頸椎6番を治療する場合には、図のように6つのツボを取穴《しゅけつ》する。

頸椎6番は甲状腺や肌と密接な関連があり、むち打ち症の急所でもある。実際の治療では、通電する音は1・6水局させるために水の音を使う。水の音は、症状によって使い分けをするのでここではその詳細は述べない。

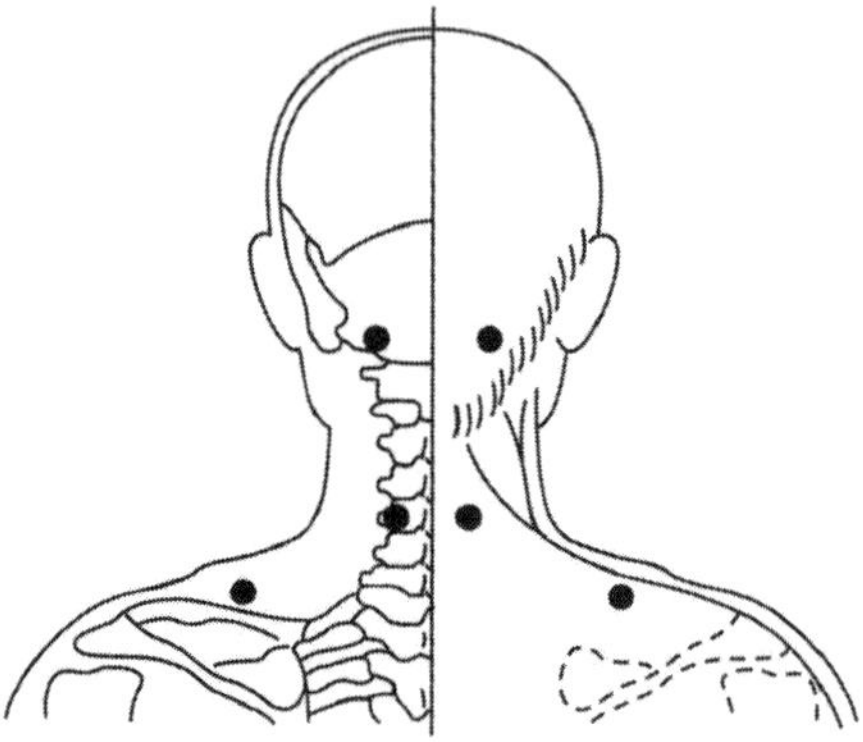

頸椎6番の治療

2・7火局は起死回生の治療を可能にする

2・7火局とは、2数と7数が化学反応を起こして9数の火の作用をもつ。

ちなみに、2数は土、皮膚、甘いもの、母親、消化器。7数は秋、収穫、固まる、金気のもの。9数は心臓、頭、熱などの意味をもつ。

2・7火局は非常に難しい氣の原理である。その秘密は、2という数にある。2の真の

意味は、1＋10にある。10は単数化され1となり、1＋1＝2となる。

2・7火局すると、9（火）の作用をもつ。しかし同時に、2には水の作用もある。火？　水？

1・6水局は中心を有す。そして、中心の7が煮詰まると、外部より2を呼び込んで9が出てくる。その際、横次元ができて物質化する。この現象を鳴門の渦潮で分かりやすく説明してみる。

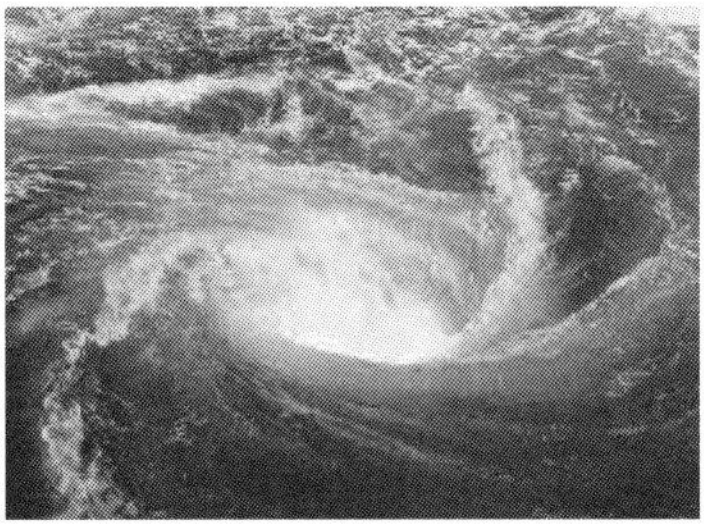

鳴門の渦潮

海面にできた渦は中心に向かって渦巻く。この海水の動きが1・6水局である。**中心の一点が7**である。やがて、渦の中心は下方へ巻き込まれる。

海の底へと深く引き込まれた渦の内部は果たしてどうなっているのであろうか？

2・7火局の原理から推測すると、渦の中心が煮詰まってその極限に達するとスパークして光や熱、音を発する。その際に、水蒸気、水の球、氷を形成する。ちなみに、渦の中心は、5と6の回転の渦である。渦の回転が6、渦の中心が5である。

渦の肝腎要の要諦《ようてい》は、渦が海底に達することにある。底に達するとどうなる……？

5・10土局する。**5・10土局すると、10から1へと瞬時に変換され、その向きが変わる。**下方へ向かう渦巻きから海面に向かう上向きの新たな動きが生じる。

2・7火局は中心の7の壁を破り、9の世界（火）に入る原理である。9にはリセットするエネルギーがあり、2・7火局を使った治療は起死回生の再生・甦りの治療が可能となる。

首は「九霊《くひ》」が語源になっている。つまり、頸椎には9数理がある。頸椎には7個の椎骨があり、先に述

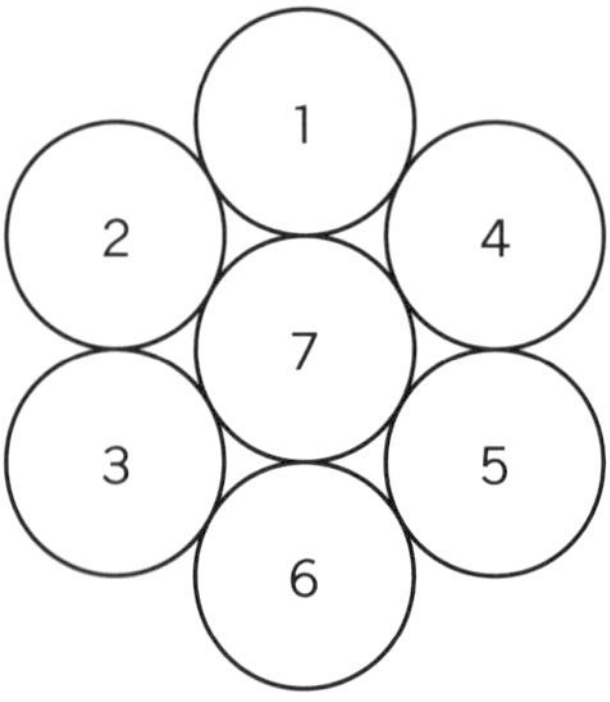

7数

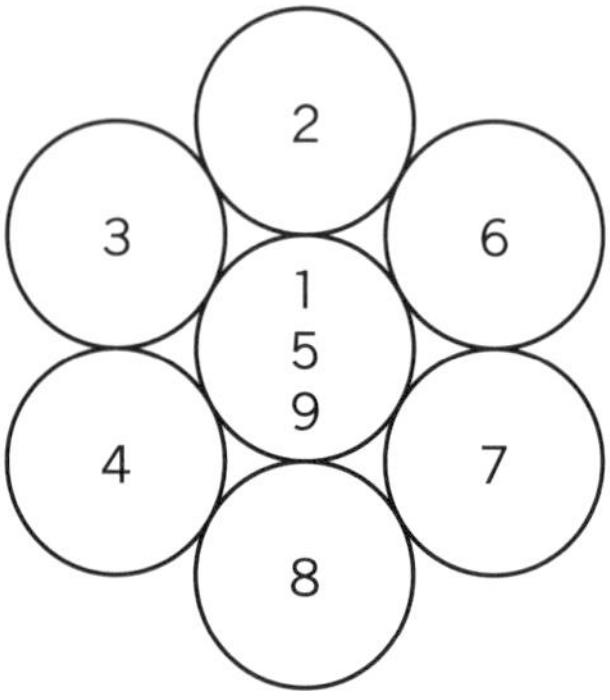

9数

べたように7数理の太極の原理がある。そして、7と9は互換変換される。頸椎の治療が難しいのは、7と9の数理にある。

首の治療では、2・7火局する場合には必ず9の作用をもつ頭の天辺にある「百会《ひゃくえ》」というツボを使う。そして大事なことは、首の壁を開いてから2・7火局させる。このことを、教派神道系の教団である大本教では「大本神諭」の中で「梅で開いて松で治める」と記されている。

首の壁を開く原理が次に述べる3・8木局である。

3・8木局の治療には「もやしの発芽する音」が使える

3・8木局は、3数と8数が化学反応を起こして木の作用をもつ。

ちなみに、3数は、発芽、春、神経、出現、雷、爆発。8数は、山、機構、組織、飽和、壁、器などの意味がある。1・6水局は生命を育む力、2・7火局は生命を創る力である。

そして、3・8木局すると、初めて器ができる。

爆発は四方八方へエネルギーが外へ向かって放出されるが、3・8木局するとエネルギーの収斂《しゅうれん》作用をもつ。エネルギーは発散と収斂を繰り返し、内と外が噛《か》み合う。木局しないと、エネルギーは外部へ放出されるだけで終わる。

植物の発芽は3・8木局の現象である。8という壁を開く原理でもある。3・8木局は、武道にたとえるならば達人の領域となる。達人とは、内部空間と外部空間が繋《つな》がった人のことを言う。

内部空間においてエネルギーは1から順次に2、3、4、5、6、7、8、9と回る。これでは、エネルギーは空回りするだけで終わってしまう。空位の中心に5数が入ると、

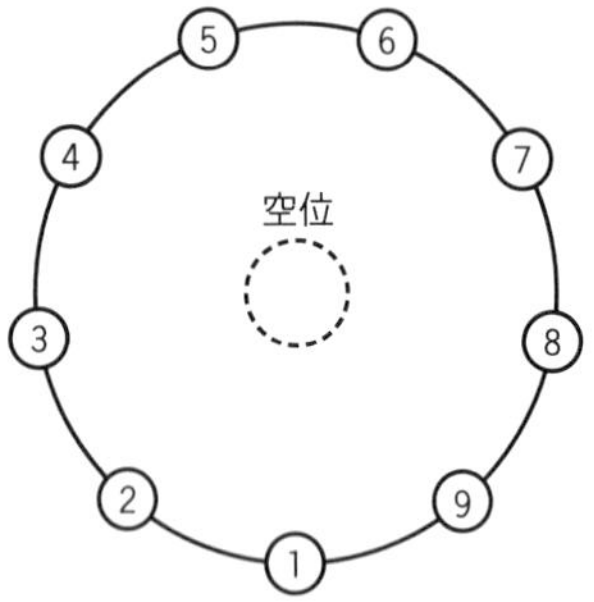

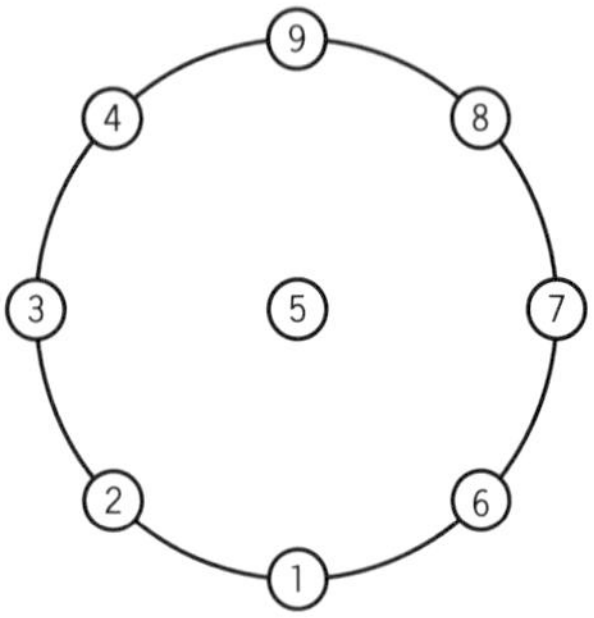

エネルギーは、1、2、3、4と流れると向きを変えて中心に向かう。そして、6、7、8、9と流れ再び中心へと向かう。外のエネルギーが内部に取り込まれ、中心に回帰して循環する。この状態になって初めて仕事ができるようになる。1から9の

数が5数に統一される。**等価値変換**がおこなわれる。

3・8木局すると、表裏を貫通する。私たちの臀部《でんぶ》にある大殿筋・中殿筋・小殿筋と腸

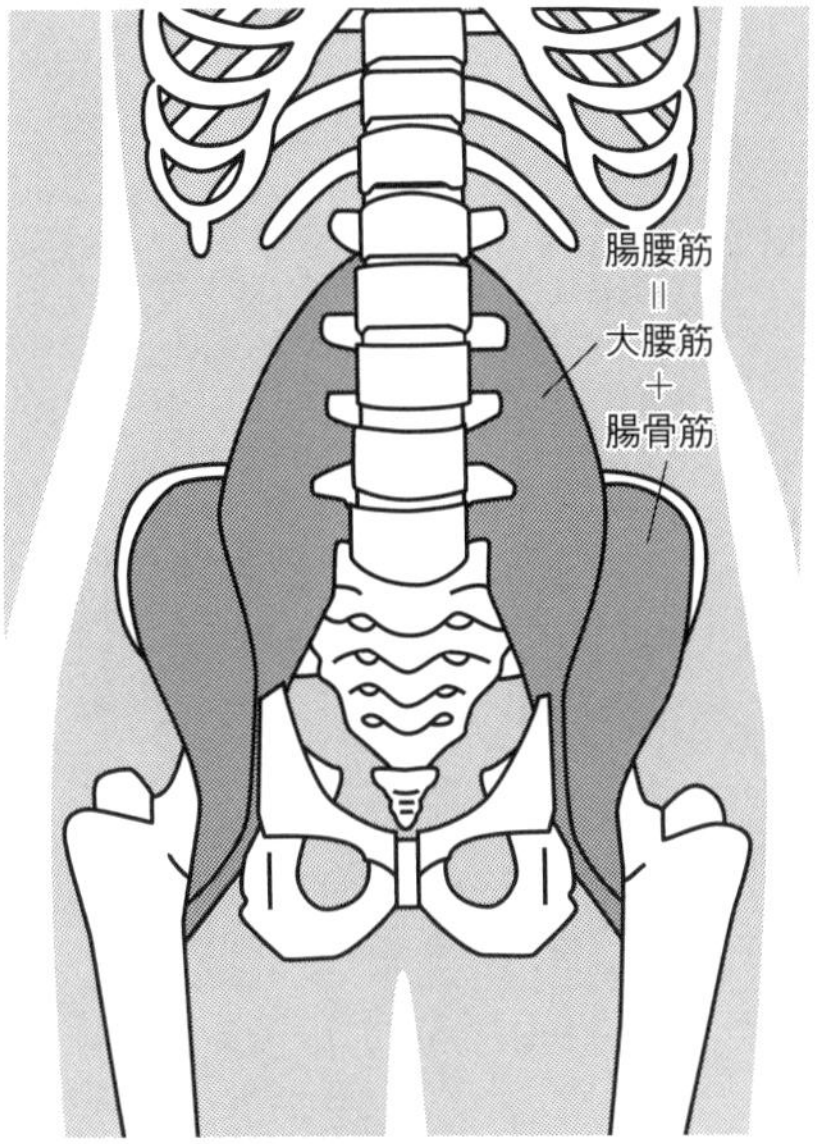

腸腰筋

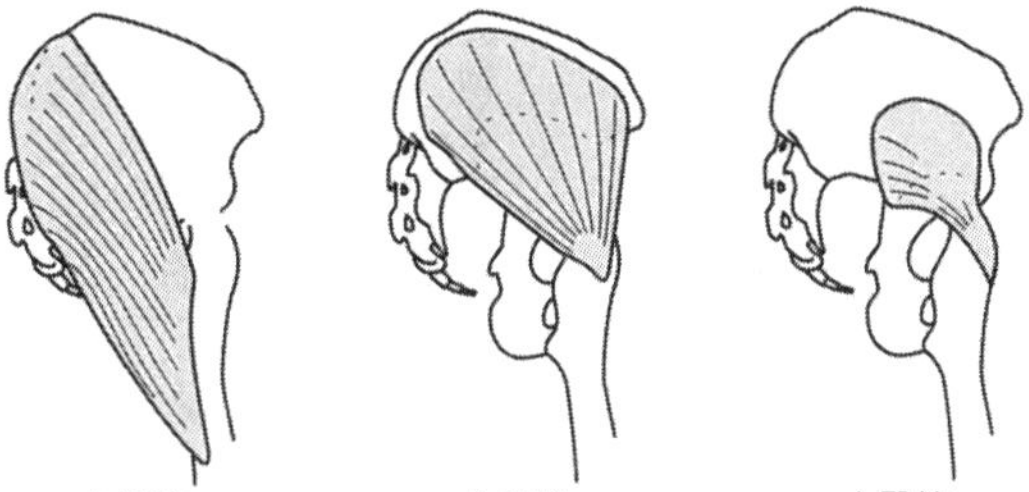

大殿筋　中殿筋　小殿筋

腰筋（大腰筋・小腰筋・腸骨筋）の関係もまた3・8木局の関係になっている。

臀部にある大殿筋・中殿筋・小殿筋と腸骨筋は腸骨を挟んで裏表になっている。インナーマッスルである腸腰筋を意識的に動かすのはたいへん難しいが、大殿筋・中殿筋・小殿筋を動かすのは比較的動かしやすい。やってみると分かるが、大殿筋はすぐに動かせる。中殿筋も少しやればコツをつかんでくる。問題は、小殿筋である。これら3つの筋肉の中で最も深層部にある筋肉なので、この小殿筋だけを分化して動かすのはたいへん難しい。しかし、大殿筋・中殿筋・小殿筋を分化して動かせるようになれば、腸腰筋は自ずとして動かせるようになる。これが、3・8木局の原理である。

過去において、筆者は3・8木局させる音を躍起になって探した時期がある。蓮の花が開くときにポンと音がすると聞けば、蓮の花が開く音は3・8木局の治療に使えるに違いないと、蓮の花が開く夏の早朝に何度も車を走らせて蓮のある公園に出かけて録音を試みたが成功しなかったという苦い経験がある。今現在、3・8木局の治療には「もやしの発芽する音」などを使っている。

首の治療で2・7火局させるためには、首の太極の壁を破らなければならない。そのために、乳様突起《にゅうようとっき》先端のツボ（「翳風《えいふう》」か「完骨《かんこつ》」）、頸椎7番、肩甲骨の付け根の6か所のツボを取穴し、3・8木局させる。肩甲骨の付け根のツボは、「肩井《けんせい》」のやや外側から鍼先を外側に向けて肩関節に達するまで深く刺入する。使用する鍼は2寸3番でほぼ根元まで刺入する。「翳風」か「完骨」は、今のところ圧痛で決めている。

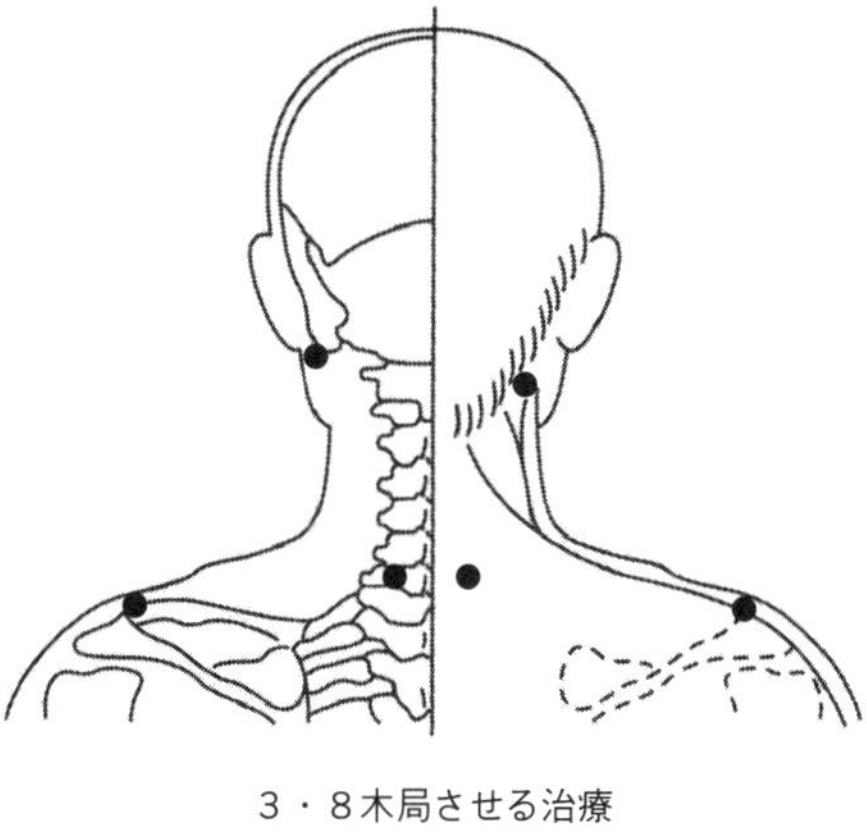

3・8木局させる治療

4・9金局はがん治療に応用される原理（丸山ワクチン）

4・9金局は、4数と9数が化学反応を起こして7数の金の作用をもつ。ちなみに、4数は情報、風、流通。9数は熱、精神、頭、脳、がん等といった意味がある。

7数の金の作用には、栄養・脂肪、作物の収穫などの意味がある。また、アルコール発酵における熟成もそうだ。ウイスキーなどは何年も何十年もかけて寝かせて熟成させる。そうすることによって、風味がよくなり、味もまろやかでコクが出てくる。この熟成期間は温度管理が非常に重要となる。ただ長い時間寝かせればよいというものではない。温度や湿度が年間を通じて一定である地下室などで保存されるのはそのためである。

また、7には固まる意味がある。例えば、水が固まると氷になる。それ故、7は氷をも意味する。ちなみに、1は水、4は水蒸気である。水の三態である水・水蒸気・氷は1・4・7で表記される。ちなみに、天・地・人の三才において、天は3・6・9、地は1・4・7、人は2・5・8となる。

4・9金局はがん治療に応用される原理である。4・9金局して**がん細胞（9）**を固める。がん細胞を固めるとは、がん細胞の周辺にコラーゲンを増殖させてがん細胞の進行を防ぐ。がん細胞をアポトーシスさせるのではなく、悪さをしないように寝かせるわけである。川崎医科大学名誉教授木本哲夫は、丸山ワクチンについて以下のように述べている。

「体の中でがんとの闘いの第一線に立ち塞がるものはリンパ球よりも色々の種類を異にするコラーゲンであることが分かりました。コラーゲンとは上皮細胞と上皮細胞の間を埋めている間質組織の主成分で、線維状のタンパク質です。体に含まれているタンパク質の30%以上を占めている。

傷ができると傷口周辺に新たに毛細血管が作られます。また破壊された部分には、コラーゲンを産生する線維芽細胞と呼ばれる細胞が集まってきて、欠損した部分にコラーゲンを埋め込んでいきます。その後、傷口はかさぶたで覆われ、やがてかさぶたが剝《は》がれ落ちたときに傷はすっかり治っています。かさぶたや傷跡はコラーゲンそのものです。

がんを封じ込める過程でも、コラーゲンは傷を修復するときと同じように働きます。がん細胞が浸潤して組織を破壊すると、コラーゲンは破壊された組織の周辺に増殖して、組織の傷を修復していくのです。

傷を治すしくみは、もともと体に備わった自然治癒力によるものですから、丸山ワクチンを打たなくても、傷ができればコラーゲンは産生されます。しかし、がんでは、早くコラーゲンの増殖を促進させなければならないので、丸山ワクチンの助けが必要となります。というのは、がんの患者さんの場合、コラーゲンの増殖はみられますが勢いがなく、がんを封じ込める強さのないコラーゲンになっているからです。がんは成長する速度がきわめて早いので、ひ弱なコラーゲンでは、たやすく突破してしまいます。

丸山ワクチンを打つと、リンパ球が活性化します。そのリンパ球が活性化するにつれて体を守るための反応（ＢＲＭ）を調整する物質が誘導され、コラーゲンの強度が増して、その増殖も活発になります。

リンパ球やＢＲＭの力を借りたコラーゲンは非常に頑強なものとなり、がんをがんじがらめに封じ込めて息の根を止めるバリアとなります。こうして、コラーゲンががんを包囲することで、がんの増殖や転移を防ぐことができるのです」

傷を修復するコラーゲンを増やしてがんを封じ込める**丸山ワクチンは、まさに4・9金局の原理によるがん治療**のあり方を提示したと言えるのではないだろうか。

5・10土局は死者をも甦らせる秘中の秘の原理

5・10土局とは、5数と10数が化学反応を起こして土の作用をもつことを言う。合局で最も難しい原理であり、死者をも甦らせる秘中の秘の原理でもある。

ちなみに、5数には、中央、脾臓《ひぞう》、不動など。10数には成分の溶け込んだ水溶液などの意味がある。

植物や動物は、その生命を終えれば大地に還っていく。その亡骸《なきがら》は土壌のなかの微生物たちの働きによって、土と水と空気に分解される。大地は一切の生あるものを育て、その終焉《しゅうえん》を弔ってくれる大いなる母であり、物質輪廻《りんね》の起点であり、終点である。

生命現象は5・10土局から始まり、最後に5・10土局して土に還《かえ》る。5・10土局すると、陰陽に分かれ、土に還るものと次の軌道へ入るものとに分かれる。土に還っていくものは腐り、次の軌道へ入るものは甦る。5・10土局して、1がはじき出されて、水の回転が起こる。1・6水局である。**1に還って初めて次へ受け渡される。**次の軌道へ入るにはどうしても1に還る必要がある。そのための5・10土局である。

5・10土局して土に還るときにはカスが残る。アルコール発酵において最後に酒粕が残るのと同じだ。5・10土局は腐敗発酵の原理である。ものが腐敗して土に還っていく原理であり、甦る原理でもある。5・10土局には腐敗するものと甦るものの両方の作用がある。

生命の発する初めは水の動きから始まる。玄米にたとえると、まず水が玄米に取り込まれて1・6水局が起こる。1・6水局して水の回転が始まると2・7火局して火が生じてくる。そして、3・8木局して発芽する。やがて、花が咲き、実が実る。収穫の秋の到来、4・9金局である。そして、種が土に落ちて次の世代へと受け渡される。これが、5・10土局である。

このように、生命現象は1・6水局→2・7火局→3・8木局→4・9金局→5・10土局を繰り返して、次の世代へとその生命は受け継がれる。これら一連の反応で最も大事な反応は5・10土局である。5・10土局の秘密は、玄米にたとえるならば玄米の籾殻にある。

玄米が発芽して、白米が発芽しない理由でもある。殻や膜で囲まれた閉鎖空間に5・10土局の秘密が隠されている。

太極の究極は5＋6＝11、これを不二と言う

先に、太極は7であると述べた。しかし、**太極の究極**は、5＋6＝11である。11は、万物を産む力、再生の原理、柱の立つ原理である。しかし、この11の数理は大変難しい。実際の治療の場で、そう簡単に応用できる代物ではない。応用するには、5と6が生み出す9の世界、2・7火局を真に理解する必要がある。理解することができれば、起死回生の最後の妙法となる再生の治療が可能となる。

11は、5と6の合体である。11は、1と10に分かれる。両者を足すと、2となる（10は単数化すると1となる）。これを、不二と言う。

不二とは、2にあらざるの2。数で表記すると2ではあるが単なる2ではない。それ故、不二なのだ。

鳴門《なると》の渦潮は、小さい渦から大変大きな渦まで様々な大きさの渦がある。小さい渦は引

き込みが弱くできてはすぐに消えてなくなってしまうが、大きな渦は海の底へと深く引き込まれていく。

渦が発生すると、海水が渦の中心に向かって渦巻いていく。これが1・6水局の形象である。そして、中心の一点において渦が煮詰まってくるとやがて渦の中心は海底に向かって引き込まれる。渦が小さいとその深度は浅いが、大きな渦だと海中深くに吸い込まれていく。この現象が7から9への変換の形象である。

中心の7が煮詰まって2が取り込まれ、9が出てくる。7の形象が時間によって満配すると、2つの角が出てくる。それが8と9である。かくして自然数は完成し、順逆に交流する。10進法の誕生である。

5・6の関係を、物理学の法則にある摩擦抵抗と慣性の法則で説明してみる。慣性の法則とは、簡単に言うならば「車は急には止まれない」。これが6の作用である。一方、静止した物体を動かすには非常に力を必要とする。そこにあるものはずっとそこに在ろうとする。これが5の作用である。ひとつの物体で動き出すと6の作用、静止した状態は5の作用となる。

車のタイヤは速度が遅いときは進行方向と同じ方向の回転をしているが、速度が速くなってくると瞬時に逆の回転に変わってしまったかのように見える。これらもまた5・6の関係である。

5・6の関係を、五感六感で説明してみる。当然、五感は知ってのとおり聴覚、視覚、嗅覚、味覚、触覚である。五感を磨くといつしか六感が立ち上がってくる。この相似形を私たちは独楽《こま》の動きの中に見ることができる。机の上で独楽を回してみてもらいたい。回っている独楽がいつしか上下が逆になって回り始めることを確認できるはずだ。この現象もまた5・6の話である。

経絡《けいらく》では、奇経八脈《きけいはちみゃく》の任脈《にんみゃく》と督脈《とくみゃく》が5・6の関係になっている。その代表穴が臍《へそ》の真ん中にある「神闕《しんけつ》」と、その真裏にある腰の「命《めい》門《もん》」である。「神闕」が5、「命門」が6となる。5と6は表裏の関係にあり、また逆転して5が6に、6が5に互換変換する。

それ故、任脈と督脈の流注方向は常に一定方向ではない。男女の性差や個人差でその流注方向が逆転しているケースがある。このことを、正確に論じている著書や人物を筆者は知らない。自然数は順逆に交流

1	2	3	4	5	6	7	8	9	10
				×					
10	9	8	7	6	5	4	3	2	1

すると、５・６において相互に交流し互換変換する。

◇任脈と督脈と衝脈を同時に調整する治療は可能か⁉

『任脈は、督脈・衝脈とともに、胞中におこり、下って会陰部の会陰穴より、前に廻り陰器（性器）を循り、腹部に上がり、恥骨上縁中央の曲骨穴…』

『督脈は、任脈・衝脈とともに、胞中におこり、会陰穴にでて、陰器（性器）を循り、後に廻り肛門を循って、尾骨端の長強穴より…』

『衝脈は任脈・督脈とともに胞中におこり、深部の一脈は背裏を上行し、五臓六腑を循り五臓六腑の海となる。浅部の一脈は、気衝穴に出て…』

鍼灸《しんきゅう》医学の古典の書に記されている上述の内容を、氣の動きから捉え直してみる。

会陰部にある「会陰穴《えいんけつ》」から出た任脈と督脈は、任脈は腹部、督脈は背部を通って頭の天辺の「百会」に向かって一直線に突き進む。「百会」に達すると、「百会」から氣が噴き出し、「会陰穴」へ向かって下降する。この相似形が、春夏秋冬の四季の氣の動きである。

つまり、冬の氣は夏に向かって一直線に突き進む。その際、地球が自転しているから春や秋が生じるが、四季の源流はあくまでも冬と夏だけである。この四季の氣の動きから、衝脈は回転（渦巻く）のエネルギーであることが推測される。

任脈と督脈は表裏の関係になっている。反転して表は裏、裏は表になる。**反転は、任脈と督脈をつなげるキーワード**である。そして、衝脈は渦巻くエネルギーである。

では、任脈・督脈・衝脈の奇経3脈を同時に調整する治療は？　このような治療は果たして可能なのであろうか？

◇衝脈（渦巻きのエネルギー）と腸腰筋・横隔膜（生命エネルギー）の関係

筆者は、衝脈の記述内容が気になって仕方ない。「背裏を上行し、五臓六腑《ごぞうろっぷ》を循《めぐ》り、五臓六腑の海となる」とは？　また、衝脈の浅部の一脈は、「気衝《きしょう》」に出て…と記されている。では、衝脈の深部の一脈は？　筆者は、深部の一脈は潜行して姿を消して股関節部にある脾経《ひけい》の「衝門《しょうもん》」辺りから腸腰筋に沿って上行すると考える。

腸腰筋は身体の中心部に位置し、胸椎12番、腰椎1、2、3、4、5番から発して股関節の前を通って小転子《しょうてんし》に付着する大きな筋肉である。ちょうど、中心に一本の柱があって、その柱から垂れ下がる吊り橋のワイヤーみたいなもので、胸椎・腰椎と大腿骨をつないでいる。武道やスポーツ界では、インナーマッスルとして腸腰筋はたいへん注目されている。

腸腰筋との解剖学的位置関係から、横隔膜が浮かび上がってくる。横隔膜は腹腔と胸腔

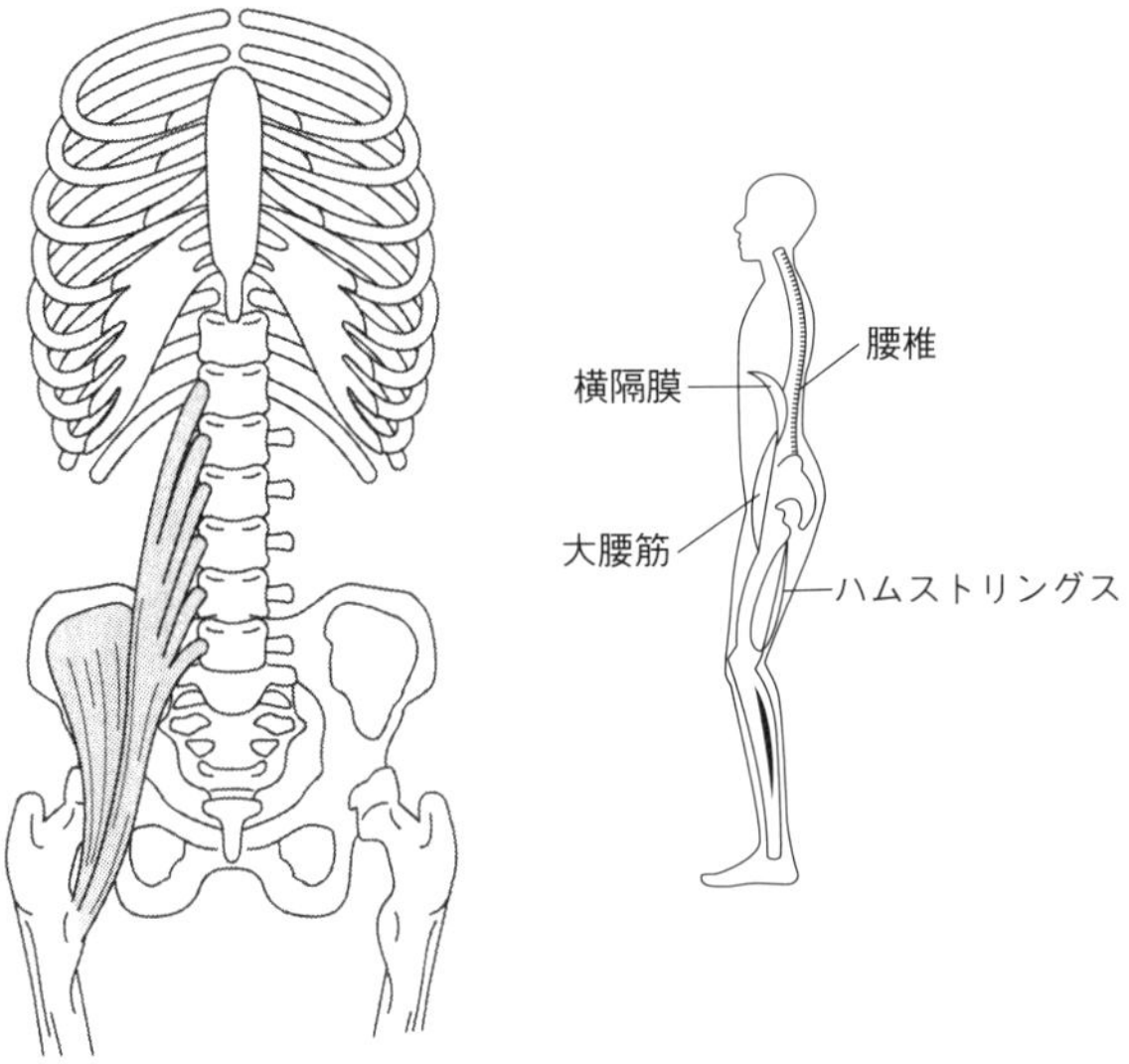

腸腰筋

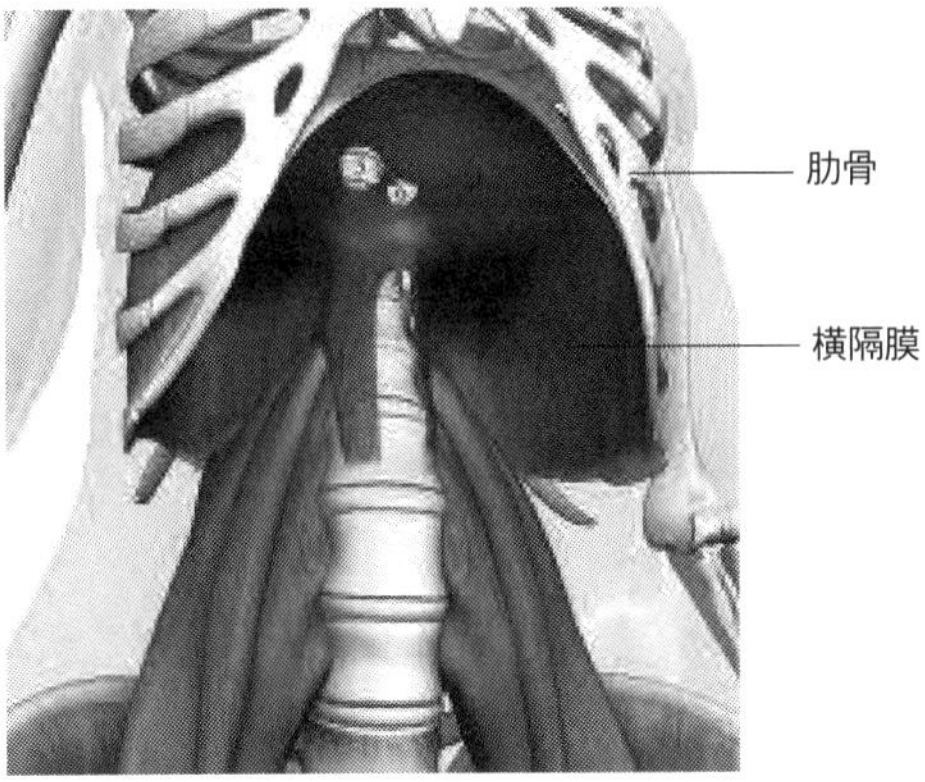

横隔膜と腸腰筋

の間にある膜状の筋肉で、胸側は肋骨《ろっこつ》のすぐ下、背中側は腰椎に付いている。腰椎部で達人のインナーマッスル大腰筋と重なっている。同じところにある筋肉は連動して働く傾向があるので、横隔膜と腸腰筋は密接な関係があることが推測される。

衝脈は腸腰筋に沿って渦巻いて上昇し、横隔膜に達する。エネルギー変換や物質変換は膜を介しておこなわれるので、膜の機能をもつ横隔膜では氣・血の交流が盛んにおこなわれており、必要に応じて選択的に物質変換、エネルギー変換して五臓六腑に供給していることが推測される。

このことを、「衝脈は背裏を上行し、五臓六腑を循り、五臓六腑の海となる」と古人は形容したのでは？

川と海の境目は上流から流れてきた川の水と打ち寄せて引く海水がぶつかり合って真水と海水が混ざり合って揺らいでいる。この境目には、川から運ばれてきた腐葉土によってプランクトンが多量に発生し、そのプランクトンを食べるために魚が多数集まってくる。川と海の境目は生命活動に満ちあふれた場所である。同様に、人体における腹腔と胸腔の境目にある横隔膜もまた生命エネルギーに満ち溢れていることが推測される。この横隔膜の機能を活性化して、身体能力を高めるのが呼吸法である。呼吸法については後述する。

◇十二経を循《めぐ》る気血の始まりと終わりが「中脘」となる

十二経脈は「中脘《ちゅうかん》」から始まり、「中脘」で終わる。これは、「中脘」が5・10土局しているからである。5・10土局した「中脘」からはじき出された1・6水局した気血は肺経へと注がれ、2・7火局→3・8木局→4・9金局し、最後に再び5・10土局して次の軌道へと受け渡される。その際、十二経脈は肺経→大腸経→胃経→脾経→心経→小腸経→膀胱経→腎経→心包経→三焦《さんしょう》経→胆経→肝経と一巡し、「中脘」で終わる。この順位は変わることなく、昼夜休むことなく気血は十二経を循る。

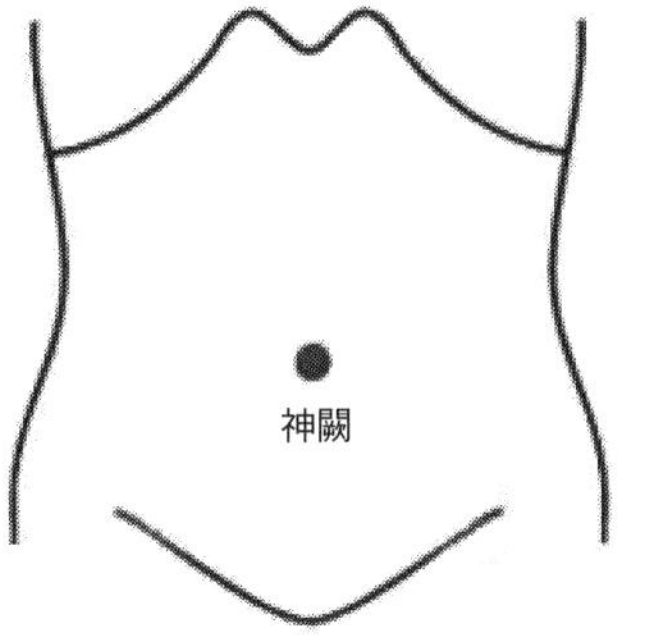

「中脘」の上下には、「上脘」と「下脘」がある。これら3つの「ツボ」は、5・10土局している。5・10土局の神髄は10が5・5に分かれて、中心が5・5・5の三つ巴になっている。中心の5・5・5が、「上脘」「中脘」「下脘」である。また、臍の中にある「神闕《しんけつ》」と、その真後ろの腰部にある「命門」は5、6の関係にある。「神闕」が5、

「命門」が6である。臍は、胎盤（5）と胎児（6）を直接つないでいた臍帯《さいたい》（7）の痕跡でもある。

5・10土局した「上脘」「中脘」「下脘」、もしくは胎盤（5）と胎児（6）を直接つないでいた臍帯（7）の痕跡である臍の中にある「神闕」と、任脈・督脈・衝脈を絡めると面白い治療ができるのでは？ と筆者は考えた。

例えば、臍の上下左右には五臓に関連するツボがある。臍の上にある「水分《すいぶん》」は心臓、下にある「陰交《いんこう》」は腎臓、左にある「盲兪《こうゆ》」は肝臓、右にある「盲兪」は肺、そして臍の中の「神闕」は脾臓である。また、腹部には八会穴の**臓会**《ぞうえ》の「章門」、**腑会**《ふえ》の「中脘」がある。これらのツボを衝脈の治療に絡めることによって五臓六腑の調整が可能となるのでは？ また、「天突《てんとつ》」と「長強《ちょうきょう》」を取穴して反転させる音を使うと、任脈と督脈を同時に調整することが可能となるのでは？

つまり、任脈・督脈・衝脈の奇経三脈を同時に治療すると五臓六腑の調整が可能となる。

567《みろく》とは胎盤5、胎児6、臍帯7であり、胎内とつながる世界である

太極とは、5と6の合体である。5と6が生み出す9の世界がある。9にはリセットするエネルギーがある。鍼灸治療の極意は、いかに9のエネルギーを手にするかにある。そのためには、5・6・7の関係性を十分に理解する必要がある。

なぜなら、**5を破るには6にならねばならない**。そして、7に入っていく。5からは7には入れない。6の動きは7に収斂される。この5・6・7の関係性は治療において非常に大事である。と同時に、大変難しい。

もう少し詳しく言うと、5は固まって動かない。例えば、体の奥底に長年にわたって溜まった毒素（5）は、いつまでもそこにあり続けようとするので通常の治療では取り除くことはできない。そこで、**5（停止）を6（動く）に変換させる**。変換した6を、7へ収斂させて動かない5を動かすのである。ここら辺が、この治療の大変難しいところである。しかし、音を使うと意外と簡単にできるようになる。

生物は5の世界に生きている。6の世界に目覚めたときに進化が始まる。6は生き延びる世界、7は守る世界。5・6・7を形而下で分かりやすく言い直すと、胎内の胎児・臍

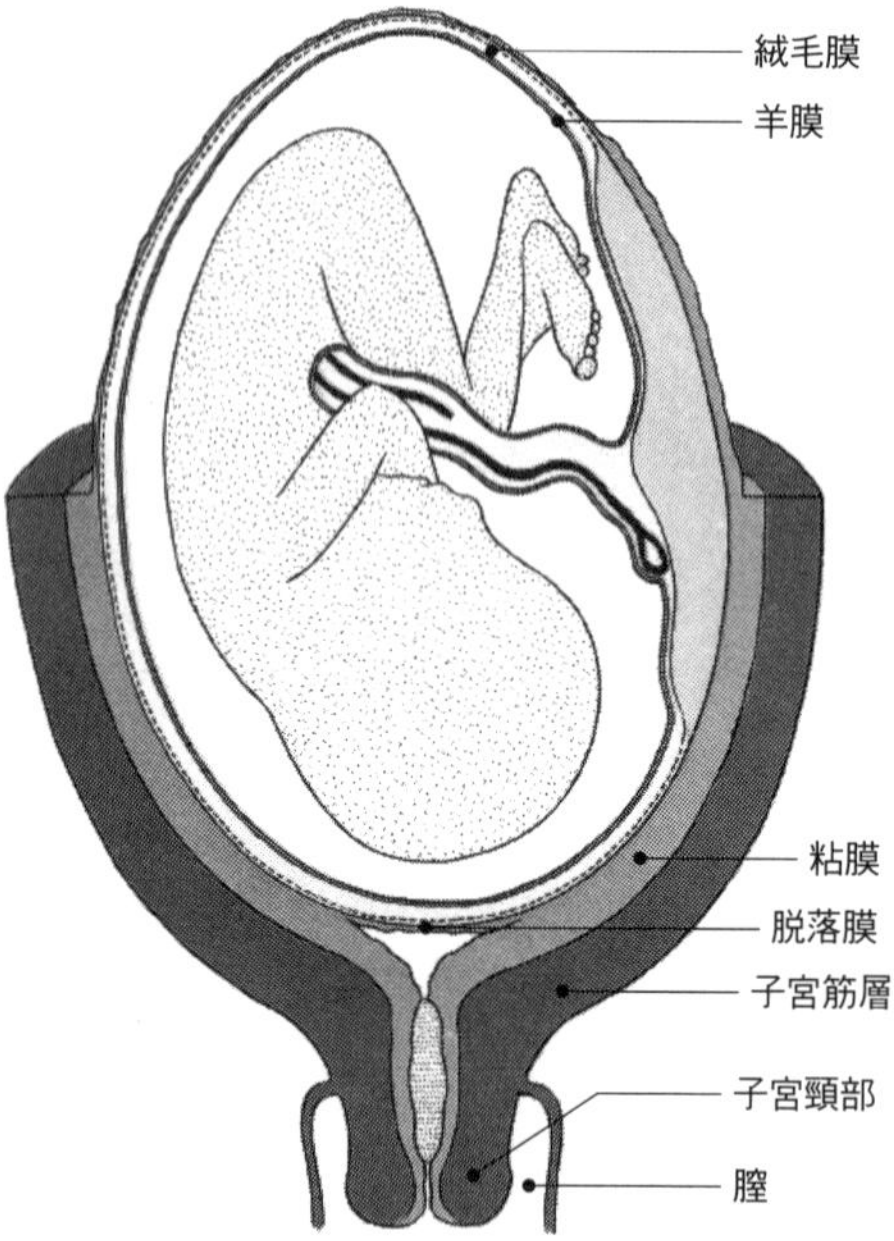

子宮の中における胎児とその被膜

帯・胎盤の関係性で説明することができる。つまり、胎盤5、胎児6、臍帯7となる。

胎内は、私たちが生きている世界とは**3つの膜**（脱落膜、絨毛膜《じゅうもう》、羊膜）で隔てられている。膜の内外では、まったく別次元の世界になっている。膜の外はエントロピーの法則に支配されており、人は老いてやがて死を迎える。一方、膜の内部ではエントロピーの法則には支配されずに、胎児は老いることなく常に成長を遂げる。時間の経過も異なり、外のおよそ270日間で内は生物進化38億年を遡《さかのぼ》ると言われている。

胎内と胎外を隔てている脱落膜・絨毛膜・羊膜の3つの膜を、「顕幽《けんゆう》の扉」とも言う。そして、この「顕幽の扉」を開くことによって奇跡の治療が可能となる。古来より、神々の奇跡の治療と密かに言い伝えられてきている。

筆者は、独自に開発した「心音セラピー」と「玄牝《げんぴん》治療」でこの奇跡の治療を可能にした。

「顕幽の扉」を開くために使った音が、**妊娠中の母親の心音**と、ドクンドクンと脈打っている臍の緒で我が子とつながっている**出産直後の母親の心音**である。

5・6・7を、教派神道系の

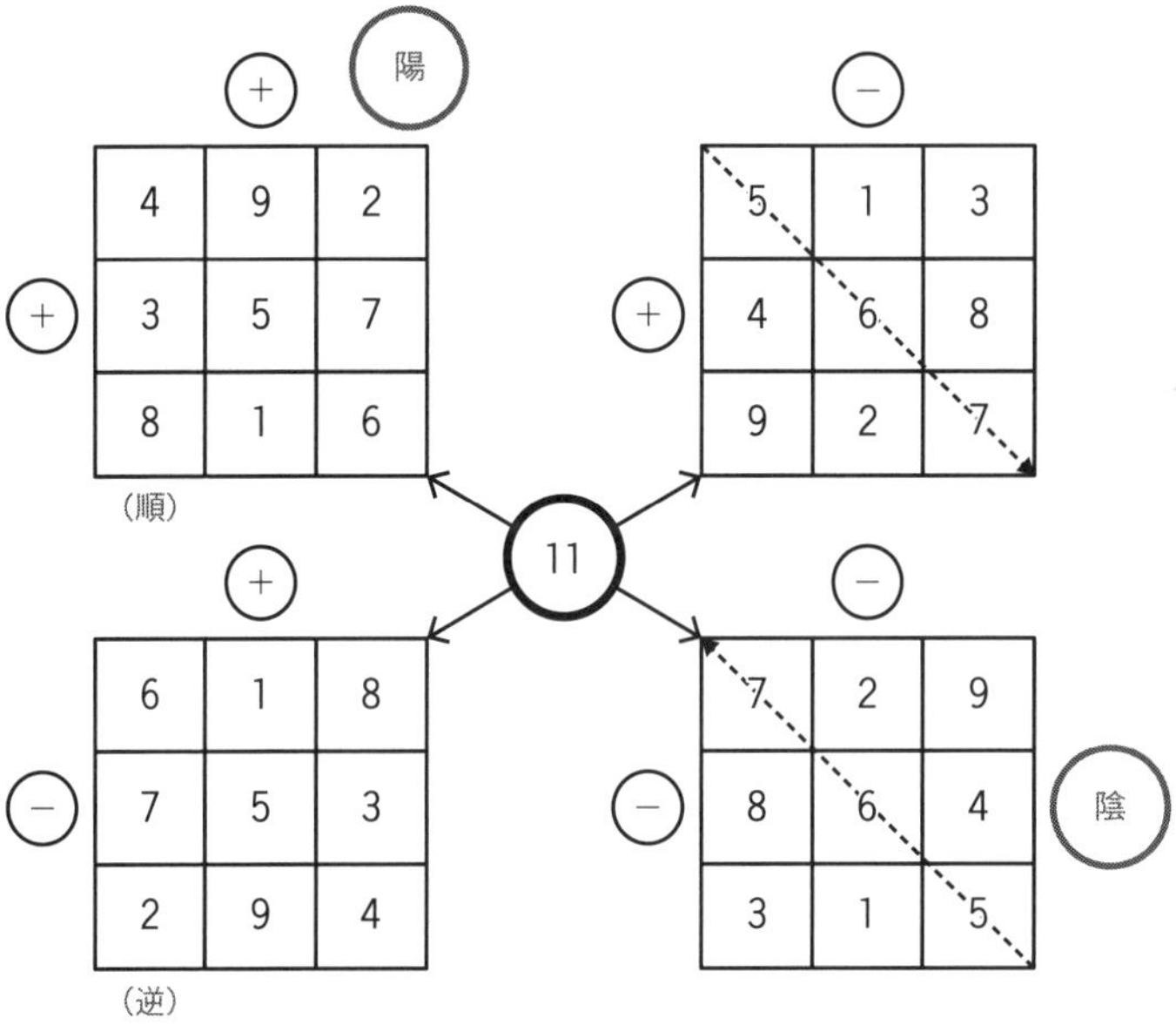

一柱十一霊結

教団である大本教では「みろく」と呼んでいる。形而下では、「みろく」とは胎内世界のことであり、「弥勒《みろく》の世」とは胎内世界とつながった時代となる。そのためには、**「顕幽の扉」**を開かねばならない。**「天の岩戸開き」**とも言う。

「弥勒の世」とは、平和で人々の笑顔が絶えない社会といった抽象的なものではない。胎内とつながることによって初めて可能となる社会を言う。もう少し具体的に表現するならば、**胎生期治療**が可能となり、医療現場において**生命の質の向上**という医本来の役割が果たせるようになった社会と言えるであろう。

しかし最近では、胎盤に守られた穢《けが》れない神聖なる胎内世界でさえシャンプーやヘアカラーなどによって汚染されてきている。お産の現場では、最近の羊水はシャンプーやヘアカラーの匂いがすると助産師たちの間では囁かれている。胎内ですらこの有様である。人間の強欲や身勝手さは、ついに犯すべからざる神聖なる領域にまで及んできているのである。

更に数霊理論から、「みろく」には**5・6・7**と**7・6・5**の2つの流れがあることが分かる。胎内世界とつながるための2つの道である。

水火合一とは水が熱（火）によって球になる現象

水火合一した臓器に腎臓がある。先人は、その働きを腎水（腎陰）、腎火（腎陽）とした。腎水が不足すると、心火が旺盛になり、肝が養われなくなる。肝臓を養うのは溜まった生温かい水ではなく春の小川のようなサラサラと球になって流れている水である。腎火は脾臓を温養する。腎火が不足すると脾臓は冷えて水湿が停滞する。日陰にジメジメした苔が生えるのと相似である。

水火合一は、水と火の相反する2つの作用によって球を形成する。

現代医学を学んだ者にはなかなか理解しづらいと思われるので、私たちの身近にある2つの現象で説明してみる。熱く熱せられたフライパンの上に水滴を垂らすと、水滴は蒸発することなく、水の球となる。そして、フライパン上を動き回る。水が熱（火）によって球になるこの現象を水火合一と言う。

水滴が水蒸気にならないのは、水球の表面に**水蒸気の膜**が形成されるからである。水蒸気の膜は熱によって蒸発するので、水球は次第に小さくなってやがては消失する。特に、水球がフライパン上で停止して上下の軸が形成されると、水球の表面に小さな棘《とげ》のようなものが多数生じて、ジジジーッと音をたてながら一気に小さくなっていく。

次に、ガスバーナーで高温に熱せられた鉄球を水の中に入れてみる。高温に熱せられた鉄球の表面にはいくつもの気泡がまとわり付き膜を形成する。しばらくすると、鉄球の表面の気泡は一気に音をたてて爆発する。水蒸気爆発である。

両者を顕在と潜在で分類すると、両者とも潜在のタマである。陰陽で分類すると、熱く熱せられたフライパン上にできた水球は、形象の中に煮詰まってできた**「球」**、陽である。一方、熱く熱せられた鉄球の表面にまとわり付いた気泡は、水の中に形成された虚空の**「珠」**、陰である。

水面に落下する水滴はどうであろうか？　落下する水滴は「球」、落下した水滴によってできる水中の気泡は「珠」となる。つまり、水滴は「球」と「珠」が同時に形成される。落下する水滴の詳細については後述する。

ちなみに、顕在のタマには**「玉」**と**「環」**がある。「玉」はボーリングの玉、「環」は連なったタマで血中の赤血球などがこれに相当する。「玉」が陽、「環」は陰となる。タマには6種のタマがあるが、今回は4つのタマの紹介にとどめることにする。

腎臓の治療は、1・6水局の原理から左右の「三焦兪《さんしょうゆ》」「腎兪《じんゆ》」「志室《ししつ》」それに「長強」、計7つのツボをとる。腎臓は左優位なので、左側の「三焦兪」・「腎兪」・「志室」それに

第一章　まだ誰も知らない！　ニューメディカルへの道を拓く「氣」の源流、「氣の作用」

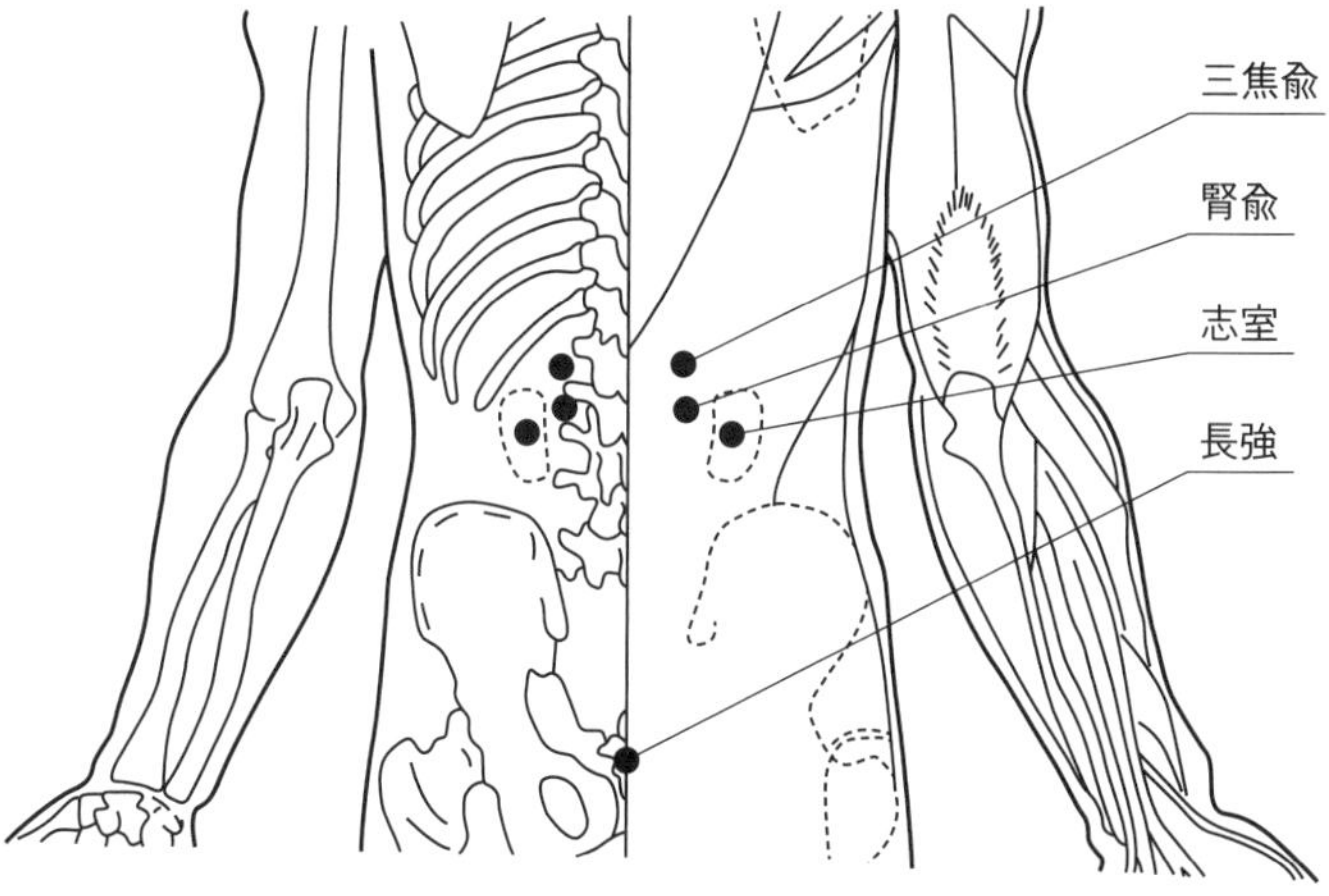

腎臓の治療

「長強」、計４つのツボをとることもある。取穴するツボはいくつかのバリエーションがある。ちなみに、「長強」は６であり、植物にたとえるならば根の働きとなる。

第二章

ツボ（経穴）を駆け巡る神氣（情報・エネルギー）と量子的シグナルの情報伝達経路の秘密

「ツボ」と未知なる量子シグナルについて

細胞ひとつひとつは意識をもっている。すべての細胞の集合意識が「私」である。集合体の情報は脳が演算する。脳はある意味CPU（Central Processing Unit）と考えられる。そして、細胞膜を介して、個々の細胞は情報・エネルギー・物質を互換変換している。その伝達経路は、体内の細胞間同士はもちろんのこと体外の外部空間ともダイナミックにつながっている。

中国の古典には、「経穴」は神氣が体内と体外とを自由に出入りするところと記されている。神氣は、今風に言うならば情報・エネルギーとなるであろう。また、筆者のおよそ40年の臨床結果からも、「ツボ」は生体内の情報系と深く関わり合っていることが判明している。

「ツボ」は鍼《はり》治療独自の概念であるが、科学的根拠はなく、作用機序の科学的解明も不明のままである。また、鍼治療は名人芸を要し、再現性に乏しい。しかし、これらの問題は次の2点を科学的に解明すると解決できる、と著者は考えている。

1．「ツボ」は**コンデンサー機能**を有すると考えられるので、密集した六角形に配列した6量体構造の神経シナプス様組織の発見。

電気シナプスとは、細胞間がイオンなどを通過させる分子で接着され、細胞間に直接イオン電流が流れることによって細胞間のシグナル伝達が行われるシナプスのことを指す。網膜の神経細胞間や心筋の筋線維間などで広範に見られる。電気シナプスは無脊椎動物の神経系では一般的にみられるが、脊椎動物の中枢神経系では見出されていなかった。しかし後になって、海馬や大脳皮質の抑制性介在神経細胞の樹状突起間で発見され、重要な伝達手段となっている

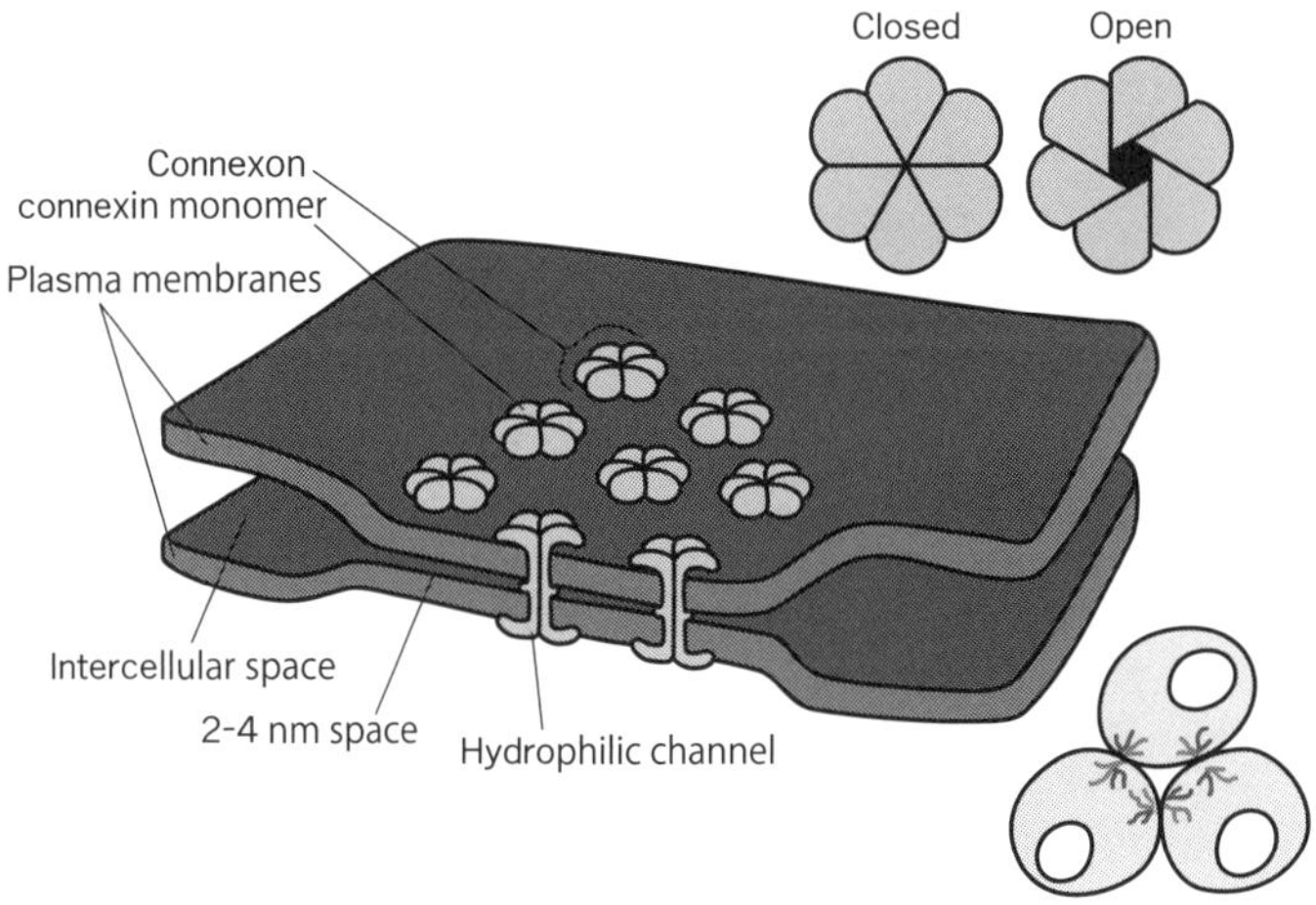

電気シナプス（ギャップ結合）の模式図

ことが見出された。

2. 「ツボ」を介した複合的な周波数スペクトルを有する電気信号による未だ科学的に解明されていない未知なる**量子的シグナル**のシグナル伝達経路の解明。

今現在、創薬目的に質量をもつ**分子シグナル**の細胞内における情報伝達経路の研究が盛んにおこなわれているが、分子シグナル以外に音や電磁波といった量子的シグナルによる情報伝達経路の研究はほとんどおこなわれていない。

しかし、量子的シグナルによる情報伝達経路は間違いなく存在する。その根拠となっているのが、著者が独自に開発したＮＡＭ療法（Neo Acupuncture Method）のおよそ40年にわたる数多くの臨床結果である。ＮＡＭ療法は、「ツボ」に雷や波といった自然音を電気

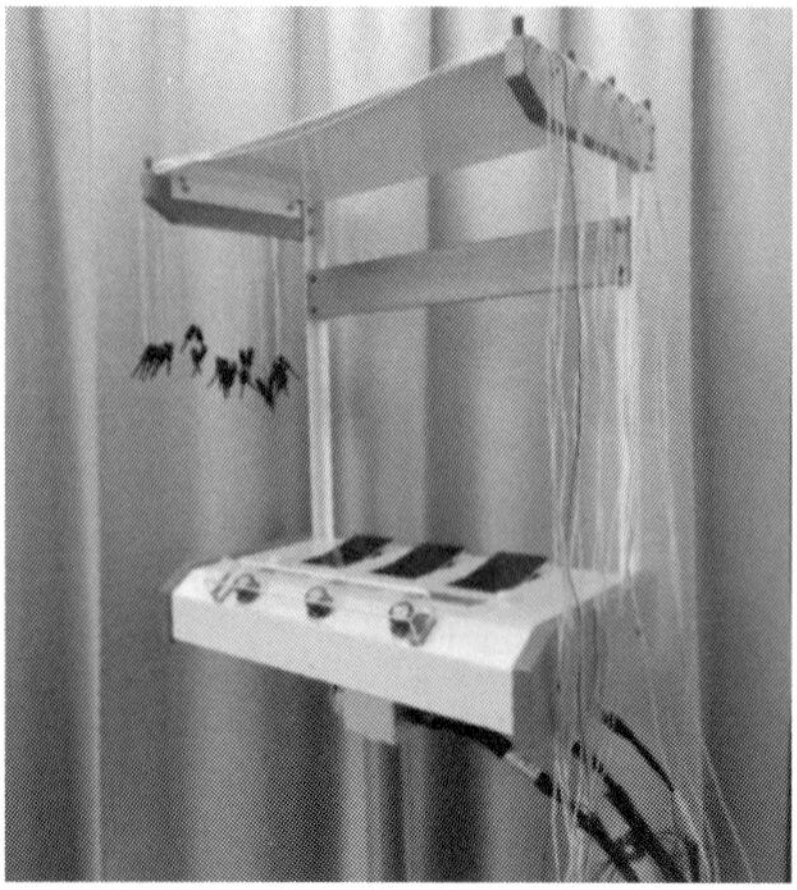

NAM 装置

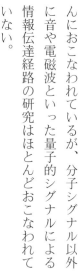

信号に変換した微弱電流を通電する治療法である。今現在、およそ70種類の自然音を使っている。

電気を溜めている「ツボ」のコンデンサー機能とは？

音を電気信号に変換した微弱電流を身体に通電すると、まず細胞膜で電気に対する応答が起こる。主にリン脂質からなる脂質二重層構造をもつ細胞膜の両側に電圧がかかり、電流が流れると、細胞膜はコンデンサーとして機能する。

コンデンサーは、充電や放電をおこなうことで電圧を安定させ、電気の通り道で余計なノイズを取り除くことができる。

「ツボ」はコンデンサー機能を併せ持つと考えられる。生体内の微弱電流は本来、地面にアースして電気を循環させているが、今の私たちは靴を履くなどして**身体に電気を溜めてしまう**。この電気を溜めているコンデンサーの役割をしているのが「ツボ」の機能のひとつと考えられる。

「ツボ」に電気が溜まると電位が高まり様々な滞りが生じ、それぞれの細胞に行くべきエ

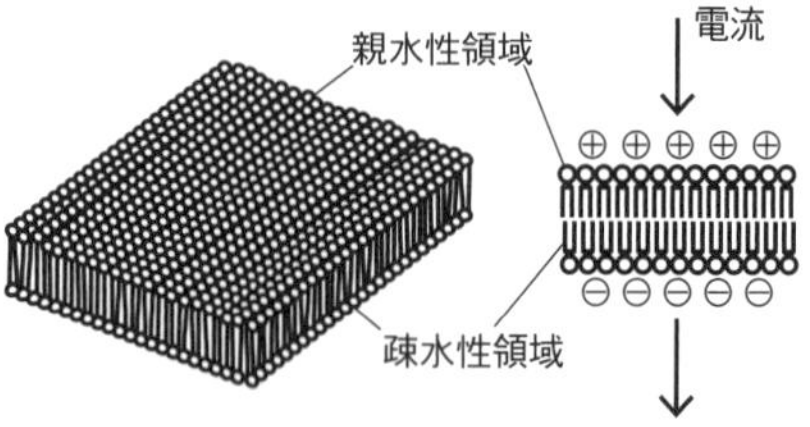

脂質二重層からなる生体膜

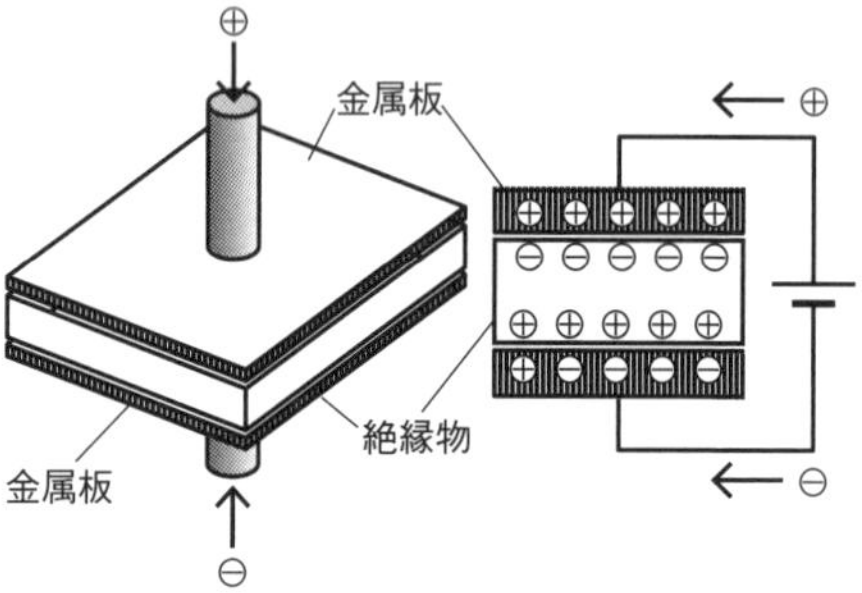

コンデンサーの基本構造

ネルギーやイオン化された成分の循環が低下し、細胞レベルや器官の機能低下を起こす。「ツボ」のコンデンサーの機能失調が起こると過電流が生じ最終的には細胞不全が起こり、がん化する。

太極の壁を打ち破れば、「ツボ」と「音」で癒しの治療となる

いまだ科学的には解明されていないが、著者は「ツボ」を介した情報伝達経路が存在することを数多くの症例で検証している。その臨床結果から、以下のようなことが判明した。

◎「ツボ」のもつ特異性と音のもつ情報が合致しないと治療効果はない。

◎「ツボ」に間違った音のもつ情報が伝達されると、患者の症状は悪化する。過去において、治療直後に血圧が急激に上昇したケースが一例ある。

◎人為的につくられた擬音では治療効果がない。

鍼灸治療の名人でない著者は、「ツボ」に鍼を刺しただけでは治療効果を出すことはできなかった。そこで、「ツボ」に音を電気信号に変換した微弱電流を通電する治療法に思い至った。その過程で最初に分かったことは、「ツボ」と音の関係性である。

しかし、これだけではまったく不十分であった。著者が追い求めていたのが、生命の根幹から癒される「生命の質」を向上させる医療だったが故。

目の前に立ち塞がっている大きな壁が「**太極の壁**」であると判明するには随分と長い時間を要した。太極の壁を破って初めて「生命の質」が向上することが分かった。しかし、この太極の壁を打ち破るには、更に多くの失敗や挫折とともに多くの難問を解き明かしていかねばならなかった。

例えば、身体のどの部位に太極の壁を破る「ツボ」があるのか？　その太極の壁を破る氣の原理は何なのか？　どのような音で破れるのか？

その羅針盤となったのが**数霊理論**である。著者の数霊理論の理解が深まるにつれて次第に、これらの問題は解決していったという経緯がある。

「数霊理論」とは氣の原理に他ならない。氣の原理を理解するには、10進法を理解することが不可欠である。10進法とは1から10の数を説くことにある。10の数は単数化して1となるので、結局は1から9の数を説くことになる。「洛書」に表示されている9数理である。更に、「河図」には数の合局理論が表記されている。

1・6水局、2・7火局、3・8木局、4・9金局、5・10土局の合局理論を理解することは必須である。ここが分からなかったら太極の壁を破って初めて可能となる癒しの治療ができるはずもない。

薬の50％がＧＰＣＲ《Gタンパク質共役受容体》（タンパク質）をターゲットにしている

細胞表面には様々な受容体がある。なかでも「Ｇタンパク質共役受容体（ＧＰＣＲ）」は生体のあらゆる細胞にあって、心拍や消化、呼吸、脳の活動に至るまで、生命維持に不可欠な身体機能のほぼすべてに関与している。それだけにＧＰＣＲを標的とする薬は、高血圧、うっ血性心不全、潰瘍、喘息、不安症、アレルギー、がん、偏頭痛、パーキンソン病など様々な病気の治療に使われている。

現在使われている薬の約50％は、この細胞膜に埋め込まれた「Ｇタンパク質共役受容体（ＧＰＣＲ）」というタンパク質をターゲットにしている。この受容体は細胞膜を蛇行して７回出入りするので、７回膜貫通型受容体とも呼ばれる。細胞外の部分は、細胞に送られてきた分子シグナルを受信するアンテナの役割を担う。一方、細胞の内側の部分は、細胞膜のすぐ下にあるＧタンパク質というシグナル処理装置を活性化し、細胞内情報伝達経路を始動させる。

細胞内では、情報を次々に伝えるため、たくさんの**タンパク質**が経路をつくっている。

最終的にはその情報が細胞核へ伝わり、特定の遺伝子が発現してタンパク質が合成され、細胞の増殖や分化、分泌などが起きる。ある経路に**正常に機能しないタンパク質**がひとつでもあると**異常なシグナルが伝達され**、その結果、病気を引き起こす可能性が発生する。

それ故、創薬においては、細胞内の情報伝達を担う様々なタンパク質の構造解析が非常に重要になってくる。

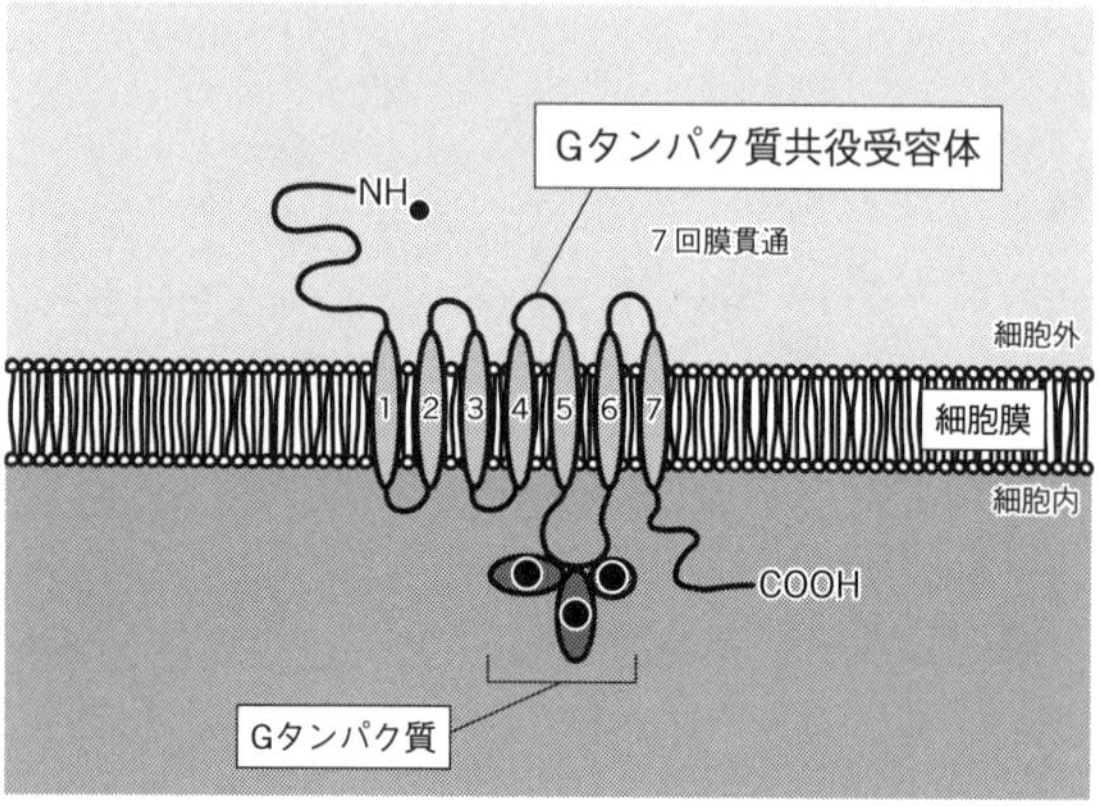

「超分子」：複数の分子の集合体で形成される秩序について

超分子とは、複数の分子が分子間相互作用（水素結合やπ－π相互作用、疎水性相互作用、ファンデアワールス相互作用など）を介してお互いを認識し、会合することで形成される秩序のある分子集合体である。分子は自然に集まって、より高度な形態をつくり出す。これを、自己組織化（Self-Organization）という。

もう少し分かりやすく述べてみる。体をつくっている分子はそれぞれの言葉を持っている。その分子の種類と数の集まり方によって「超分子」という集合体になり、特有の生体機能を持つようになる。「超分子」の種類と数の集まり方によって特有の機能を持った細胞になる。細胞の種類と数の集まり方によって特有の機能を持った臓器や組織になる。

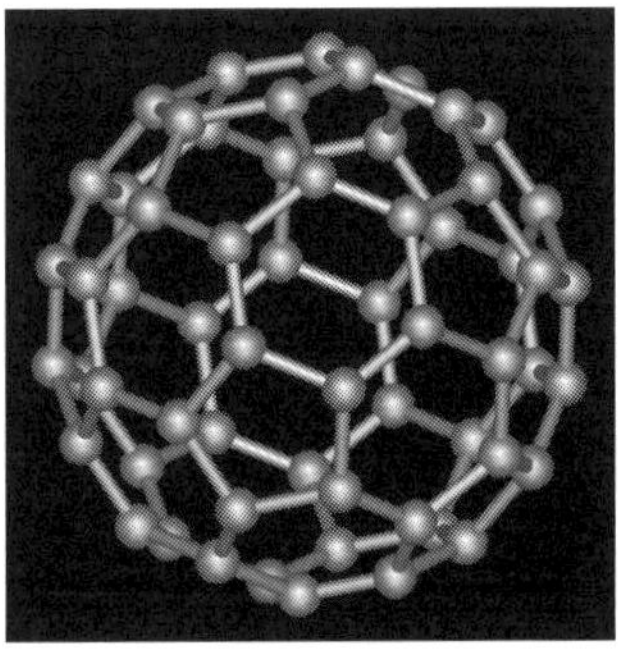

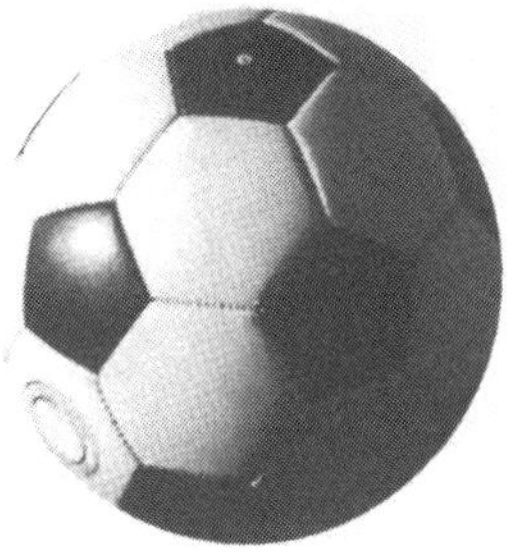

超分子の代表的なものにフラーレンがある。最初に発見されたフラーレンは、炭素原子60個で構成されたサッカーボール状の構造をもったC60フラーレンである。60個の炭素原子が12個の五角形と20個の六角形からなる網目構造をつくり、それが閉じて完全な球殻を形成している。このフラーレンは非常に強固で安定しているので、超分

子化学の材料としてよく使われている。

C60フラーレンは、その特異的な形から核反応を早くするといった性質や、水素化触媒といった性質を持っている。加えてフラーレンは化学的・物理的性質を様々示しているため、フラーレンの中に水分子を入れたり、フラーレンを単官能基化したり、さらにフラーレンに化学修飾を施すことによって液状化させたりと、多くの研究者によってフラーレンに関する研究がおこなわれている。

近年では医薬、化粧品といったものから有機薄膜太陽電池のドナー材料に用いられるなどとフラーレンの特長を生かした様々な応用例が報告されている。

ナノ・マイクロバブル（OHMASA-GAS《オオマサガス》）とフラーレン構造の秘密

水を特殊な振動攪拌《かくはん》で電気分解を行うことにより、振動流動下での電解時にナノマイクロバブル（酸素と水素のガスが微細な泡になったもの）が生成する。このガス（OHMASA-GAS）は、東京の下町の従業員わずか21名の「日本テクノ株式会社」の大政龍晋氏の手によってつくり出された。

「OHMASA-GAS」の特徴として、

・耐漏洩性
・超高温にならず実用向き
・排気ガスの常識を覆した
・マイナス１７８度で液化、燃焼は６００度〜７００度、対象物によって３０００℃の高エネルギー
・水素用の燃料電池を使用しても、純水素より起電力が大

水を電気分解すると陰極に水素、陽極に酸素が発生する。発生した水素分子は非常に危険で安易に酸素と反応して爆発を起こす。それ故、水素ガスの取り扱いはたいへん難しい。しかし、「OHMASA-GAS」は非常に安定しており、爆発を起こすことはない。現代の科学の常識を逸脱した代物である。その特性を現代科学では説明できないが、電解時のナノマイクロバブルによってもたらされる水分子のフラーレン構造にその秘密が隠されていると推測されている。

『陰極に引き寄せられた水素イオンは電子を受け取り水素原子になる。水素原子はすぐに

水素分子になって安定しようとするが、**水素原子**の状態で水分子がつくったフラーレンの網目構造の中に閉じ込められる。酸素も同様に、酸素原子の状態で水分子がつくったフラーレンの網目構造の中に閉じ込められる』

「OHMASA-GAS」は燃焼すると約６００〜７００度の比較的低温状態であるが金属中最も融点が高いタングステンをも溶かすことができる。ちなみに、タングステンの融点は３３８０度である。６００〜７００度の炎で、なぜ融点３３８０℃のタングステンが融けるのか？　この「OHMASA-GAS」の特性もまた、現代科学では説明がつかない。開発者の大政氏は、常温核融合が起こっているからだ、と説明している。

フラーレンは、物質に様々な質的変化をもたらす。数霊理論でフラーレンを説明すると、５と６で球を形成する原理である。５・６は、陰陽の合体であり、太極の究極を意味する。フラーレン構造は実に意味深長である。

筆者は、「OHMASA-GAS」で金属を燃焼した際に生じる音を治療に使っている。鉄、亜鉛、マグネシウム、タングステンなど。また、電気分解した際に発するナノバブルの音も治療に使っている。今現在、検証中であるが、タングステンは太陽光様の機能をもっていることが数多くの臨床結果から分かってきている。

生命体の内部空間は神聖幾何学であり十二経脈と奇経八脈もこの構造より導かれる

空間を独占、専有し、内部空間をもつ生命体は常に内部と外部の氣の変換をおこなっている。その接合点が経穴《けいけつ》である。**内部空間は正三角形八面体、外部空間は立方体**で表示することができる。そして、立方体に内接する正三角形八面体は三次元空間に生きる我が生命となる。

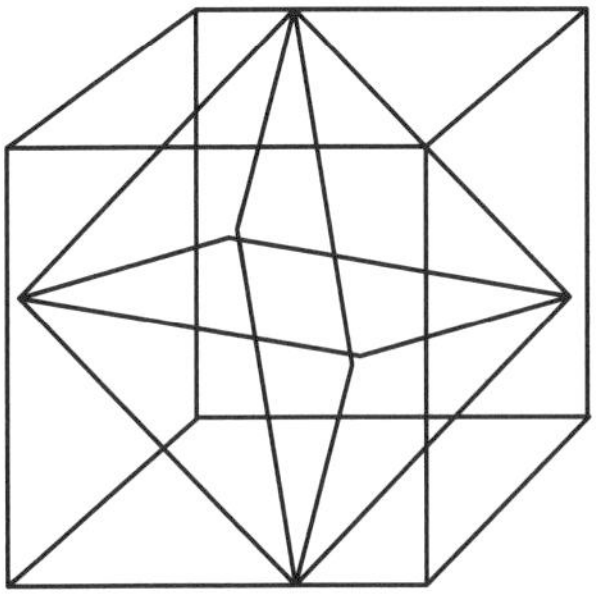

立方体と正三角形八面体

正三角形八面体には8つの面と12の線があり、立方体には8つの頂角と12の線がある。正三角形八面体の8面と立方体の8頂角、正三角形八面体の12の線と立方体の12の線がそれぞれ対応している。正三角形八面体においては8つの面が奇経八脈、12ある線が十二経脈、立方体においては8頂角が奇経八脈、12ある線が十二経脈となる。

十二経脈は「中脘」から始まり、「中脘」で終わる。これは、「中脘」が5・10土局しているからである。5・10土局した「中脘」からはじき出された1・6水局した気血は肺経へと注がれ、2・7火局→3・8木局→4・9金局し、最後に再び5・10土局して次の軌道へと受け渡される。

その際、十二経脈は肺経→大腸経→胃経→脾経→心経→小腸経→膀胱経→腎経→心包経→三焦経→胆経→肝経と一巡し、中脘で終わる。この順位は変わることなく、昼夜休むことなく気血は十二経脈を循る。

　プラトンの宇宙図形といわれる5種類の正多面体がある。正三角形四面体、正四角形六面体、正三角形八面体、正五角形十二面体、正三角形二十面体。これら5種類の正多面体は、形の美の他に双対の美がある。

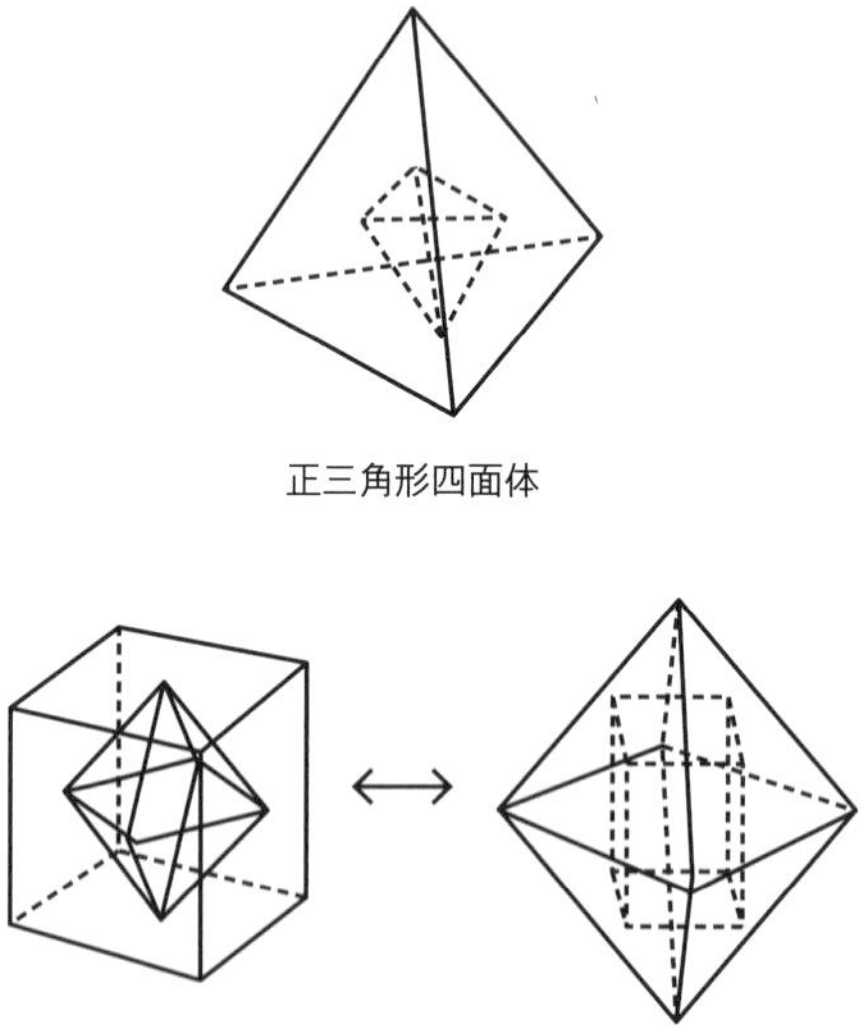

正三角形四面体

正四角形六面体　正三角形八面体

正多面体と双対

各面の中心を順に結ぶと内部に対の正多面体ができる。正三角形四面体は自分自身、正四角形六面体と正三角形八面体、正十二面体と正二十面体である。

正三角形四面体のみ、その内部に逆向きの同じ正三角形四面体ができる。この上下向きの2つの正三角形四面体を平面に投影したのが六芒星《ろくぼうせい》である。この上下方向にある2つの正三角形四面体でもって、奇経八脈を説明することができる。

まずは、上向きの正三角形四面体を陰の奇経として捉える。正三角形四面体の4つある頂角をそれぞれ任脈、衝脈、陰維脈《いんいみゃく》、陰蹻脈《いんきょうみゃく》とする。次に、陽の奇経八脈を下向きの正三角形四面体で捉える。正三角形四面体の4つある頂角をそれぞれ督脈、帯脈、陽維脈、陽蹻脈とする。

実際は、これら8頂角が正三角形八面体の8面と対応している。正三角形八面体は三次元空間に存在する生命体として捉える。奇経八脈が正三角形八面体の8面に対応していることから、奇経の治療には**面作用**があることがわかる。面作用があるから奇経の治療は瞬時にすべてを変化させることができるのである。

最後に、三次元空間の問題提起をしておく。それは、三次元空間は回転運動が加わって四次元に連続している。つまり、**三次元空間は、三次元単独ではなく異次元とのつながり**

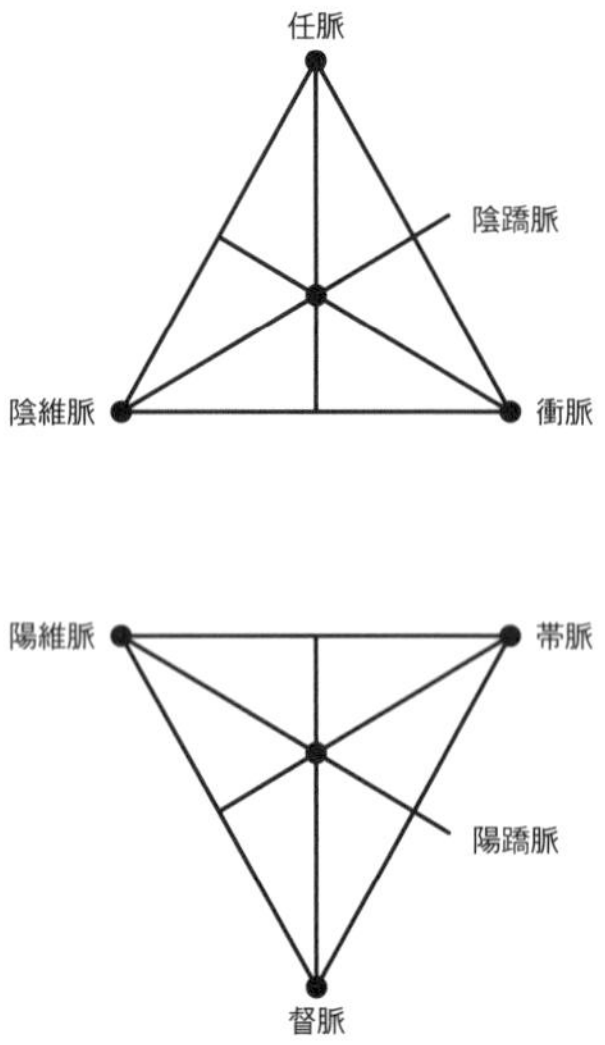

をもっている。ここが、三次元空間に生きる私たちにはなかなか実感できないところである。たとえるなら、私たちがその身を置く地球が太陽の周りを公転しながら自転しているのを実感できないようなものであろうか。

外部空間はなにも三次元だけではない。その背後には四次元、意識という空間の五次元も存在している。現代科学は物質の反応しか注目していないので、異次元や意識についてはまったく無関心、かつ無知である。

生物は意識を合わせることができ、生体内のエネルギープラントであるミトコンドリアにも意識は介在していることを知らない。脳は演算するところであり、意識はあくまでも細胞レベルにある。

子宮空間（胎内）は、羊膜、絨毛膜、脱落膜の3つの膜によって隔てられた「隠《かく》り世《よ》」

奇経八脈の任脈・督脈・衝脈は、『衝脈・任脈・督脈はともに胞中におこる』と古典には記されている。なぜ、奇経八脈の中で任脈・督脈・衝脈の三脈だけが胞中から起こるのか？　また、胞中とは？

これらの疑問に答えるために、まずは妊娠中の子宮空間（胎内）について論じてみる。

生命を宿している妊娠中の子宮空間（胎内）は5・10土局した世界である。この特殊な空間は、膜または殻などによって内と外が隔てられている。

例えば、妊娠中の子宮空間は羊膜、絨毛膜、脱落膜という**3つの膜**によって外界と隔てられている。そして、必ず熱を伴う。胎児が常におよそ38度の高体温の中で成長するのはそのためである。アルコール発酵で熱を伴うのも同じである。

母親のお腹の中（胎内）で胎児は38億年の生物進化史、脊椎動物の5億年の歴史を再現する。胎児の姿形というのは、日々刻一刻と変化していく。1個の受精卵が妊娠期間中の

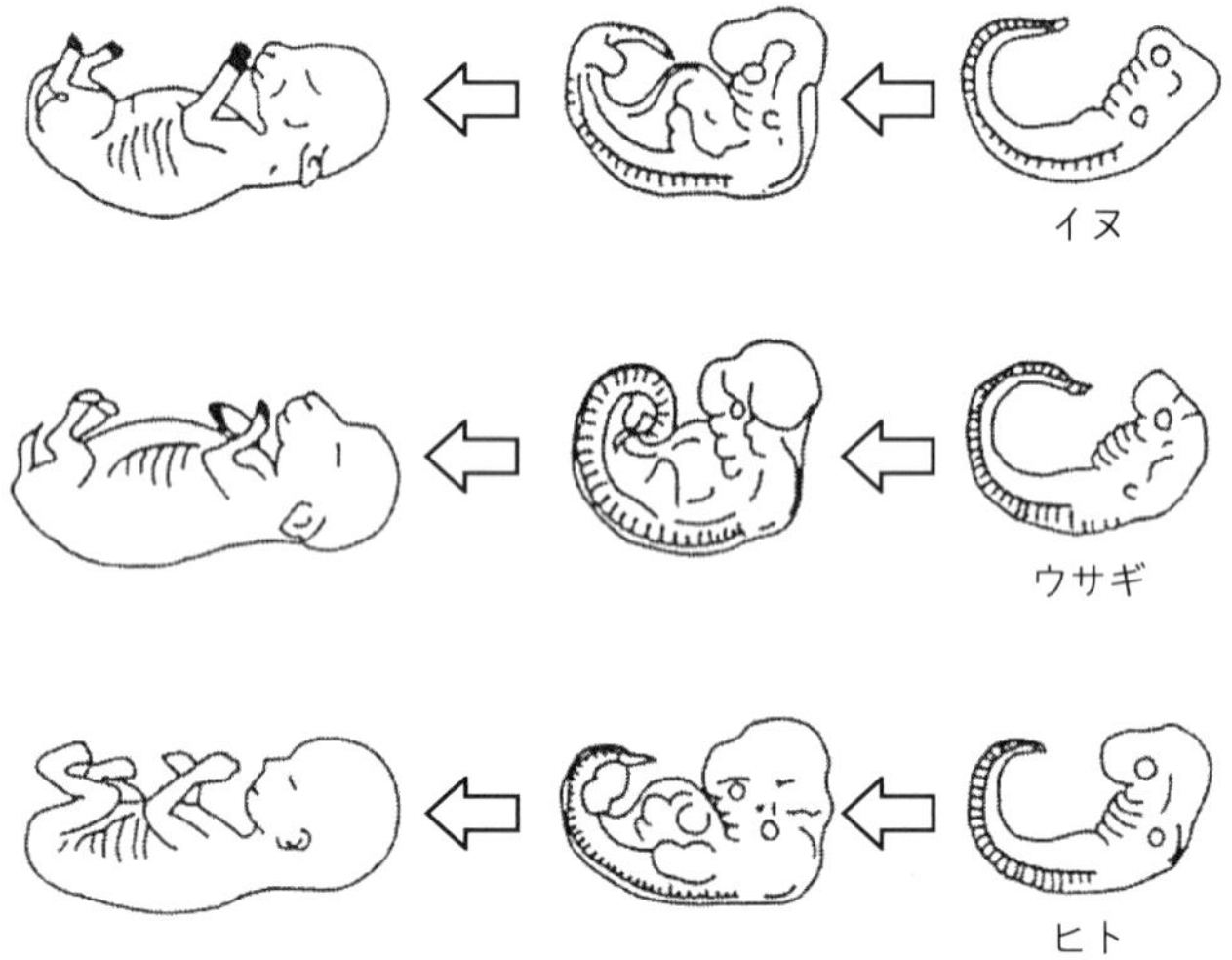

胎児は進化の歴史を繰り返す

およそ270日の間に、徐々に人間の「姿形」にまで変容していく。「個体発生は系統発生をくりかえす」とは、ドイツの生物学者エルンスト・ヘッケル（1834年－1919年）の言葉である。

受精卵の姿から、脊椎動物の始祖として海のなかで生をうけた原始魚類、陸に上がった古代魚、そして鰓《えら》呼吸から肺呼吸へと移った両生類、爬虫類、哺乳類、といった具合に、その姿を次々と変えながら、胎児は大きくなっていく。

私たちが生存している実世界のことを「**現世**《うつしよ》」とすると、妊娠中の子宮内部は、羊膜、絨毛膜、脱落膜という3つの膜によって隔てられた「**隠**《かく》**り世**《よ》」となる。この構造に似たものに、繭《まゆ》の中の蛹《さなぎ》がある。蝶の幼虫が成虫になる際、蛹という形態をとり、蛹から脱皮して蝶へと大変身を遂げる。

繭という閉鎖空間内部では、蛹は一部の神経、呼吸系を除いて組織はドロドロに溶解して身体の大改造をして蝶へと変身する。その際、複数のホルモンが関係していることが知られている。

妊娠中の母体もまたホルモン量が妊娠前に比べて非常に高まっている。例えばエストラジオール数値の変動は、妊娠前期では１０６〜５８８０、妊娠中期では２０４０〜１９４００、妊娠後期では７３１０〜４６４００（pg／㎖）。妊娠前のエストラジオール数値（９〜３９０）に比べると、妊娠中は数十倍から数百倍に高くなっている。

氣の概念で繭の中の蛹を捉えてみると以下のようになる。

変身するためには、内部の氣の交流を極端に高めなければならない。そのためには、外部との交流を遮断する必要がある。しかし、完全な遮断は死を意味するので微かな外部との交流は当然おこなわれている。その絶妙な機能を担っているのが繭である。蛹の体組織がドロドロに溶解しているのは、繭の中の氣の交流が通常とは比較にならないほどに極度に高まっているからである。

顕幽の扉を開く出産から新しい治療法が模索できる

出産が近づくと、まず子宮の3つの膜が破れて破水が起こり、次第に陣痛が強くなって、胎児は母親の産道をゆっくりと回転しながら生まれ出る。出産直後は、母子は臍帯でつながり、臍帯は未だドクンドクンと脈打っている。そして、臍帯が切断されて初めて、母と子は別々の個体となる。

これら一連の出産のプロセスは、幽と顕の話であり、幽と顕との間にある扉の存在を示唆するものである。それはまた、幽体領域の膨大なエネルギーと情報量を肉体へ変換する『顕幽の扉を開く治療』の可能性を示唆するものでもある。

『谷神は死せず。是を玄牝と謂う。玄牝の門、是を天地の根と謂う。綿々として存ずるが如く、之を用うれば勤せず』

老子道教の中に記されている言葉である。「牝」はメス、「玄」は北とか水、黒、暗い、根幹とか潜在、深い穴の中などの意味がある。

つまり「玄牝」とは、女性の究極の姿、女性が極まった最高な状態であり、すべての生命の発する根幹である。身近にたとえるならば、「玄牝」とは出産直後の母体そのものを言い表した言葉とも言えるであろう。女性の一生で最高に心身が開放され、身体能力が高まった瞬間であり、歓喜である。出産時及びその直後の母親の表情は、ケモノそのものであり、また菩薩でもある。ケモノと菩薩が同居しているそんな表情の中から、崇高さや高貴さ、神聖さが醸し出されている。

胎児はなぜエントロピーの法則に支配されないのか⁉

受精から出産までのプロセスを数で表記してみると、新生児は＋1、胎児は－1、精子は$\sqrt{-1}$、卵子は$\sqrt{-1}$となる。当然、受精卵は$\sqrt{-1}\times\sqrt{-1}=-1$となる。生まれ出た赤ちゃんの＋1、胎内の胎児の－1、このプラスとマイナスを熱力学の第二法則・**エントロピーの法則**で説明してみる。

エントロピーの法則を簡単に説明すると、生活をしているといつしか部屋の中にゴミが溜まってくる。もう少し難しく言うと、自然というのは（手をかけない限り）何か特定の高い（秩序がある）状態から乱雑な、あるいは拡散した状態になっていく。「平均化する」

「均一化する」「だんだんばらばらに散らばってゆく」。

秩序は無秩序へ、形あるものは崩れる。エントロピー増大の法則である。

生命現象は、この世界にあって、最も秩序ある仕組みである。エントロピー増大の法則は、この生命の上にも、細胞ひとつひとつまで容赦なく降り注ぎ、タンパク質を変性させ、細胞膜を酸化し、ＤＮＡを傷つける。少しでもその法則に抗うために、生命はあえて自らを壊すことを選択した。率先して分解することで、変性、酸化、損傷を、つまり増大するエントロピーを必死に汲《く》み出そうとしている。

私たちは皆一様にこのエントロピーの法則に支配され、老いてやがては死を迎える。しかし、**母胎内の胎児は生まれ出るその瞬間まで成長し続ける。なぜ、母親のお腹の中の胎児は、この自然界の絶対法則であるエントロピーの法則の支配を受けないのであろうか？**

それは、羊膜、絨毛膜、脱落膜という3つの膜によって隔てられた内と外でエントロピーの法則が違うからである。外側の世界はプラスエントロピー、内側の胎内はマイナスエントロピーの法則の支配を受ける。

次に、虚数について少し触れておく。虚数とは、実数ではない複素数のことである。虚数（imaginary number）、英語を直訳すると「想像上の数」であることからも分かる通り、

このような数は現実には存在しない。

しかし、信号処理・制御理論・電磁気学・量子力学・地図学等の分野を記述するには虚数が必要となる。私たちのごく身近にあって、今や生活になくてはならない必需品の携帯電話やパソコンなどは虚数という概念なくしては誕生しなかった代物である。

虚数によって初めて現代の情報社会は誕生した。しかし、その実感がない。数字の1とか2という数はすぐに実感できるが、2乗して－1になる数など想像することすらできない。**現代科学の最大の盲点は、虚数を実感できないところにある。**この言葉は、筆者の数霊の師・上原真幸先生の口癖であった。

目に見えるものがすべてではない。そのまま実体を言い表しているのではない。人間の存在もまたこれと同じようなことが言える。

任脈・督脈・衝脈は胎盤・臍帯・胎児と相似形をなす！

鍼灸医学の古典に、任脈・督脈・衝脈はともに胞中におこると記されている。現代の鍼灸医学では、「胞中」は男女とも性を蔵するところ、女性は子宮、男性は精宮と解釈されている。しかし、筆者はこの説には納得いかない。筆者は、「胞中」を以下のように定義する。

『胞中は妊娠中の子宮空間、もしくは胎内』

これを定義として、経絡の形成過程及び任脈・督脈・衝脈の特殊性について論じてみる。任脈・督脈・衝脈の関係性は、胎盤・臍帯・胎児の関係性と相似形になっている。胎盤と任脈が5、胎児と督脈が6、臍帯と衝脈が7である。出産すると、臍帯は切断され胎児と母体はそれぞれ別の個体となり、臍帯は臍という遺物を遺して跡形もなく消失する。母胎内における胎盤・胎児・臍帯の関係性は完全に消滅してしまうので、新生児は臍帯が切断された瞬間に以下のように任脈・督脈・衝脈の関係性を変化させる。

『任脈は、督脈・衝脈とともに、胞中におこり、下って会陰部の会陰穴より、前に廻り陰器（性器）を循り、腹部に上がり、恥骨上縁中央の曲骨穴…』

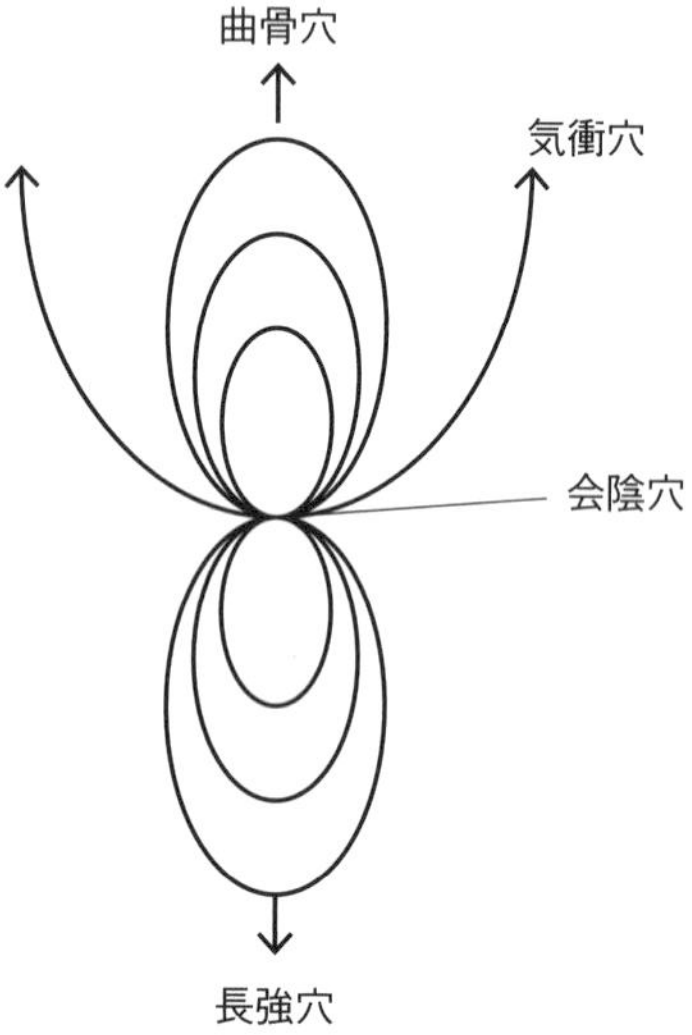

『督脈は、任脈・衝脈とともに、胞中におこり、会陰穴にでて、陰器（性器）を循り、後に廻り肛門を循って、尾骨端の長強穴より…』

『衝脈は任脈・督脈とともに胞中におこり、深部の一脈は背裏を上行し、五臓六腑を循り五臓六腑の海となる。浅部の一脈は、気衝穴に出て…』

出産直後の任脈と督脈は、下端の会陰穴から前後で真っ直ぐに上端の百会穴に向かう。その際に、体軸が回転しているので十二経脈が次第に形成されていく。十二経脈の源流はあくまでも任脈と督脈にある。ここに、十二経脈に任脈・督脈を加えて十四経脈にする理由がある。この相似形として地球の氣の動きを以下に述べる。

地球においては、北極が氣の入り口、南極が出口になっている。氣は北から南に向かって真っ直ぐに突き進む。その際、地球が自転しているので北極から出た氣は赤道で交流する。そして、南極でぶつかった氣によって陸地ができる。南極に大陸があって北極にない理由である。次に、南極から氣は吹き出し、北極に達して沈み込む。

出産後、子供の成長とともに次第に任脈・督脈・衝脈以外の奇経と正経十二経脈が形成される。奇経八脈と正経十二経脈の関係性が完成するのは7～10歳頃と考える。

次に、脳内陰陽二気で説明してみる。

「陰陽とは、天地の道理であり、万物の統括者であり、すべての変化の父母であり、生殺の根本であり、神明をつかさどるところである。陽を集めたのを天となし、陰を集めたものを地となして、陰は静かで陽は騒がしく、陽は生み陰は育て、陽は殺し陰は蔵し、陽は氣を変化させ陰は形を作りあげるものとする。

陽気は、一日のほとんどは体外にある。夜明けに人気（腎気）が生まれ、日中には陽気が盛んになり、夕方になると陽気は虚となり、氣の門は閉じてしまう。陰とは、精気を蔵して外に対応して反応するものである。陽とは、体外をまもり堅固にするものである。

そもそも、陰陽調和の要点は、陽気が密であって堅固であることである。陰が平静であって、陽が閉ざされていると精神は安定する。陰陽が離れ離れになると精気は絶えてしまう」（黄帝内経素問）

陰陽二気において、まず地にある陰気が育ち、天の陽気がそれに伴い次第に密に練られ、そして陰陽は調和する。脳内においてもこれと同様なことが起きると考えられる。

まず植物脳である脳幹や大脳辺縁系で陰気が育ち、大脳皮質で陽気が成長してくる。育ち、成長した陰陽二気は相互に交流し、次第にそのネットワークを脳内で拡大していく。そして、8歳から10歳でニューロンネットワークは完成し、堅固なものになる。

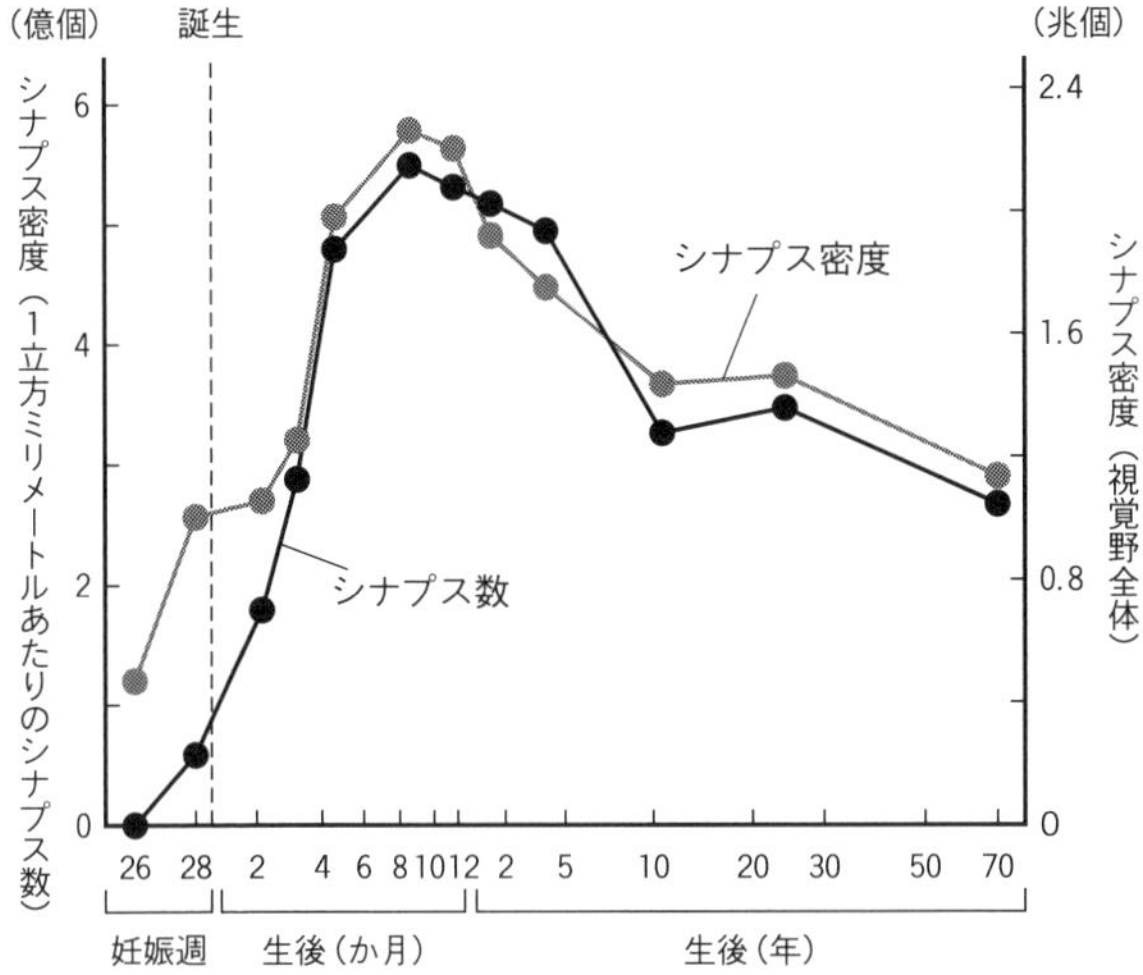

ヒト視覚野のシナプス密度とシナプス数の年齢による変化

脳の発達は、単純に神経細胞のネットワークが複雑になることではない。神経細胞のつなぎ目「シナプス」の数は、1～3歳前後までは急激に増えるが、その後は徐々に減っていく。過剰生産されたシナプスのうち、不要なものが消えていく。「大めにつくって後で減らす」方式のほうが、「必要に応じて増やす」方式よりも周囲の状況の変化に敏感に対応できるということだろう。

図に、ヒト視覚野のシナプス密度とシナプス数の年齢による変化を示す。生後約8ヶ月あたりがピークであり、その後は減少していく。そして、10歳前後で不要なシナプスの刈り込みが終了してニューロンのネットワークが完成する。

脳内のニューロンネットワークの完成に伴って正経十二経脈と奇経八脈の形成は完成する。その時期は、中国の古典に記されている7歳、現代の脳科学が明らかにした8～10歳前後、筆者が独自に開発した心音治良における8歳前後と多少のバラツキはあるがほぼ8歳前後と考えて差支えないのではないだろうか。

生まれる前から決まっている⁉ 腎臓が「先天の本」と呼ばれる理由

私たちは母親のお腹からオギャーと産まれて来たわけであるが、実は母親のお腹の中にいるときに、すでに体質のほとんどは決まっている。**体質の多くは腎臓が請け負っている**ので、東洋医学では、腎臓を「先天の本」といい、極めて重要視している。

「先天の本」とは、生まれながらにして持っている生命力・エネルギーである。また、脾・胃を「後天の本」といい、消化器系による消化吸収の働きによって気血が生まれ、生命が支えられている。先天とは生まれる以前、後天は生まれた後となることは言うまでもない。

野口整体では、**7代先**のことを考えろと教えている。今の私たちの心身の使い方や生活の在り方は7代先の子孫にも影響するということである。逆に言えば、今の私たちの腎臓は7代前のご先祖の影響を受けているということになる。一夕一朝の努力や生活の質の改善などでは腎臓や体質を強くすることはできないということだ。

近年、現代医学領域においても生まれる以前の胎児期の問題が大きな話題になってきている。英国のサウサンプトン大学医学部のデビッド・バーカー教授は「成人病胎児発病説」を提唱している。

出生体重の明らかな英国の地域住民を対象に、46～54歳時の成人病の発症状況を調べた結果、出生体重が少ないほどその発症リスクが高い。具体的には、出生時の体重が2・5キログラム以下であった人は、3・4キログラム以上であった人たちに比べて、50歳時でのメタボリックシンドロームの発症率は実に13・5倍であったという事実を明らかにした。

わが国においては、精神的に不安定だった高不安妊婦から生まれた子供を8、9歳まで追跡調査してみると、情緒不安定、心身症、多動症などの問題が多く見られたという報告を筑波大学大学院教授宗像恒次らがおこなっている。

とくに妊娠12～22週の期間は「感受性期」と呼ばれ、胎児の脳を形成する非常に重要な時期であることがわかってきているが、この時期に母親が大きな不安にかられていると、胎児の情緒に問題を残すことがある。例えばこの時期に夫の支えが得られなかったとか、仕事上の悩みを抱えていたとか、精神的に不安定だった高不安妊婦から生まれた子供を8、9歳まで追跡調査してみると、情緒不安定、心身症、多動症などの問題が多く見られることがわかってきた。

このように現代医学においても、病気の原因はすでに生まれる以前の胎児期に芽生えていることが判明してきている。更に時間を遡った家系から受け継がれる**獲得形質**の問題もある。かって獲得形質の遺伝の可能性を考えた学者ラマルク（1744－1829）の説は、これまでは完膚なきまでに否定されていた。獲得形質は遺伝しない、というのが生物学のセオリーだった。

しかし最近になって、このセオリーを覆すような動物実験が相次いでいる。そして、「DNA配列の変化によらずに、遺伝子発現を活性化させたり不活性化させたりする仕組み」という**エピジェネティクス**という新しい考え方が誕生した。

セントラルドグマ＝「DNA→mRNA→タンパク質→形質発現」では、遺伝形質の発現はDNA配列に規定されることになるが、現実の生命現象はそうではなく、DNA配列によらない発現の変異、発現の制御機構が明らかになっている。ライフスタイル、食生活、社会的変化、環境汚染、また心理的な変化によっても、エピゲノムが変化する。私たちを形づくる遺伝子の分子構造は、どうやら思っていたよりも環境に強く影響を受けている。**氏より育ち**は本当のことだったのだ！

基本的には、生まれてからでは遅い。生まれる以前にこそ、病気の原因の多くはある。それ故、先天の本である腎臓の治療が重要になってくる。とくに、腎臓が機能し始める妊娠3ヶ月から機能が完成する妊娠5ヶ月過ぎたころまでが最も重要になると筆者は考えている。このことは、妊娠3〜5ヶ月の母親の心音を使った心音治良で検証中である。

腎臓は生命エネルギーの源であり、精エネルギーを司る臓器である。もし貴方に何か不調があったなら、第一に、腎臓の疲れや異常を疑ってみる必要がある。なぜなら、そのくらい腎臓はあらゆる症状に影響を与えているからである。

体内⇅体外、ツボを介したダイナミックな量子的な情報伝達

循環系は内臓へ分布するものと体壁へ分布するものの2つに分かれており、それぞれを内臓動脈、体壁動脈という。よくご飯を食べたあと、すぐ風呂に入ってはいけないと言うが、食後は食べた物を消化吸収するために内臓動脈に血液が集中してくる。ところが食後

すぐに風呂に入ると体壁の血管が開き、せっかく内臓に入った血液が体表に呼び戻される。このように体内の血液を、内臓系にやるか体壁系にやるかを取り仕切るのは動脈に蔦《つた》のようにからまった交感神経である。**交感神経は動脈と密接な関係をもつ。**ちなみに、**内臓の粘膜下の筋層は副交感神経の支配を受ける。**

このポイントの切り替えを始めたのが原始脊椎動物である。最初は、内分泌系ができた。この内分泌系の名残が今も私たちの体の中に見られる。その中で有名なのがアドレナリンを分泌する副腎髄質である。やがて上陸して両生類になると、この内分泌系は次第に神経系に置換されてくる。このようにしてできた神経系が交感神経である。

内分泌系から神経系への置換は、情報伝達速度へ対応した結果に他ならない。体制が複雑になると処理する情報量は増えてくる。増え続ける情報量を処理するために、情報伝達速度の遅い内分泌系からより速い神経系へと移り変わっていったのである。神経系も、髄《ずい》鞘《しょう》の無い神経線維からより伝達速度の速い髄鞘のある神経線維へと。

ちなみに、無髄神経の神経伝達速度は０・２～２ｍ／sec、有随神経は一番速い運動神経で70～１２０ｍ／secである。時速に換算すると、それぞれ０・72～７・２㎞／ｈ、２５２～４３２㎞／ｈとなる。無髄神経は人間の子供と大人の歩行速度、有随神経は新幹線さらに試験走行で最高速度５８１㎞／ｈ出した超伝導リニアモーターカー、地上を走る鉄

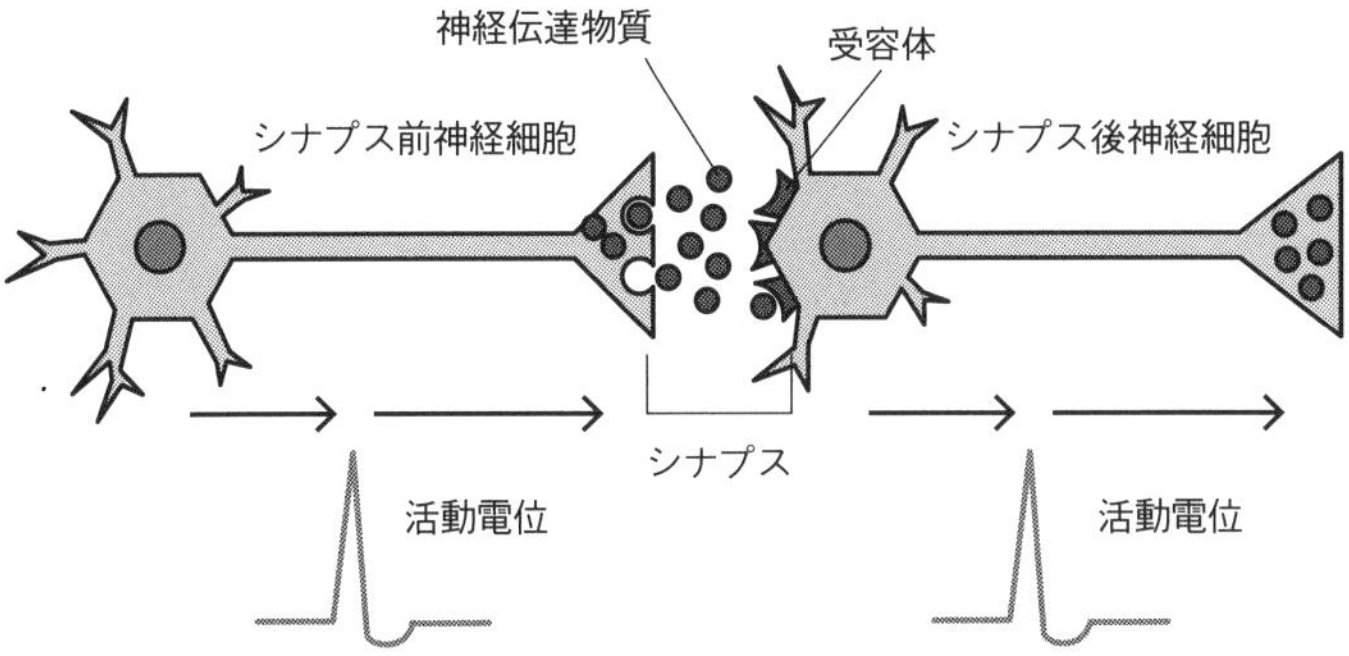

シナプスにおける情報伝達

道が出せる最高速度となるであろうか。

次に、生体内における情報伝達として、神経系と内分泌系の2つのシステムを比較してみる。

神経系が神経線維（軸索）と、それを接続するシナプスから構成されているのに対し、内分泌系は内分泌液（ホルモン）を製造する器官（内分泌器）と、それを受け取る細胞（標的臓器の受容体）があるだけで、それをつなぐものは何もない。

内分泌液（ホルモン）は血液とともに体内をゆっくりと流れてゆく。このとき、原則的には一種類のホルモンは一個所だけでつくられる。そして、一種類のホルモンは一個所だけで受け取られる。つまり、一対一の情報伝達であり、まさに郵便であり手紙である。

神経系の情報伝達については、神経細胞（ニューロン）内部の伝達と神経細胞間の伝達の2つを考えねばならない。軸索（神経線維）における伝達は電気的伝達、シナプスにおける伝達は化学的伝達である。従って、後者は前者よりも遥かに速度が遅い。神経伝達物質はアセチルコリン、ノルアドレナリン、ドーパミンなど、現在までに何と50種類以上のものが発見されている。

神経系の情報伝達は、電気的伝達と化学的伝達のミックスであるが、私たちが日々当たり前のように使っている携帯電話やインターネット通信のような瞬時に世界へつながる超高速な情報伝達系は体内には存在しないのであろうか?

そこで登場してくるのが、鍼灸医学独自の概念である「経絡」である。**体内と体外は、「ツボ」を介してダイナミックな2進法の量子的シグナルの情報伝達**をおこなっていると考えられる。このことを、中国の古典には、「ツボ」は神氣が体内と体外とを出入りするところと記している。

各臓器が「メッセージ物質」を出して会話する仕組みとは?

最近、にわかに注目を浴びてきている臓器や細胞からのメッセージを伝える物質である「メッセージ物質」はどうであろうか。各臓器はどのようにして「メッセージ物質」を出して会話をしているのであろうか？

これを説明するのに都合の良いのが、東洋医学などでよく使われている「**関連部位**」である。例えば、卵巣と腎臓、胸腺と卵巣、皮膚と呼吸器、乳腺と子宮、乳腺と肝臓などは、相互に密接に会話のやり取りをおこなっていることが臨床的には分かっている。また、女性の肝硬変のほとんどは乳腺が絡んでおり、胸椎4番は胸腺と関係がある等々。

各臓器は、「メッセージ物質」を闇雲に出しているのではない、密接な関係のある相手に向かって会話しているのである。近い将来、卵巣と腎臓、胸腺と卵巣、乳腺と子宮などの「メッセージ物質」が明らかになってくるに違いない。

私たちの身体は、いろんな器官や臓器の単なる寄せ集めではない。ひとつに統合された統一体である。分かりやすくたとえるならば、指揮者がバイオリンやピアノ、チェロなどの楽器を統制して演奏するオーケストラのようなものである。この東洋的な統一体という捉え方を、生物学者・福岡伸一は『動的平衡』のなかで次のように述べている。

『この世界のあらゆる要素は、互いに関連し、すべてが一対多の関係で繋がりあっている。つまり世界にも、身体にも、部分はない。部分と呼び、部分として切り出せるものもない。

世界のあらゆる因子は、互いに他を律し、あるいは相補している。そのやり取りは、ある瞬間だけを捉えてみると、供し手と受け手があるように見える。

しかし、次の瞬間に目を移すことができれば、原因と結果は逆転しているだろう。あるいは、また別の平衡を求めて動いている。つまり、この世界には本当の意味での因果関係と呼ぶべきものは存在しない。世界は分けないことにはわからない。しかし、世界は分けてもわからないのである。』

『だから人間はいつも時間を止めようとする。止めてから世界を腑分けしようとする。これでは生命の全体像は捉えることはできない。』


野口整体の野口裕之氏は、自己完結的調和として以下のように述べている。


『生の充足感、本当に人間が二本足で大地に立っているという、その感じを追及するためには、どうしても調和の感覚というものが必要になってくる。この調和を追及していくには3つの観点がある。一つは自己完結的調和、次に環境との調和、そして他者と息一つになる調和である。

各部が密接に関連付けられている人体を、果たして人間の有限的な知識で人為的に統合することが果たして可能だろうか。むしろそういう重要なことは体に備わっている自然の叡智に任せたほうがよい。

　体がうまく統合されたときには、私たちの体は「**中心がでた**」という感覚が生じる。この感覚を学ぶことの方が重要である。中心というものができあがらない限り、調和を実現させることはできない。』

「三陰交」と「絶骨」、2つのツボを内側と外側からつなげる「打ち抜きの灸」

「三陰交《さんいんこう》」は、血と深い関わり合いをもつ足の三陰経（肝・脾・腎）が交流し、とくに女性には頻用される重要なツボである。その主な効能は、脾経による子宮・卵巣といった生殖を調整する。一方、男性は脾経ではなく肝経による前立腺への調整が主になる。男性の生殖器は、女性とは異なり肝経と深い関係にある。

　骨髄に関係ある八会穴《はちえけつ》の髄会《ずいえ》の「絶骨《ぜっこつ》」は、腓骨《ひこつ》を挟んで「三陰交」と同じ高さにある。そして、鍼灸治療には、この同じ高さにある「三陰交」と「絶骨」の2つのツボを内側と外側から打ち抜く「**打ち抜きの灸**」がある。

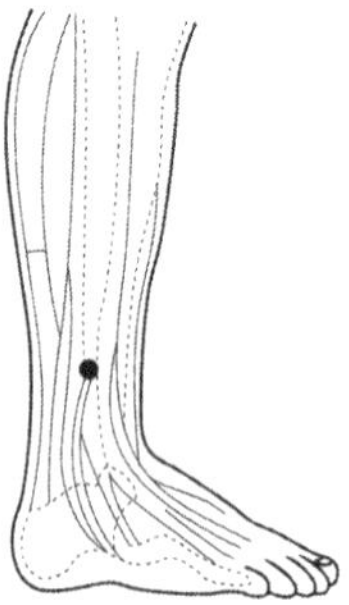

絶骨

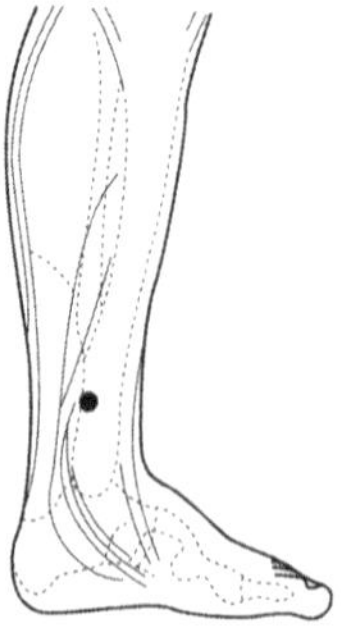

三陰交

その効能として、下肢の痛みや重み、胎毒、淋病、化膿性体質などに、湿気を抜く灸として、広く応用されていた。「三陰交」に直径1～2㎝の大灸を据えて、化膿させると、表裏する「絶骨」の部より、施灸せずとも「三陰交」と同じように化膿して膿が出てくる。

筆者は、理由は分からないが昔からこの「打ち抜きの灸」が気になって仕方なかった。なぜ、「三陰交」と「絶骨」がつながるのか？

「三陰交」と「絶骨」は何らかの直結したルートがあることが推測される。多壮灸《たそうきゅう》という過剰な熱刺激によって初めて開通する特別なルートとは？

髄会の「絶骨」と密接な関係のある骨会《こつえ》の「大杼《だいじょ》」は、足の太陽膀胱経に属し、第1胸椎棘突起下の外側1寸5分に位置する。上下の位置関係から、骨会の「大杼」は高い場所にあって山岩の象、髄会の「絶骨」は低い場所にあって水脈の象と捉えられた。

最新の研究では、骨は単なる固いカルシウムのかたまりではない。私たちの全身の「若

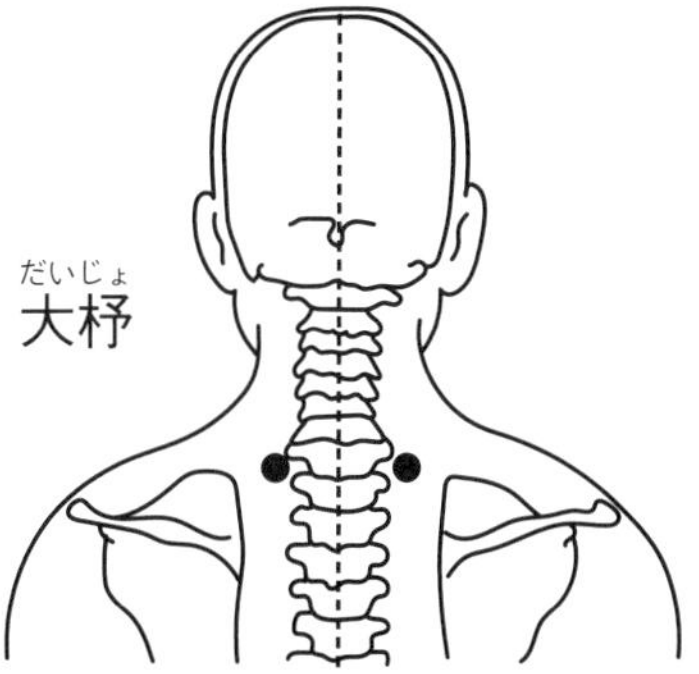

大杼

さ」を司り、「**記憶力**」「**筋力**」「**免疫力**」、そして「**精力**」までもがその影響を受けていることが、明らかになってきている。

一方、古人は、髄は腎と関わりが深く、腎陰、腎精の貯蔵庫である。また、脳を髄海と言って、髄がたくさん集まっている所と考えた。

「三陰交」は渦巻いている。表層の渦は脾経、深層部は腎経、中間層は肝経、そして底が腓骨である。これら足の三陰経の渦は底の腓骨にまで達していないが、渦が底に達すると渦は反転する。

「三陰交」と「絶骨」の「打ち抜きの灸」の秘密はこの渦の反転にある。

反転とは、裏と表がひっくり返る。裏が表に、表が裏に、内が外へ、外が内になる。反転に不可欠なもの、それが中心である。**中心がなければ反転できない。**中心ができると、「三陰交」と「絶骨」がひっくり返る。その結果、「三陰交」から骨を貫通して髄へ影響を及ぼすことができるようになる。髄は造血機能や腎臓・脳と関連しているので、高齢者特有の骨《こつ》粗鬆症《そしょうしょう》、物忘れ、認知症や貧血などに効果が期待される。また、腎虚による中高年の腰痛にも著効する。その際、月の運行が大きく関与しているので、いついかなるときでも治療効果が期待できるものではない。しっかりと月の運行を見極める必要がある。ただ、腓骨に達するまで鍼を深く刺入するので、鍼を刺す痛みが時折あることが欠点ではある。

ちなみに、「絶骨」は胆経の「懸鐘《けんしょう》」と同じ位置にある。ただ呼び名が異なるだけである。では何故、呼び名が異なるのか？　その理由は、働きが異なるからである。髄会として用いるときは「絶骨」、胆経のツボとして用いるときは「懸鐘」となる。

水滴音

ぽちゃん、ぽちゃん、ぽちゃん、ぽちゃん……水滴が次々と落ちてくる音。この「ぽちゃん」という音が発生する仕組みは、まだ科学的に解明されていなかった。英ケンブリッジ大学の工学者・アヌラグ・アガルワルは、この独特な音が発生する仕組みをついに解明し、学術誌「Scientific Reports」に発表した。

２０１７年、アガルワルはケンブリッジ大学の実験室で、ハイスピードカメラ、マイク、水中マイクなどを使い、水滴がいつ、どのように「ぽちゃん」という音を発生させるのかを正確に捉える実験をおこなった。

高さ約9センチから直径4㎜の水滴を水に落としたところ、衝突の瞬間、水滴は音を立てなかった。しかし衝突からわずか数㎜秒後、水滴によって水面にくぼみができ、くぼみが反動で元に戻ろうとするとき、水面下に小さな気泡ができる。この気泡こそが「ぽちゃん」という音を発生させる源だった。気泡は毎秒5000回振動しており、この振動がさらに水面を震わせ、「ぽちゃん」という音を生み出していた。


更に、詳細な水滴音の発生の仕組みを解明した論文が2018年、オンライン科学誌「Scientific Reports」に掲載された（論文の主著者は英ケンブリッジ大学の学部生サミュエル・フィリップス）。

先行研究では、水滴の衝突によって水面に穴が生じる際、その下に空気が短時間閉じ込められて小さな泡が形成されることが分かっており、科学者らはこの泡がはじけるときに音波が水面に到達して空中に抜けていくのだと推測していた。

フィリップスらは、音発生の仕組みを解明するべく、最新の音響映像技術を駆使した実験を実施。超スローモーションビデオ、マイク、水中聴音器を使用することで、これまで見過ごされていた細部の観察に成功した。

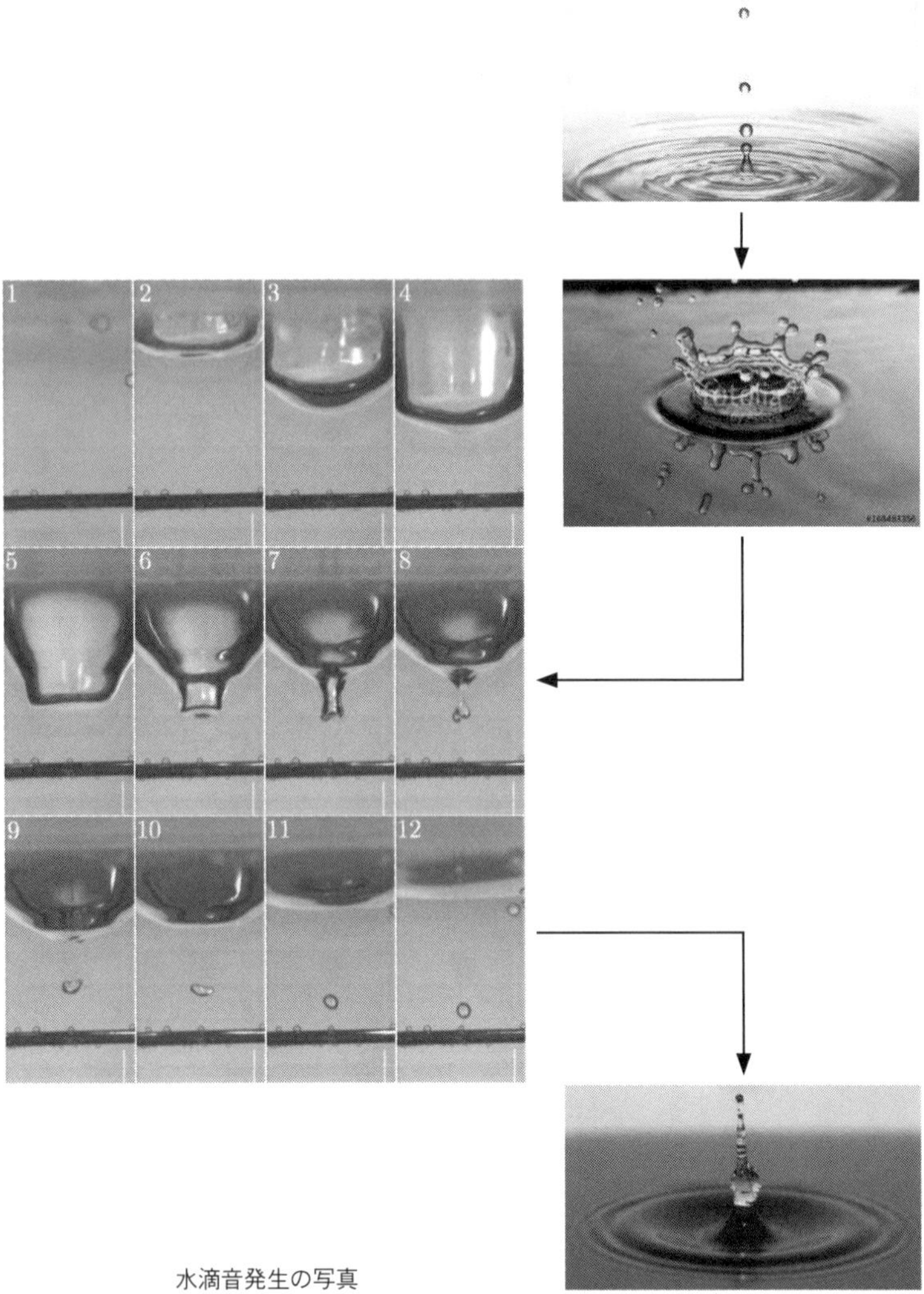

水滴音発生の写真

水面下に閉じ込められた気泡は、水面にできた穴が深くなるにつれ、振動を始めていた。「振動する気泡が放つ音波は、これまで考えられていたように単純に水面から空気中に抜けるのではなく、**穴の底の水面そのものを振動させ、音波を空気中に送り出すピストンのように働く**」とフィリップスは説明する。

水面に落下する水滴は、水球（下方）↓　気泡（振動）↓　水球（上方）という一連の3つの球を形成する。この一連の3つの球の形象は、古代文書「ホツマツタヱ」に記されている左の図に観ることができる。

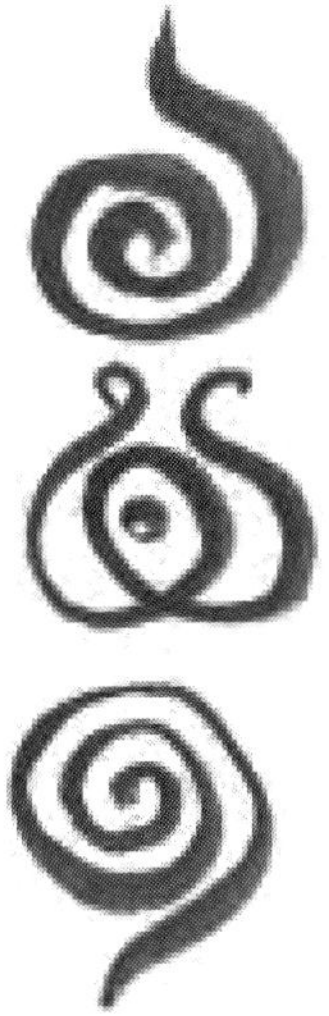

第三章

重力場の身体構造
謎と秘密に包まれた
「背骨、骨盤、筋肉」の
ベールを剥ぐ

私たちは重力と闘い続け、重力から逃れられない！

地上に存在するすべては重力場に存在しており、何ひとつとしてこの重力の束縛からは逃れられない。私たちに最後の最後までつきまとう代物である。この重力の束縛下において、私たち人類は長い時間を費やして二足直立歩行を獲得した。

宇宙飛行が可能となった現在、重力が身体に多大な影響を及ぼすことが次第に判明してきた。無重力における体の変化として、浮腫《むく》み、宇宙酔い、感覚の変化、筋力低下等々。また、宇宙で楽な姿勢は、背中を丸めて足を曲げ、両手を自分の顔の前までもちあげた姿勢とのこと。これは、母親のお腹の中の胎児の格好と同じである。

「地球がひとつの生命体で、自分がそのひとつの細胞とすると、生命体から離れた細胞から本体の生命体を見たときにどのような意識が出てくるのであろうか」

このような意識で宇宙から地球を眺めた宇宙飛行士毛利衛氏は、『エク！ 赤道におりた宇宙飛行士』（講談社）の中で次のようにその感想を述べている。

「…三十分たち四十分たち、五十分ぐらい、ただずっと集中して地球をながめていた。なぜ自分は地球の外にいて、自分が生まれ育った地球を見ているのだろう。何が自分に地球の風景を見せ、考えさせているのだろうか…

地球に青い輪郭がぱあっとうかびあがってきた。日の出だ。真っ黒な宇宙空間から地球の輪郭が、そして表面の雲がうかびあがってくる。徐々に白みをおびてくる。

そのときだった。地球はたしかに「ある」と実感した。球そのものが宇宙の中にうかんでいる。ガラス越しだからさわることはできないけれど、手でさわることができるような実体感がある。それは写真で見るのとも、映像で見るのとも、全然ちがった感覚だった。

それと同時に、自分でも思いもしないことがこみあげてきた。

『地球は特別な星じゃない。生命をもつ球体はほかにも存在する』と直感的に感じた」

二足直立歩行（ハードウェア）はまだ未完成である！　ソフトウェアの開発へ……

海から陸へ、さらに四足から二足直立歩行への変化、生物進化史はまさに重力との闘争の歴史である。この闘争史において、人類は重力場で二本の足で立つことによって大脳を著しく発達させることに成功した。しかし、ヒトの象徴であるこの二足直立姿勢は未だ完成されてはいない。

生物進化の過程で獲得したこの二足直立歩行はコンピュータシステムにたとえるならばハードウェアの機能に過ぎない。**ソフトウェアの機能の開発**が残されている。

通常の多くの人たちの二足直立歩行は未完成である。正しい立ち方ができていない。当然、歩き方、座り方や動きも正しくできていない。とくに現代人はひどい。ソフトウェア機能が未開発である。身体が重力に十分に適応しきれていないので、重力によって引き起こされる腰痛や内臓下垂、足の浮腫みといった症状を訴える人たちが数多くいる。

私たちはあまりに当たり前として人間の象徴である二足直立歩行を捉えてきてはいないだろうか。ただ歩くのと巧みに歩くという両者の差を理解しているであろうか。良い姿勢と悪い姿勢の違いを真に理解しているであろうか。

私たちには、出生後に重力へ積極的に適応するという作業が残されている。二足直立姿勢のソフトウェア機能の開発である。この**積極的に適応**するという言葉のもつ意味は非常に重要である。

それは、重力を活用するということを意味する。地球上の生物は重力に適応するために多様な形態をしているが、人類のみが重力場で二足直立歩行を獲得したことによって重力に従属するのではなく重力を積極的に活用することに成功した。重力に最も適応した形態は**球形**である。水滴が落下するときに球形になるのはそのためである。この球形が重力場の身体構造を解明するキーワードとなる。

重力場において、二足直立歩行は四足歩行にくらべて支持面積の狭小化、重心の上昇等によって極めて不安定である。何故に、この不安定極まりない二足直立歩行を私たちの祖先は進化の過程で選択したのであろうか？　また、重力場の不安定は人体にどのような影響を及ぼしたのであろうか？

不安定こそがエネルギー発生の源となる（創造の温床）

不安定は、物理学的にはエネルギーが大きいと言うことができる。エネルギーとは不安定が安定になろうとする働きに他ならない。不安定であればある程、逆にエネルギーは大きく、**不安定こそエネルギー発生の源**と言える。

不安定というと、多くの人は好まない現象として受け止めているが、その実、その中には新しいものが生まれる可能性を秘めている。不安定は創造の温床と言うことができる。不安定は上手に取り扱えば、これほど進歩、飛躍に役立つものはない。しかもその絶対値は大きければ大きいほど、その可能性は大きくなる。しかし、上手に取り扱わないと、途中で分散させ、進歩、発展には何の役にも立たなくなってしまう。それどころか、その分散現象としてその周囲に破壊現象を撒《ま》き散らしてしまう。

不安定にとって、最も重要なポイントはその取り扱い方にある。その昔、私たちの祖先は、二本の脚で立つことによって獲得した不安定を進化の推進力として活用して、大脳を他の動物に類を見ないほどに著しく発達させることに成功した。

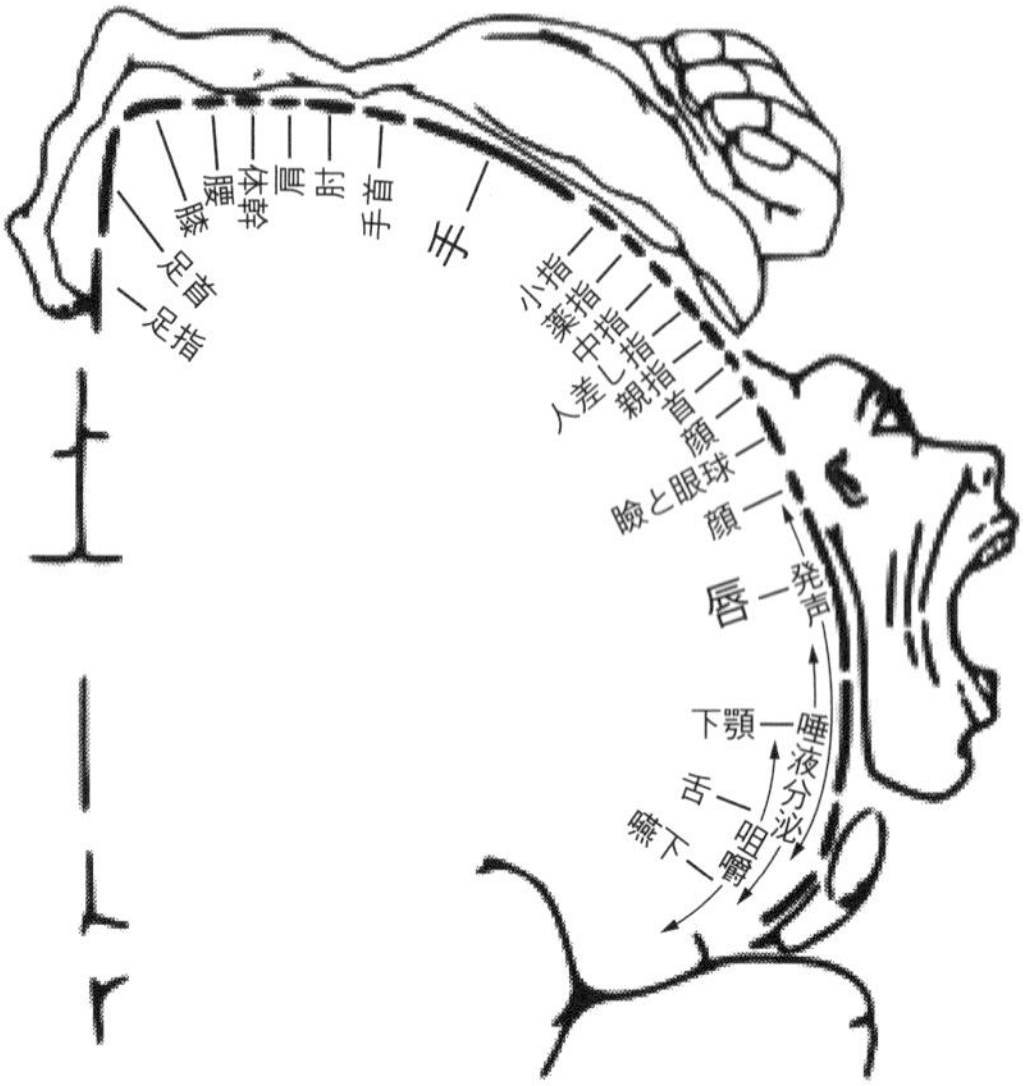

運動野のホムンクルス

そのことを説明するのに都合の良いエネルギーをフィードバックさせる方法がある。原因が結果をつくり、更にこの結果が次なる新しい原因をつくる。後はこの繰り返しで連鎖反応が生じる。

一例を述べると、二足直立歩行をとることによって、上肢は抗重力的作業から解放される。この上肢の解放が手の精妙な動きを可能にする。手の精妙な動きは大脳発達の原因となる。そして、大脳発達によって更に手の動きが精妙となる。大脳の新皮質の上肢運動ならびに知覚野における手の占める大きさはその裏付けのひとつとなるであろう。

生物はまず海で誕生した。時が経つにつれ、生物は徐々に陸上へと進出していった。陸上での生活は、海中にくらべて変化、危険度に富んでおり、その移動様式も迅速かつ精妙さが要求される。そして、人類において四足歩行から二本の足で立つに至った。こうした一連の変化は重力に抵抗し逆らったものである。生物進化史はまさに重力との熾烈な闘争史と言える。

この重力との闘争史において、脊椎動物と昆虫ではその適応の仕方に違いがある。脊椎動物は体を支える抗重力装置として背骨を体の内側につくった。内側に背骨を有した脊椎動物は背骨の内に神経を容れ、人類において著しく大脳を発達させることに成功した。一方、外側に外骨格という硬い殻を有した昆虫は、頭部、胸部、腹部に神経節をつくることには成功したが大脳を発達させるには至らなかった。

重力に対する情報処理の差、背骨の有無が、その後の両者を決定づけた。人類の背骨は大脳の発達に大きく貢献し、進化の推進力となったのである。私たち人類の進化の推進力となったこの背骨の隠された機能を知るためには、どこに着目したらよいのであろうか。

処女歩行までの道のり（人間の新生児はなぜ歩行まで1年もかかるのか？）

私たち人間はひとり立ちするまでに生後約1年を必要とする。これに対して人間以外の他の動物、例えばウマなどでは生後2、3時間でもって、親の後を遅れずについてまわり、活発に運動するようになる。人間により近い霊長類のゴリラ、チンパンジー、オラウータン等においても、出生時にみな開いた目と、よく発達した感覚器官をもち、誕生第一日から、様々な運動をする能力をもっている。

これを人間の赤ん坊と比較してみたらどうであろうか。新生児にできることといったら、乳房をふくませたとき吸い付くという吸乳反射や、不快なとき泣くという行動ぐらいなものであり、ひとりで身を支えるなどは、ほとんど想像もできない。ウマやチンパンジーにくらべると、人間の新生児はまったく無能で不安定である。

なぜかくも無能で不安定で生まれ落ち、ひとり立ちまでに約1年といった長き時間を必要とするのであろうか。新生児の動きは不完全な未分化運動が主で、局部的な特殊運動はきわめて少なく、特殊運動の相互の関連はまったく見られない。乳児期では、不完全であった全体運動に分化が見られ、特殊運動相互間に密接な力学的関連が生じ、呼応と協調がおこなわれるようになる。

処女歩行に向かっての歴史的な第一歩は、生後3ヶ月頃に起こる首のすわりである。

首のすわり（身体における上下軸の芽生え）

重力場で二足起立姿勢を獲得するためには、まず大脳を安定させる必要がある。そのためには、頭を高位置に保持しなければならない。首でもって頭を支えられるようになって初めて頭は高位置を保持できる。それはまた、身体における上下軸の芽生えでもある。身体の上下軸は重力によって引っ張られる鉛直方向にある。

首のすわりは、処女歩行獲得へ向かっての熾烈《しれつ》な重力との闘争史の画期的な最初の出来事である。いったん、鉛直方向のベクトルが定まると処女歩行獲得に向かっての抗重力機能は加速度的に高まる。それは丁度台風の成長によく似ている。

わが国の名物のひとつである台風は、できたてのころはその勢力は弱く、一定の進路方向をもたず実に不安定である。しかし、一端、進路方向が定まると、台風はその勢力を次第に増強していく。逆に勢力が大きくなれば、その進路方向は定まりその速度はますます速くなっていく。

寝返り（裏表、陰陽の逆転）

生後直後の赤ん坊の大脳には大きな容量（capacity）は与えられているが、大脳自体の機能は未だ開発されていない。それ故、頭を支えることができずに垂れたままである。この垂れた頭を支える機能が開発されるのに生後およそ3ヶ月を要する。首のすわりである。首がすわるようになると、次は寝返りがうてるようになる。それまでは仰向けにされた亀のようにただ手足をばたつかせるだけであったのが、仰向けからうつ伏せへ、うつ伏せから仰向けへと体位を自力で変えることができるようになる。

寝返りとは、裏表つまり陰陽の逆転である。

陰陽の逆転によって身体にはどのような変化が生じるかというと、母親の胎内で両手で両脚を抱え込むようにして丸めていた背中を反らすようになってくる。ちなみに、無重力の宇宙空間では胎内の胎児のように背中を丸め足を曲げ、両手を自分の顔の前まで持ち上げた姿勢が一番楽とのことである。

◇心音セラピーで判明した寝返り（生後5ヶ月過ぎ）の真実

生後5ヶ月前後になると、乳児は寝返りをうつようになる。寝返りをうつとは現象的には身体の裏表の逆転であるが、それはまた陰陽の氣の逆転でもある。しかし、それだけではなかった。妊娠中の母親の心音（妊娠5ヶ月）を使った心音治良で実に意外なことが判明した。そのキッカケになった一症例を以下に述べる。

生まれてからずっと妊娠中の母親の心音を使った心音セラピーでスクスク育っていた女児が、寝返りをうつころ（生後5ヶ月過ぎ）から、心音セラピーをおこなった直後に急にグズルようになった。母親にベッタリとくっついて離れない。お風呂などで母親が離れると、「ママー」と大泣きをする。夜寝るときも母親の腕枕で寝たがる。特に、夜になると心理面が非常に不安定になった。

あまりに頻繁に続くので妊娠中の心音を止めて、子育て中の母親の心音を録音し直して心音セラピーをおこなってみた。その結果、お風呂などで母親が離れても泣かなくなり、夜も腕枕なしでも問題なく寝てくれるようになった。心理面がたいへん穏やかになってきた。

生まれてから寝返りをうつまでは、妊娠中の心音で何ら問題なかったのが、寝返りをうてるようになってくると、なぜ急にグズり、心理面が不安定になったのか？　筆者は次のように考えた。

寝返りとは、先天の氣（胎内）と後天の氣（胎外）の逆転である。

つまり、寝返り前の乳児にとっては先天の氣が優位であるが、後天の氣が次第に強くなり先天の氣より後天の氣が優位になって初めて寝返りをうてるようになる。寝返りをうつ前の乳児は先天の氣が優位になっているので、未だ胎内の面影を色濃く残している。時空を超えて、母親の胎内を行き来していると言えば言いすぎか……。

四つん這いと背骨の蛇行運動のメカニズム（直立歩行への準備）

寝返りがうてるようになると、うつ伏せになったときに赤ん坊はやたらと背中を反らして顔を上へと持ち上げようとする。両手を宙に浮かして、また両手で上体を支えながら。この動作によって背筋を強化し、また内臓では呼吸器・肺の力を強化する。

やがて四つん這いになって這い這いをするようになる。この這い這いは、背骨の動きから捉えると蛇行運動となる。蛇行運動とは円運動に他ならない。背骨ひとつひとつは玉であり、この円運動によって背骨相互の連動、協調がおこなわれる。それに伴い筋肉も発達してくる。そのなかでもとくに腸腰筋と臀部の中殿筋、小殿筋の発達が重要になる。

中殿筋と小殿筋が収縮すると、骨盤がその方向へ傾き、反対側の下肢が持ち上がる。体を垂直に保つのになくてはならない筋肉である。

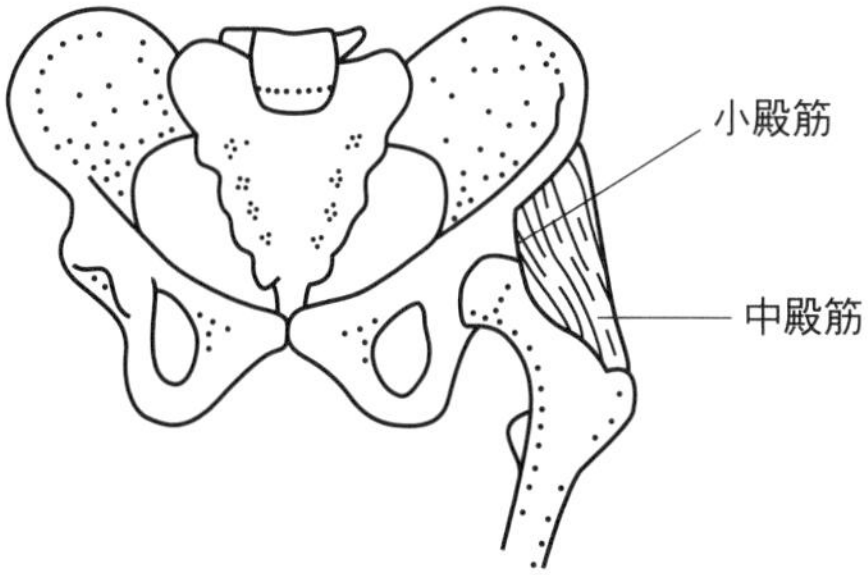

骨盤の傾き

骨盤の片方の中殿筋と小殿筋が収縮すると、骨盤がその方向へ傾き、反対側の下肢が持ちあがる。また、体を垂直に保つ役目ももつ

　中殿筋や小殿筋それに腸腰筋などの発達に伴って乳児は四つん這いから立ち上がろうとする。四つん這いから二本の足で立つためには腸骨が水平から鉛直方向へ立ってこなければならない。

　直立姿勢における腸骨の鉛直方向の重要性は、私たちはギックリ腰になるとすぐに実感することができる。ギックリ腰になると腸骨を真っ直ぐに立てようとしてもまったくできない。腰が曲がったままでどうすることもできないのは腸骨が真っ直ぐに立たないからである。

正しい姿勢は、腸骨がスーッと立ち上がっている。腸骨が立ち上がると、自ずと腰が伸びてくる。感覚的には、腰椎3番が浮いたような感じになってくる。しかしやってみると分かるが、大人になってから腸骨を自然と立ち上がらせることがどれほど難しいか……。

つかまり立ち（鉛直方向の軸芯の形成から処女歩行へ）

つかまり立ちがうまくなってくると、次第に背骨という体軸の上に頭が乗るようになってくる。鉛直方向の軸芯の形成である。この軸芯の形成によって一気に処女歩行に向かって突き進んでいく。

ここで大事なことは、頭蓋骨が鉛直方向に背骨の上に乗っていること、脊髄を通す穴（大後頭孔《だいこうとうこう》）が頭蓋骨の真下に位置していることである。イヌやネコといった四足動物と人間の決定的な骨格の違いである。

◇つかまり立ちは子供にとっての驚天動地の体内革命（重力に抗って立ち上がる）

つかまり立ちとは、重力に抗うことに他ならない。子供は生まれてから四つん這いまでは重力の支配下に置かれているが、この重力に抗って立ち上がろうとする行為はそれまでにないまったく新しい力の芽生えによる。子供にとってはまさに驚天動地の体内革命であり、処女歩行獲得の最後の難関中の難関である。

子供の体内革命の主戦場はいったいどこなのであろうか？　重力に抗う力の源泉は腎臓にある。腎臓の働きが強化されることによって脳と骨が発達してくる。東洋医学において、「腎臓は髄を生じ、脳を充たす」「腎臓はその充は骨にある」と説かれる所以である。

つかまり立ち前後になると、子供の体内では腎臓の働きが強化され骨と脳が発達してくる。そこで、つかまり立ちを始めた生後10ヶ月の女児に、妊娠5ヶ月の母親の心音を使って心音セラピーをおこなった。

その理由は、腎臓は妊娠3ヶ月ころから機能し始め、妊娠5ヶ月ころに完成する。腎臓の機能を強化させるためには、腎臓の機能が完成する妊娠5ヶ月ころの心音が効果的である、と考えたからである。

結果は、素晴らしい一言に尽きた。女児は一変した。一皮剝《む》けたみたいに肌はツルツル、穏やかな表情になり、一回り大きくなったような感じさえした。母親によく聞いてみると、心音セラピーした後に大量の汗をかいた。普段は汗をかいても布団が濡《ぬ》れることはなかったが、その日は布団がビチョビチョに濡れるほどたくさんの汗をかいた。翌日には、大量の便が出た。その余りにも劇的な変化に、夫や祖母もビックリしていたとのことである。

ひとつひとつがタマである背骨、タマ結びと7数（玉座）のシステム

私たちの祖先は、尻尾を切り捨てることによって重力場で二本の脚で立つことに成功した。他の方法もあったが尻尾を切り捨てることを選択した。そのことによって、仙骨が球状に変化し、大脳を著しく発達させることに成功した。

背骨には脊椎動物の進化の足跡が刻み込まれている。ちなみに、脊椎動物の椎骨の極限数はマンモスの55個の椎骨である。それはロシアの極寒の地より、マンモスの完全化石が発見されたことにより確認されている。ヒトは、頸椎7個、胸椎12個、腰椎5個、仙椎5個、尾骨3～5個である。脊髄神経は31対ある。

まずは、東洋医学の古典を紐解《ひもと》いて、先人の背骨についての考え方を論じてみることに

する。先人は、首を除いた背骨を21椎で捉えた。胸椎の12椎と腰椎の5椎それに仙椎の4椎の合計である。解剖学的には、仙椎は5椎あるのになぜ4椎にしたのか、計算を間違ったのか？

否、そこには7の数理がある。7＋7＋7＝21。21椎を二分するとその中点は胸椎11番である。その胸椎11番直下のツボが「脊中《せきちゅう》」である。7椎に分けると、胸椎7番、腰椎2番、仙椎4番となる。その直下には「至陽《しよう》」、「命門《めいもん》」、「腰兪《ようゆ》」という臨床上のたいへん重要なツボがある。

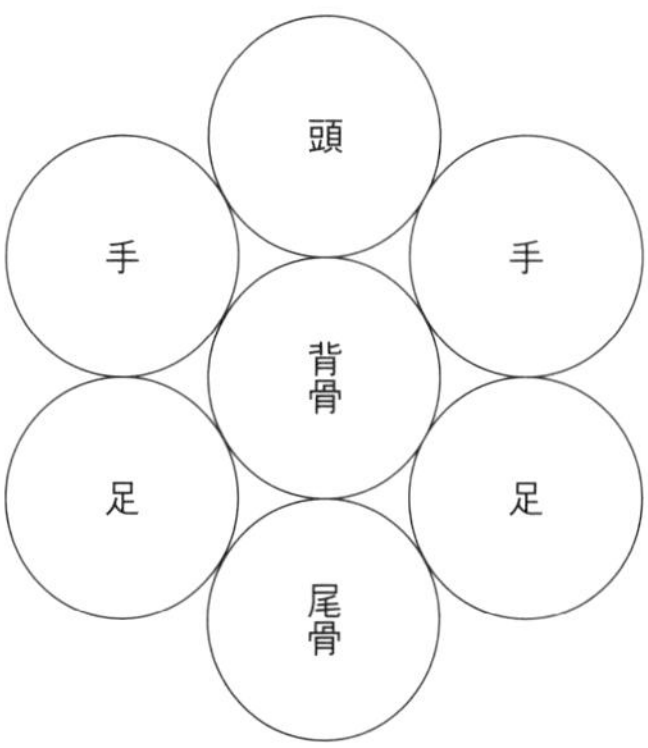

7区分した身体構造

背骨ひとつひとつはタマである。そして、タマ結びされて背骨全体を形成している。背骨は7を節としている。7数を神道では玉座と呼んでいる。

また先人は、頸椎を背骨として捉えなかった。あくまでも首として捉えた。頸椎以外にも左右の手首・足首があり、私たちの身体には合計5つの首があることになる。

しかし、背骨と首の関係を7数理で捉えると、もうひとつの首の存在が浮かび上がってくる。つまり、首は6つあることが分かる。武道や舞踊の稽古で「**6つ首の大事**」と教えられていることから、先人たちはこのことを理解していたことを窺《うかが》い知ることができる。

生命の核の原理は7つの数理のある「首」にあり！

7の数理のある首には、**生命の核**の原理がある。それ故、生命を賭《か》けるときに首を賭ける。相手の生命の断つときに首を切る、首をとると言う。

また、ムチ打ち症のひどいのになると人格破壊が起こるのもそのためである。ムチ打ち症を軽く見てはいけない。ムチ打ちをして数年経ってから犯罪者になったり、温厚だった人が急に怒りっぽくなるケースを時折見受けられる。表立って出てこないのは、ただムチ打ち症との因果関係が判らないから見過ごされているだけである。臨床家は、このことを十分に理解してムチ打ち症の患者に接しなければいけない。

首同様に手首と足首と言う。それはまた、手首や足首にも首と同じ機能があることを示唆するものである。手首と足首は、他の膝関節や股関節、肩関節といった関節とはその趣を大きく異にする。首が7つの椎骨によって構成されているように、手首や足首も7個の骨で構成されている。

足首を構成する足根骨《そっこんこつ》には踵骨《しょうこつ》、距骨《きょこつ》、舟状骨《しゅうじょうこつ》、立方骨、内側・中間・外側の3個の楔状骨《けつじょうこつ》といった具合に確かに7個の骨がある。しかし、問題は手首である。手首は舟状骨、月状骨《げつじょうこつ》、三角骨、豆状骨《とうじょうこつ》、大菱形骨《だいりょうけいこつ》、小菱形骨《しょうりょうけいこつ》、有頭骨、有鈎骨《ゆうこうこつ》の8の骨があり、7個の骨で構成されていない。この疑問に対して、豆状骨は種子骨であって本来の手根骨ではないという説がある。

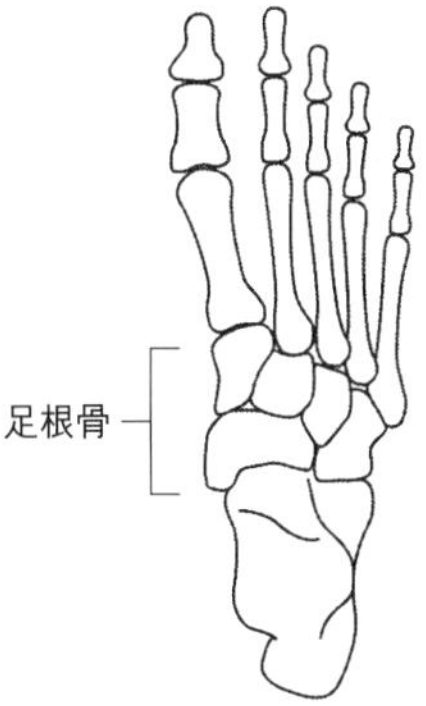

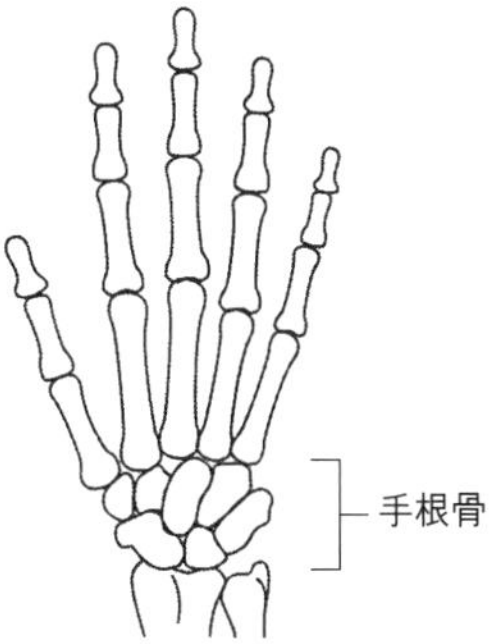

　頸椎の7椎は、1番から6番までは、各々の働きを持ちつつ、1・6水局して7番で統一される。このあたりを理解できると、首の治療は実に容易となる。たとえば、ムチ打ち症のケースでは、多くは頸椎6番の異常なので1・6水局するように6つのツボをとる。

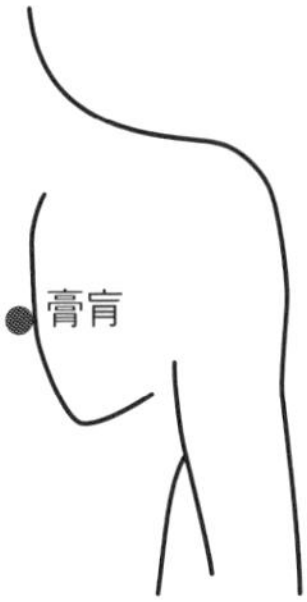

また、「**膏肓**《こうこう》」というツボが肩甲骨の際にあるが、このツボの秘密は首の7の数

理を理解すると自ずと解けてくる。大変な秘密が隠されている。筆者は、頸椎の治療とともに「膏肓」を使う。「膏肓」を単独で使うことはない。

背骨とツボは連動している——背骨の数理（19タマ結び）

背骨ひとつひとつはタマである。そして、タマ結びされて背骨全体を形成している。先に述べたように、背骨は7を節としている。その節目となるのが、胸椎7番、腰椎2番、仙椎4番である。

それ故、背骨とツボは連動しており、両者は同じ氣の原理で成り立っている。鍼灸治療においてツボを効かせるためには、治療効果を高めるためには、**背骨の数理**を理解することが非常に大事になってくる。

例えば、背骨の一側《いっそく》である。野口整体における一側は、椎骨のすぐの際、指一本分の領域を言う。ここには実に細かい線が何本も並んでいる。性の動きや頭の動きに応じて変化する処である。

心の中に何らかの滞りが生じると、一側には硬直が生じる。また性に滞りが生じても、それに応じた変化をする。ここを治療で弛《ゆる》めると、気分が急に変わったりする。一側が弛

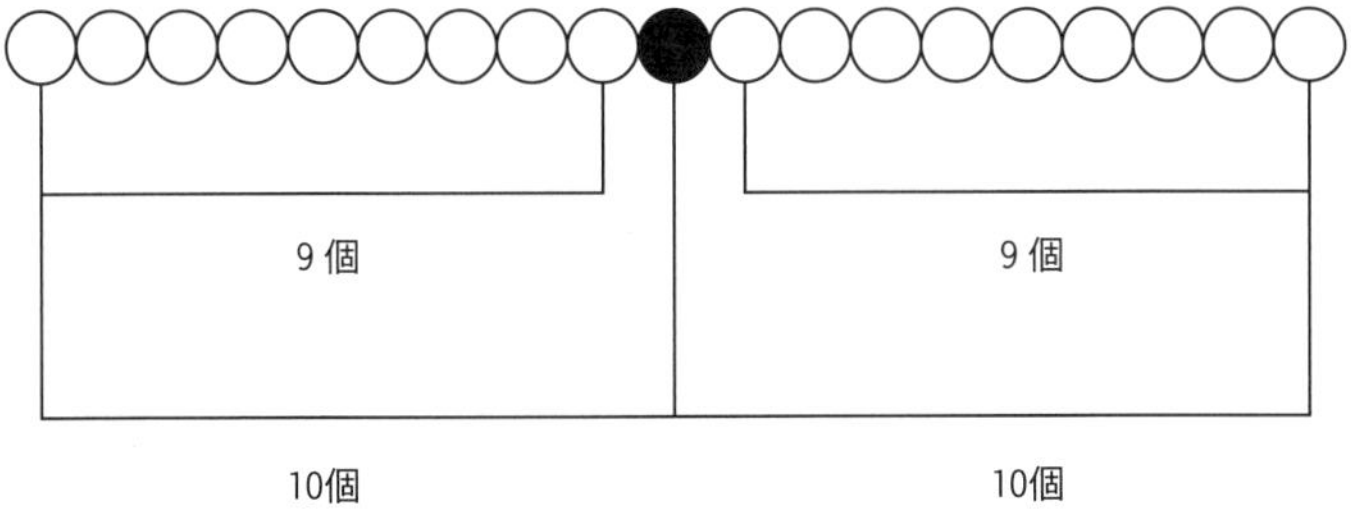

19タマ結び

むと、心の痞《つか》えがスラスラ流れていく。それは、眠りが深くなって、心の凝固が、その眠りによって次第に融けてゆくからである。

一側の硬直は上から来ている場合と、下から来ている場合がある。つまり、頭の緊張の影響によるものか、性のつかえなのか。上からのものは大脳に直結するもので、上から降りてきて椎骨の一側でつかえる。下からのものは、性欲が仙骨から頭へ向かって上昇するもので、下から上がっていって一側でつかえる。

一側には、19の極微の線がある。それに、上下の2方向がある。数霊理論の順逆する19タマ結びである。19タマ結びは、1から9と中心に回帰する10の理論である。伊勢神宮内宮の鰹魚木《かつおぎ》の10本、外宮の9本、19年式年遷宮など。仙骨から上昇し、後頭部から下降するのは、順逆の理である。仙骨から上がっていくルートと、後頭部から下がってくるルートには19本の微細な線がある。内側の9本と外側の9本は中心の10

に回帰し、順逆になっている。

仙骨の球状変化（重力に適合するため人間のみが滑らかな球状）

ウマ、チンパンジー、ゴリラなどの仙骨は平板状で滑らかな球状ではないが、人間のみが滑らかな球状になっている。この仙骨の違いは何を意味するのであろうか？

仙骨の球状変化によって、人間は重力を積極的に活用することが可能になった。人体の骨格系において、重力に最も適応したのは仙骨と言えるであろう。

その結果、重力場での不安定は不安定であればあるほど好都合な条件となった。

二足直立姿勢という不安定の中に、より高度な動力学的安定構造を手に入れる可能性をもった。

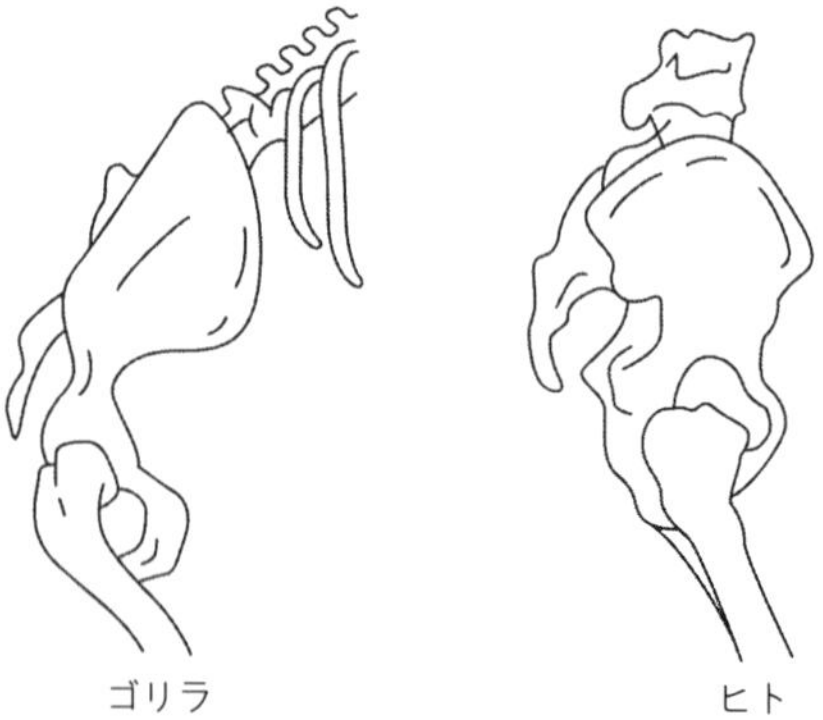

仙骨の球状構造

神が創った最高傑作のひとつ「仙腸関節」（ここから身体の異常が始まる！）

仙腸関節《せんちょうかんせつ》は関節の中でも最も高度な適合性をもった優れた関節であり、神が創った最高傑作のひとつである。しかしまた同時に、ここから身体の異常が始まると言っても決して過言ではない。身体能力を開発するためには避けては絶対に通れない非常に大事な関節である。

仙骨にかかる上体荷重は、仙腸関節を経由して左右の腸骨へ伝わる。そして股関節を経て最期は足裏へと伝わる。地面からの抗力は足裏から股関節を経由して腸骨へ伝わる。そして、上体の重さと地面からの抗力は仙腸関節でぶつかる。このぶつかる力で仙腸関節は固定され、安定する。

仙腸関節はごくわずかであるが間違いなく動いている。決して固定された不動の関節ではない。ボルトとナットの関係になっており、歩行時にネジが弛んだり、締まったりしている。そのときの仙骨の動きは、8の字を描いている。

仙腸関節の異常として、ネジがゆるんで仙骨と腸骨の離開した状態と、締まりすぎて仙骨と腸骨がくっつきすぎた状態がある。正常な仙腸関節は動きとともに常にネジが弛んだり、締まったりしている。離開やくっつきすぎが固定化したのは異常である。異常になると、左右の腸骨と仙骨が一体化し、まるでひとつの骨のように硬くなってしまう。仙腸関節が固まると、背骨が本来の自由な動きが損なわれその弊害は全身に波及されていく。

仙腸関節を氣の原理で説くと、仙骨は火、腸骨には水の作用となる。水と火が合体（水火合一）した関節、それが仙腸関節である。

◇尾骨（シッポ）があると仙骨は球状に変化できなかった

仙骨を論じる場合、尾骨をも同時に論じる必要がある。なぜなら、進化の過程において仙骨が尾骨の機能をも内蔵したからである。シッポは使わなくなったから退化したのではなく、邪魔になったから消失したのである。シッポがあると仙骨は球状に変化できなかった。シッポが消失したからこそ仙骨は球状に変化することができた。

仙骨を高性能なＩＣチップ内蔵のコンピュータとすると尾骨は手動である。人間には名残として尾骨が３～５個あるが、それは仙骨に何かトラブルが発生した場合の急場しのぎの手動としての尾骨が残されたと考えられる。

それ故、尾骨には背骨のバランサーとしての機能がある。ギックリ腰などは尾骨の治療をするとよく治るのはそのためである。

四足動物のイヌなどは、相手に降参すると性器を隠すように尻尾を丸める。手下をたくさん連れているときは、尻尾を水平にピンと張って悠然と歩いている。機嫌がよいときは、高くクルリと巻いている。このようにイヌの尻尾は単なる付属品ではなく、感情と深く関わっている。また、尻尾を切られると途端に繁殖能力が衰えてしまう。


次に、水面に落下する水滴から、仙骨と尾骨の形象を考察してみる。


上から落下した水滴によって水面にくぼみができ、くぼみが反動で元に戻ろうとするとき、水面下に小さな気泡ができる。気泡は毎秒５０００回振動しており、この振動がさらに水面を震わせ、「ぽちゃん」という音を生み出していた。

形成された気泡は振動しながら、水滴によってできた水面のくぼみに作用して上向きの水の動きを加速し、水面上に水球を形成する。

水面下に閉じ込められた気泡は尾骨、水面にできたくぼみが仙骨の形象である。尾骨は振動しており、その振動は仙骨を振動させ上向きのピストン様の動きをもたらす。

ハイテク技術満載！　骨盤という海に浮いた船、それが「仙骨」である！

骨盤を海にたとえると、その海に浮いているのが仙骨である。そして、舵が尾骨となる。さらに詳細に言うなら船体が仙骨、マストは背骨となる。骨盤は海、生命の海である。この感覚は女性の方が男性よりは理解しやすいであろう。女性の骨盤は心身の要である。

海上を航海する船にたとえてみる。海上は穏かな凪の時もあれば、暴風雨が吹き荒れる嵐の時もある。凪の時の航海はいたって快調であるが、いったん暴風雨が吹き荒れると状況は一変する。高波で船は大きく揺れ、強い風や船体にぶつかる波の衝撃で船体は傷み、最悪の場合は沈没する。傷んだ船体はドックの中で丹念に修理しなければならないが、航海中はそうはいかない。そこで急場しのぎの手動の予備のエンジンが必要となる。人体ではこの手動エンジンが尾骨である。

ハイテク技術の満載された仙骨の治療は非常に難しい。昔、仙骨に病変が及んだら不治の病とされたのはそのためである。晩年、整体を創始した野口晴哉は高弟から質問を受けた。

「治療の最期の一点はどこでしょうか？」

この質問に対して、野口晴哉は「仙骨」と答えたと伝え聞く。

生理痛、腰痛他、女性の病気は「骨盤」を調整すると自然と消える

女性にとって、骨盤は心身の要である。うつ病であろうが、生理痛や生理不順、喘息、腰痛、肩こりといったすべての女性の病気は、骨盤を整えると自然と消えてなくなってしまう。骨盤調整は女性の治療には不可欠である。骨盤調整なくしては女性の治療はできないと言っても決して過言ではない。

なぜ、女性にとって骨盤がそれ程に重要なのであろうか？　骨盤とはいかなる構造と機能をもっているのであろうか？

まず、解剖学的構造から考えてみることにする。骨盤は腸骨・坐骨・恥骨の三つの骨（寛骨《かんこつ》）から成り立っている。これら三つの骨（寛骨）が左右にあり、体の前面は恥骨結合、後面は仙腸関節で仙骨と連結されている。

左右寛骨と前方の恥骨結合、後方の仙腸関節は歩行時に連動して動いている。この動きは氣の原理で言えば1・6水局となる。また、左右の寛骨と尾骨も1・6水局している。

骨盤

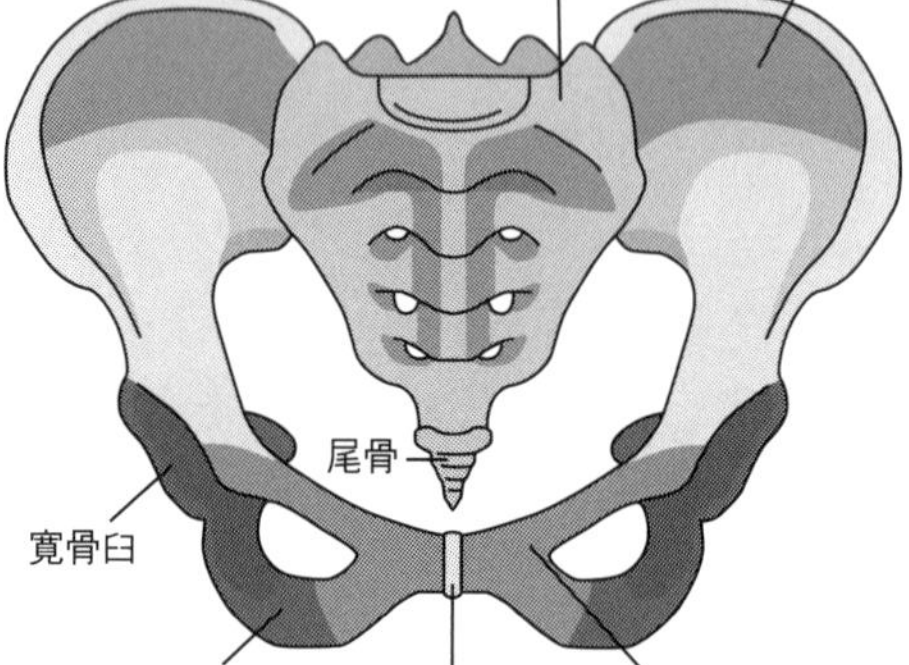

仙骨
腸骨
尾骨
寛骨臼
座骨
恥骨結合
恥骨

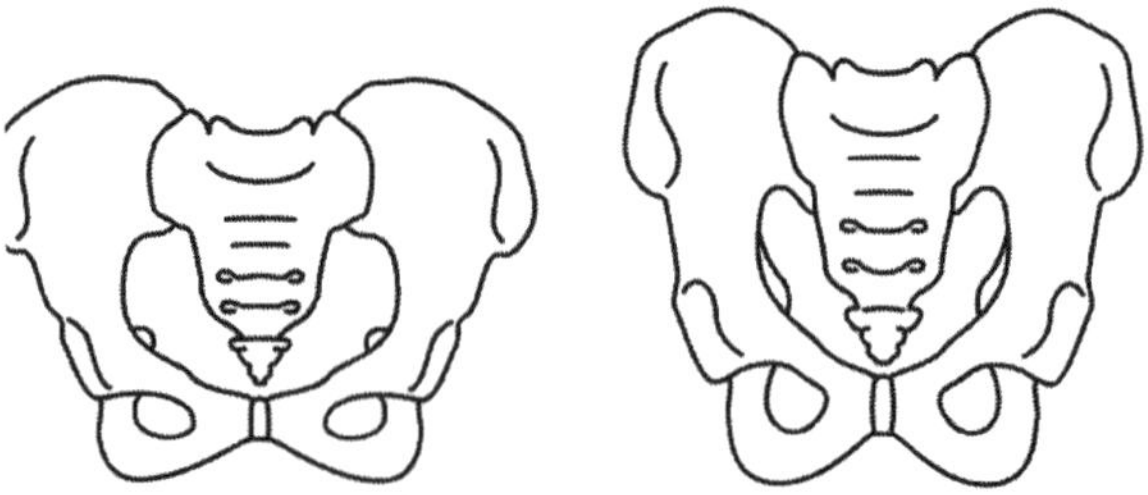

女性
男性
出産を楽にするため
浅く幅が広くできている
全体として女性より大きく
丈夫にできている

骨盤

1・6水局は水の動く原理であり、女性にとって骨盤は生命が誕生した海そのものであると言っても決して過言ではない。

とりわけ、女性の骨盤を重要視する理由は、子宮や卵巣といった生殖器を骨盤腔に内蔵することにある。それ故、生殖器の機能が骨盤の動きに大きく影響されるのである。一方、男性の生殖器は骨盤の外に飛び出しているから女性に比べて骨盤による心身の影響は少ない。

女性の身体は、生殖器の状態が他の内臓や神経、ホルモン、あるいは心理に直接関わっている。そして、その生殖器が骨盤の中にあるため、骨盤の動きがそのまま内臓や神経、心に影響を与えてしまうわけである。

祭りの後の大掃除、だから「月経」はロマンと夢！

本来、月経は4日間で終わるメカニズムになっている。月経前に骨盤はどんどん閉まってきて、始まるとポッと開いて、2日目に最大に開き出血量が増え、3日目にちょっと下がる。それで排泄を完了して4日目にスーッと閉じてくる。

月経時の骨盤状態というものは注意を要し、開いているものは経過が長い。正常な場合には4~5日であるが、4日を中心にして3日なら短い、5日なら長い、それを2日で終われば月経の量が少ない、6日で終われば、その月経になる能力というか、生殖能力自体が弱っている。長いから多いかというと、そうではない。4日を標準に考えたら一番間違いが少ない。

月経の排泄をきちんとすれば身も心もキレイになる。

多くの女性は、月経の初日を基点にして月経の周期を捉えているが、正しくは排卵日である。**排卵日を基点**にすると、月経は祭りの後の大掃除であることが身をもって体感することができる。この基点の捉え方の相違が女性の心身に多大な影響を及ぼす。

つまり、基点を月経の初日にすると、また月経が始まった。憂鬱《ゆううつ》だなあ……と思ってしまう。しかし、排卵日を基点にすると、祭りの後の大掃除と思えて月経がたいへん楽になる。

排卵は、月に一度のお腹の中でおこなわれる祭りである。天から舞い降りてくる天女(卵子)をフンドシ一丁の裸若衆たち(精子)が今か今かと空を見上げながら待ち受けている。舞い降りてきた天女を神輿の中に入れて、その神輿を担ぎ、裸若衆たちは所狭しに町中を踊りまくる。

女性には、月に一度、自分が主役のお祭りが催されるのだ！　お祭りを盛大に楽しくするか否かは、主役の女性の双肩にかかっている。憂鬱な顔をした天女では祭りは盛り上がらない。とびっきりの笑顔で、明るく、天真爛漫《てんしんらんまん》な天女だと、祭りは盛大に盛り上がる。

医学的には、月経は排卵の後始末としてあるもの。つまり赤ちゃんができたときに、新鮮できれいな部屋に住めるように、月に一度子宮を大掃除するわけである。しかし、このような頭の解釈では月経に対して良いイメージを持ちにくい。月経は文学的に壮大な宇宙ドラマとして捉えた方が女性には実感しやすい、しかもロマンと夢を月経に対して持てるようになる。月経は祭りの後の大掃除であることが実感でき、少しも苦にならなくなる。

男の骨盤は強化、女の骨盤は弛めるが治療となる

女性は月に一度の月経を正せばだいたいの病気は片が付く。たかが月経痛、月経不順などと思ってないがしろにしてはいけない。排泄が不完全な月経を繰り返していると、子宮筋腫や卵巣のう腫、腎臓などの臓器の異常だけでなく、肥満や冷え性、手足のしびれ、腰痛、神経痛、情緒不安定、耳や鼻の異常などの原因となる。

毎月、それも何十年も続く月経できちんと排泄ができている人とそうでない人の差は、

想像する以上に大きい。きちんと排泄ができる月経を繰り返せるようになるだけで、多くの心身の問題は解決される。

骨盤を中心にして男女の身体を捉えると、女性は弛ませ、男性は緊張させることにある。つまり、女性と男性では治療がまったく異なる。その違いは男女の性によく現れている。男性の性は緊張である。その象徴は固く勃起した男根である。一方、女性の性は弛緩である。その象徴が性的に興奮すると膣が濡れ、股を開いて男根を受け入れる姿にある。

治療においては、男性は力をつけることに尽きる。最終的には、腰を強化することである。一方、女性はとにもかくにも弛めることである。弛めて、弛めて、弛めていけばいつしか力が漲《みなぎ》ってくる。充実してくる。艶《つや》のあるしなやかな身体になる。

女性の美しさは骨盤に裏打ちされ、保証されている（女性専用の審美医療）

男女は異質である。ある女流作家は、男女の違いはコーヒーとそれを入れるコーヒーカップほど違う。コーヒーと紅茶の違い程度ではない、といみじくも述べている。東洋医学的な表現をすれば、女性は水、男性は火の質となる。水は育み、火は創る働きをもつ。今まで現代医療はこの**性差**を長年にわたって無視してきたが、最近になってその違いに気づいたようだ。

例えば、心筋梗塞は表面にある大きな血管である冠動脈の閉塞が原因として考えられてきたが、女性の場合は男性とは異なり冠動脈よりも心臓の深部の微小血管に問題があることが判明した。また、脳における男女差では、海馬は女性の方が男性より、扁桃体は逆に男性の方が女性よりも感受性が強い。自閉症は男性、うつ病やアルツハイマー病は女性の方が多くなるのはそのためである。

今からおよそ20年前に、女性の病気は美しくなれば消えるという予感めいたものを感じた。以来、女性の病気治療目的に女性を美しくする様々な治療法を試み、外側から美しくする手段としてクリニック内にエステ部門を導入したこともあった。そして、内側から美しくするためには、骨盤の動きを良くすることが不可欠であることが次第に判明し、女性の美しさは骨盤に裏打ちされ、保証されていると考えるに至った。

女性なら誰でも一度は経験あるかと思う、朝の化粧のりが良いだけでその日一日がルンルン気分で、調子良いということを。それほどに女性にとっては、美しさはその心身に多大な影響を及ぼすのである。

女性を美しくする業種は何もファッションとか美容、エステなどに限らず医療も介入できる領域である。否、女性専門医療としてはその根幹に位置すべき聖なる領域であると筆者は考える。なぜなら、**女性は美しくなれば病気は自然と消えてなくなる**からである。

女性は美に対してたいへん貪欲で、どこまでも積極的である。この貪欲なまでの積極性を医療に応用しない手はない。審美医療こそ、女性だけの、女性専用の医療となり得る。しかし、ただ外見だけの美しさの追求ではその任を果たすことはできない。内側から滲《にじ》み出てくる美しさを提供できてこそ、初めてその資格をもつと言えるであろう。その根幹に位置するのが骨盤調整である。骨盤を核にした女性のため、女性専用の医療があって然るべきである。

左右で異なる女性の骨盤調整の基本（美容鍼が有効）

骨盤調整は基本的には生理直後におこなう。その理由は、生理直後だと骨盤がより動きやすいからである。具体的には、まず左の骨盤を整える。しかる後に、逆の右の骨盤を整える。当然、骨盤の整え方は右と左で違う。

左の骨盤は締め、右の骨盤は上げる。「ひだり」の語源は、「ひたり」つまり「ひ足り」

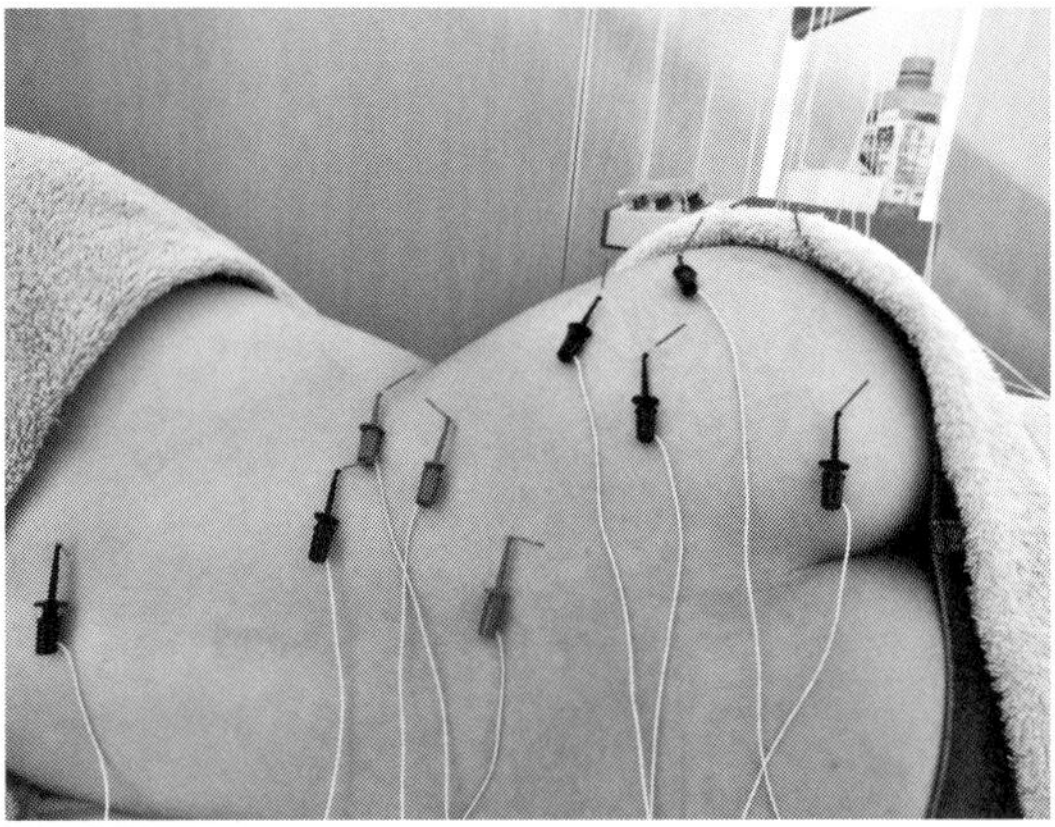
右の骨盤調整

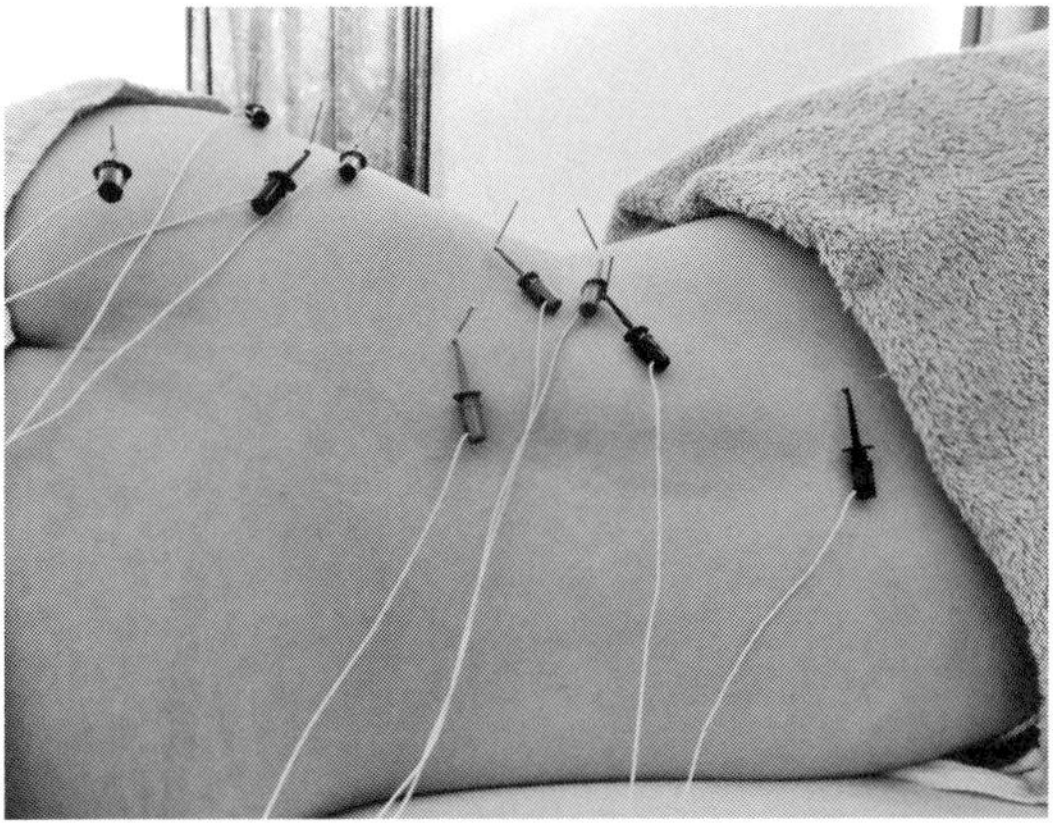
左の骨盤調整

または「火垂り」である。一方、「みぎ」の語源は「みぎり」つまり「身切り」である。右は切って捨てるという意味合いがある。

女性の生殖器である子宮や膣が2つある人がたまにいる。そもそも、母親のお腹にいる胎児の胎生初期のころには子宮や膣は左右2つある。本来は左右にあったのが、成長とともに右側が切り捨てられてひとつになるのだ。その切り捨てがたまにうまくいかない場合があり、それが2つの子宮や膣となるわけである。

左右の骨盤では左の骨盤が優位である。右の骨盤は、左の骨盤の影響で変動する。食べすぎ、冷え、部分疲労などの影響をまず被るのは左の骨盤で、左の骨盤が開く。そして、それに連動して右の骨盤が下がる。

整体歴40年の二宮進氏によると、整った骨盤は、左が締まり、右が上がった状態になっている。この状態のとき、自律神経が活性化し、健康的な状態である。ちなみに、左の骨盤には交感神経の状況が反映され、左の骨盤を調整することによって交感神経を調整することができる。右の骨盤には副交感神経の状況が反映され、右の骨盤を調整することによって副交感神経を調整することができる。

左右の骨盤の働きの違いについて以下のように述べている。

左の骨盤：交感神経、循環器、生殖器・泌尿器、大脳、動脈、排泄

右の骨盤：副交感神経、消化器、呼吸器、副腎、静脈、吸収

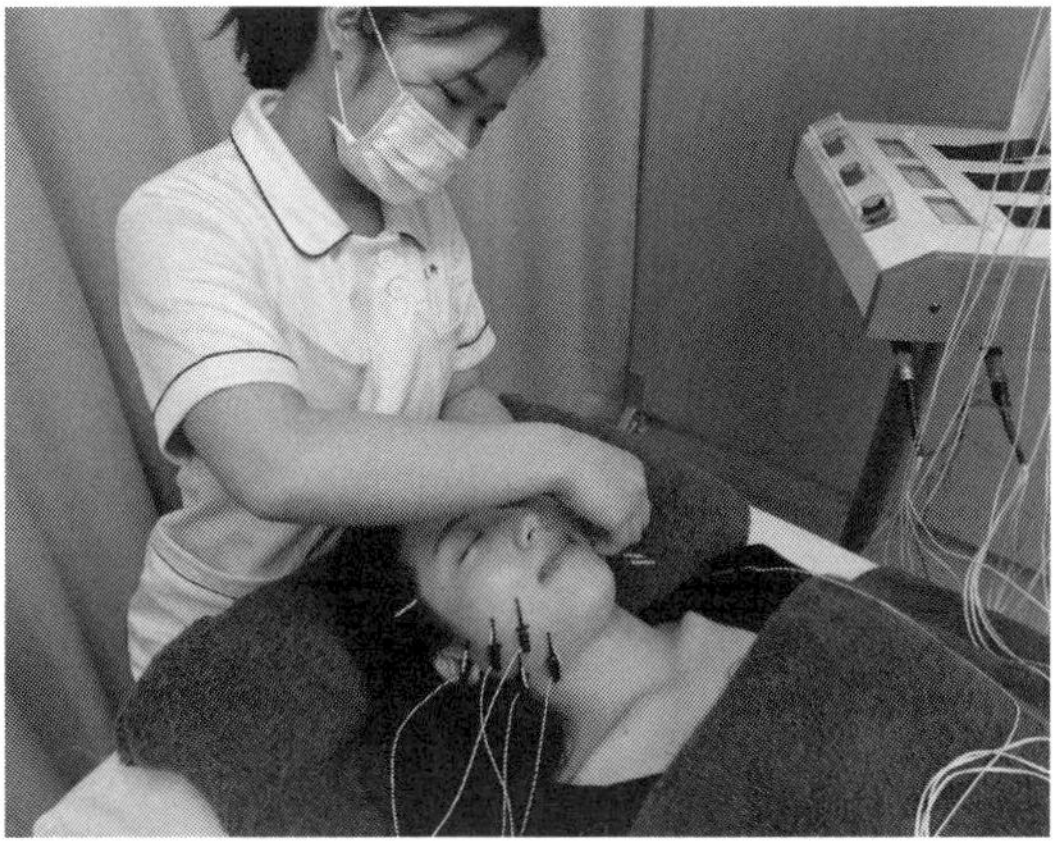

美容鍼

女性は骨盤が整ってくると、ホルモンのバランスが整い、肌がキレイになってくる。自律神経が整い、心理面が安定し、睡眠も深くなってくる。また、ウエストがくびれてきてスタイルが良くなる。これまでの最高は、生理後の骨盤調整1回でウエストラインが5センチも縮んだ人がいる。月経が整い、出血期間は4日前後になり、月経不順や月経痛も改善される。

女性専用の審美医療として、筆者が骨盤調整の次に重要視しているのが**美容鍼**である。なぜなら、顔の肌は単なる皮膚ではなく腸と密接な関係にあるからである。発生学的には、顔の表情筋は魚の鰓の部分が肩代わりしたものである。しかも、魚の鰓は鰓腸《さいちょう》と呼ばれておりれっきとした腸の一部分である。だから、昔の人は「肌はお腹の健康状態を映し出す鏡」と言ったのである。

また、多くの女性が知らないことだが、**女性の表情筋と心の関係**がある。現代の多くの女性の表情筋はたいへん強張っている。仕事で緊張を強いられ、無理な笑顔をつくらざるを得ない状況にその身を置いているということだろう。

顔の表情筋が強張ると、心の中に暗い影を落とす。気分が何となくスッキリしない、何となくドンヨリする。何もする気になれない……とにもかくにも、表情が暗くなってくる。人前では明るく元気に振る舞っても、部屋の中で一人になると途端に憂鬱になり、ため息ばかりが出る……。

そんな女性に、美容鍼はおすすめ。美容鍼後に、目元がスッキリ、気分が明るくなり、そしてよく眠れる。しかも、お肌はツルツルピカピカに。

女性の感情の自家中毒（押し殺された怒り・悲しみ）は胸椎4番・9番に出る

人間は、自分でも、自分の心の中に何が潜在しているのか判らない。何もないつもりでいると、ひょこっと意外なものが飛び出してくる。「これ似合うよ」と言うと、「安物だからでしょう」と言う。また、ネックレスなどを買ってもらっても、「これ安いでしょう」

と言ってしまってから「あんなこと言わなければ」と思う。そう思うと、「これ、色が悪い」とか、「野暮ったい」とか、一層余分な嫌味を言ってしまう。言った本人すら何を言ったか判らないのだから、言われた方はなお判らない。

この人間同士の心の交流を一番邪魔しているものは、お互いの心の中に何かがしまわれているということにある。だから感覚を鋭敏にして心の底にある心の方向を感じられるようにならなければならない。

日々の臨床の場でよく見受けられるのが、女性の**感情の自家中毒**である。肩こりを始め、不眠症、頭痛、生理痛、疲れやすい、不安感などの不定愁訴の背景に、感情の自家中毒があるなど患者本人は知る由もない。それは、治療家とて同様である。感情の自家中毒の治療ができる治療家が果たしてどれほどいるであろうか……？

悲しみの感情を押し殺していると、胸椎４番の左側に変動が起こる。更に我慢を続けると、胸椎９番の右側に変動が起こってくる。野口整体では、このような身体的特徴を中毒の身体と呼んでいる。

自分の**感情で中毒状態**になっているわけである。自分が毒に当たっているというのが感じられる間は回復していくが、毒に当たっているという実感がない状態を整体では中毒と呼んでいる。

感情の中毒の治療ができるようになって、筆者は女性の不定愁訴の治療成績が一気に跳ね上がった。治療中に、心の奥底に押し殺していた悲しみの感情が表に向かって一気に噴き出して、突然、泣きじゃくる女性が過去に何人かいる。それ程に、現代の女性は感情をそのままストレートに表現するのが難しい環境にその身を置いているということだろう。

女性は、背中だけではなく、首にもよく感情のシコリをつくる。怒りの感情を押し殺している、処理できないほどの悲しみを背負っている女性は案外と多い。

一方、男性の場合は、よく右の首（頸椎2番）にシコリを認める。その多くは、過剰な頭の緊張である。首のシコリを取ると、浅かった睡眠が深く熟睡でき、身体がスッキリと軽くなってくる。

股関節とその回りの筋肉は、「正三角形四面体」の関係になっている

股関節は、寛骨臼と大腿骨頭との間でつくられる臼状関節である。関節頭はその関節面が球の約3分の2で、深い関節窩《かんせつか》にはまりこんでいる。股関節の機能を知るうえで大事な解剖学的な特徴として、次の3つをあげることができる。

①大腿骨頭と寛骨の臼蓋の2つの球構造。
②寛骨臼は腸骨、坐骨、恥骨の3つの骨で形成されていること。
③大転子、小転子に着いている筋肉群。大腰筋・小腰骨・腸骨筋、大殿筋・中殿筋・小殿筋、上双子筋・下双子筋・内閉鎖筋それに梨状筋《りじょうきん》。

腸骨、坐骨、恥骨の3つの骨で形成される寛骨臼の解剖学的特徴から、股関節にも骨盤同様に1・6水局という水の原理があることが分かる。また、大転子と小転子に付着する筋肉郡から正三角形四面体の形象的構造が見えてくる。

大腿骨の大転子と小転子に付着している筋肉に着目してみる。大転子には大殿筋、中殿筋、小殿筋、上双子筋、下双子筋、内閉鎖筋それに梨状筋の合計7つの筋肉が付着している。小転子には腸骨筋、大腰筋、小腰筋が付着している。いわゆる腸腰筋である。

大転子に付着する筋肉群を3つのグループに分類してみる。大殿筋・中殿筋・小殿筋グループ、上双子筋・下双子筋・内閉鎖筋グループ、それに梨状筋。梨状筋のみが一束になっているには訳がある。水火合一にその秘密がある。これに、小転子に付着する腸骨筋・大腰筋・小腰筋グループを加える。

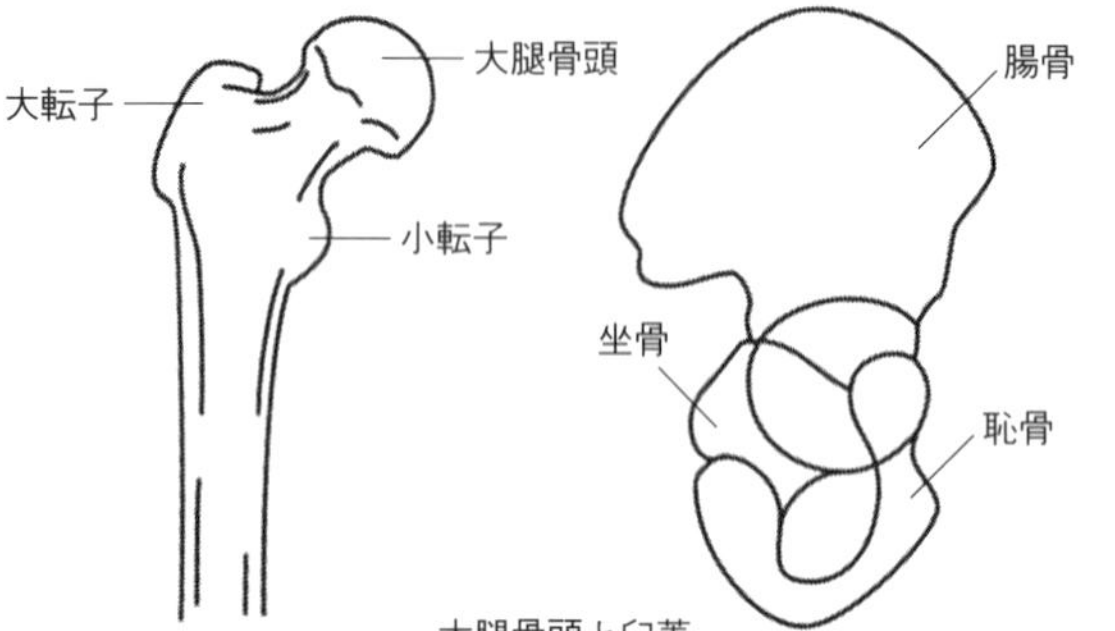

大腿骨頭と臼蓋

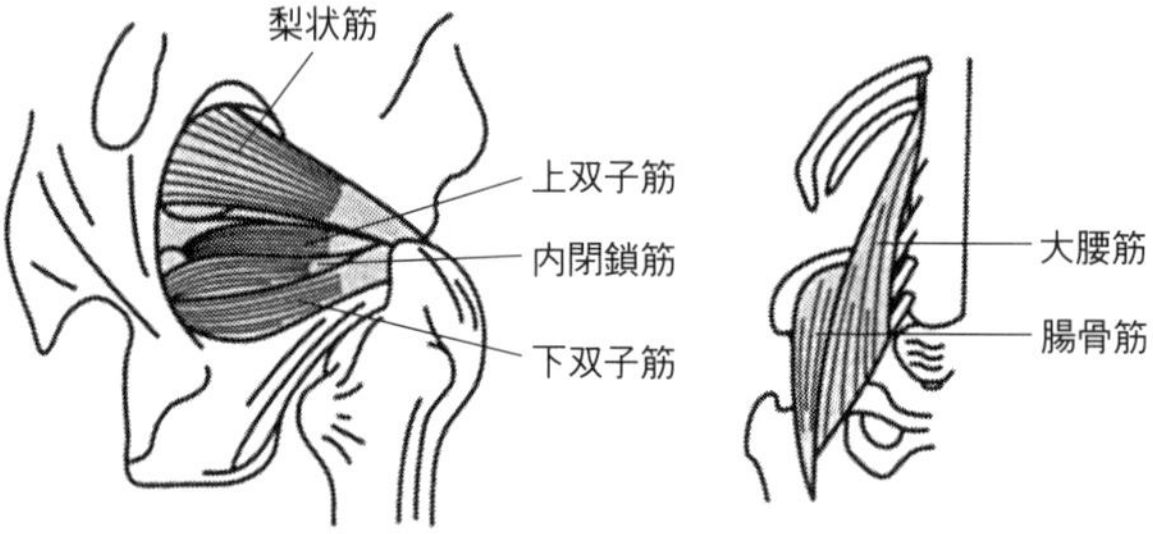

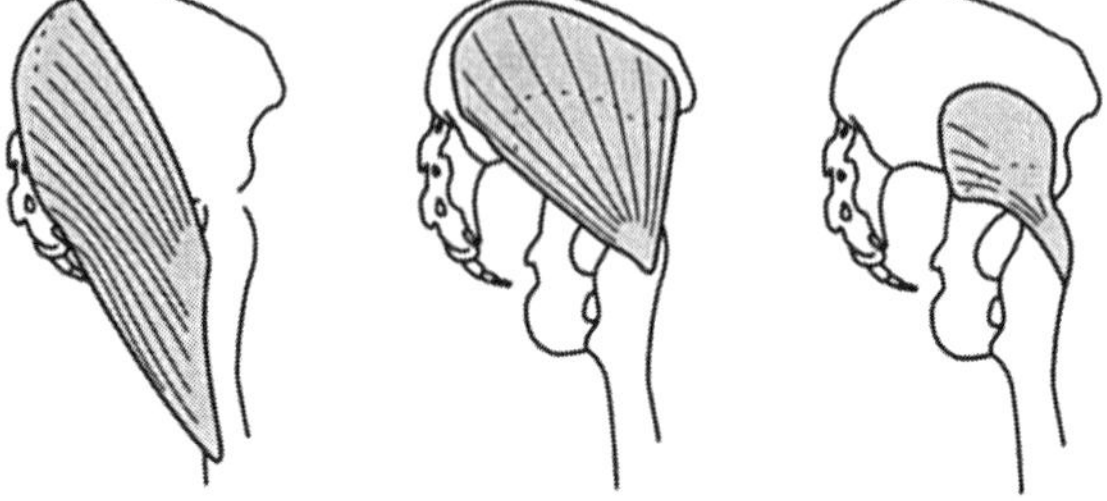

大殿筋　中殿筋　小殿筋

大転子、小転子に付着している10の筋肉群

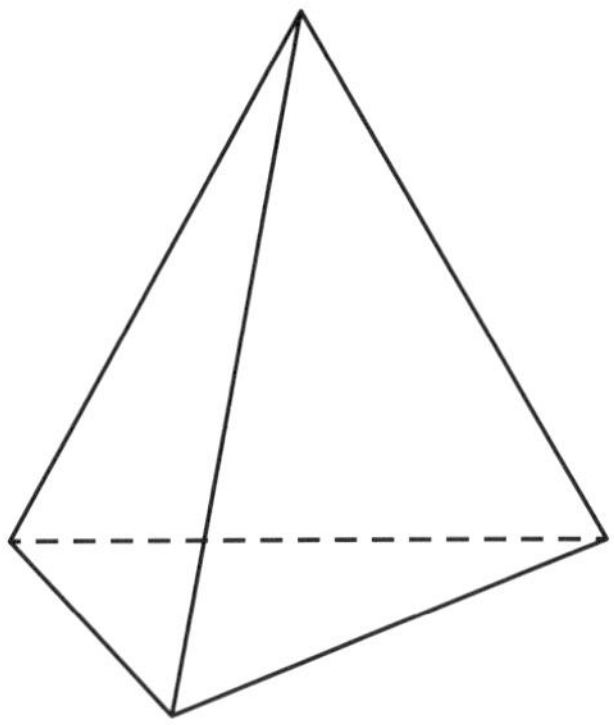

正三角形四面体

これらの4つのグループの関係を正三角形四面体でまとめてみる。

四面体の底面にある正三角形の3つの頂点に、大殿筋・中殿筋・小殿筋グループ、上双子筋・下双子筋・内閉鎖筋グループ、それに梨状筋をそれぞれ当てる。上位にある残りの1つの頂点が腸骨筋、大腰筋、小腰筋いわゆる腸腰筋となる。腸腰筋が他の筋肉群より高位にあり、他の筋肉群を統括する立場にあることが分かる。達人の筋肉と言われる所以である。

ちなみに、腸腰筋の各部の起始には破格がよく見られる。また小腰筋が欠けることがよくある。小腰筋の欠ける率は、日本人56％、白人57％、黒人52％、人種差は認められないが、概して女性に多い。これは、**腸腰筋は進化しやすいが同時に退化も起こしやすい**という特徴をもつからと推測される。

しかし、大転子と小転子に付着している筋肉群のなかで大殿筋は大転子に付着していない。また、梨状筋についての説明も説得力に乏しい。正三角形四面体の形象的構造は無理なこじつけではないのか、という疑問が当然湧いてくる。

大殿筋が大転子から離れて大腿骨の骨幹部に付着したのは、その大きさと重さにある。あまりに大きく重たいが故に大転子だけでは支えきれなかったと考えられる。人体においてこのような矛盾はときおり見受けられる。例えば、先に述べた手根骨や肺など。

大殿筋はまた余剰エネルギーの貯蔵庫でもある。それ故、体力の有無を測定することができる。お金が余ると貯金箱や郵便局、銀行に貯金するように、健康に余裕がある場合にはこの大殿筋に余剰エネルギーとして脂肪を蓄える。貯金箱に対して、**貯健箱**とでも言えるであろうか。

それ故、男女ともに大臀筋部の肉付きがよく張りがある場合には体力があると診断して差し支えない。病気になったとき、この大殿筋の肉付きがしっかりしている限りそう心配する必要はない。しかし、萎縮して尻の穴が見えるようになれば要注意である。とくに女性の場合、この大殿筋部に皮下脂肪が蓄積されているので男性に比べて顕著である。

梨状筋は、達人の筋肉と称される腸腰筋に比べて武道やスポーツ界においてはほとんど注目されていない。解剖学的には、その作用は大腿を外方に回すと記されているに過ぎないが、梨状筋の特徴は何といっても神秘な仙骨の裏側から起こっていることに尽きる。仙

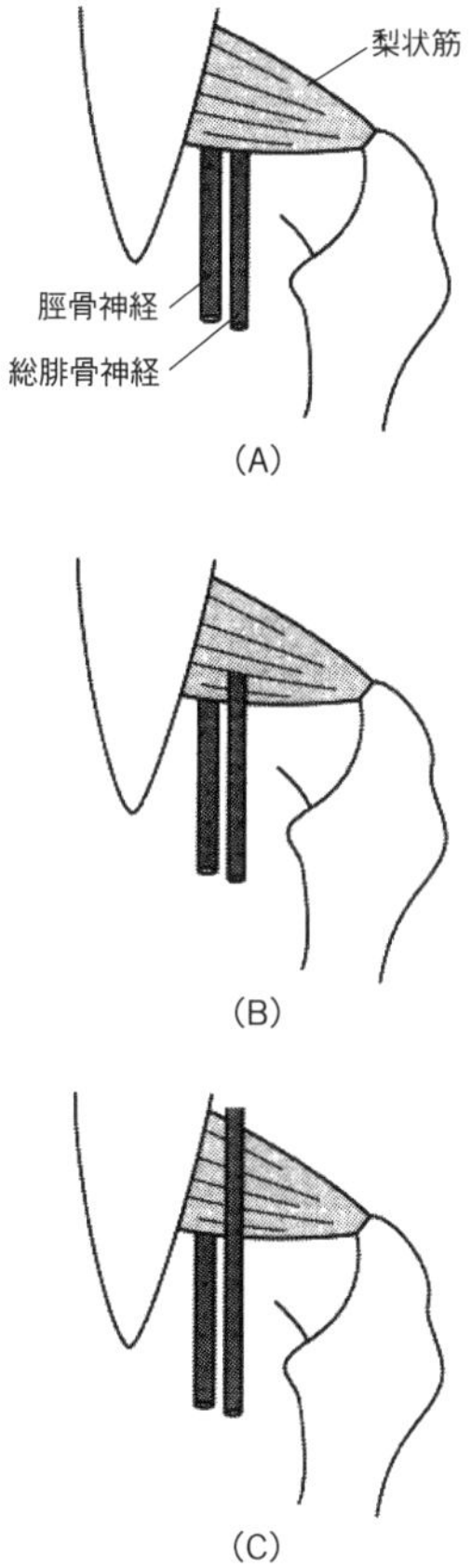

梨状筋と坐骨神経の走行

骨は火、股関節は水の作用をもつ。梨状筋はこの両者間に介在する水火合一した筋肉である。

それ故、他の筋肉群、例えば大殿筋・中殿筋・小殿筋のように三つ巴しないで一束になっている。外観上はひとつであるが3つの筋肉が合体したものと考えられる。坐骨神経の走行が梨状筋に対して異なる3つのケースがあるのはそのためではないだろうか。

梨状筋が付着している仙骨の辺縁に鍼灸治療で非常に大事な「白《はっ》環《かん》兪《ゆ》」がある。このツボの名は数珠状に連なった白い球という意味である。梨状筋が水火合一している証のひとつになるであろう。

股関節と奇経八脈の「正三角形四面体の関係性」は「脳室」にまで及ぶ

股関節と正三角形四面体の関係を述べたが、先に奇経八脈にも正三角形四面体との関係性があることを論じた。そこで、股関節部にある奇経八脈の「ツボ」を探してみると、**陰維脈**の「府舎《ふしゃ》」、**陽蹻脈と陽維脈**の「環跳《かんちょう》」、「居髎《きょりょう》」がある。また異説ではあるが、**衝脈**の「気衝」が鼠径部の大腿骨頭にある脾経の「衝門」とほぼ同じ位置にある。

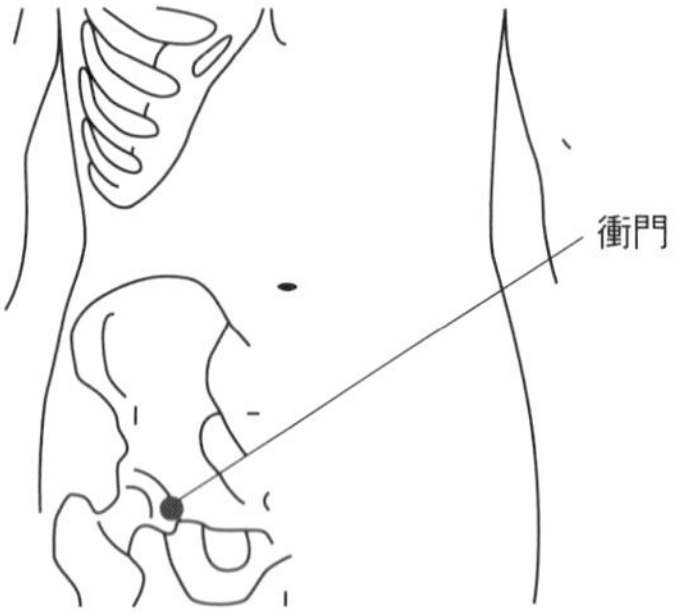

確かに、股関節の大腿骨骨頭を挟むように奇経八脈の「ツボ」がいくつかある。また、武道や舞踊では「股関節のとらえ」をたいへん重要視する。なぜか?

歩行時において、股関節は円運動をおこなっている。この円運動は一定方向の回転ではなく、右回転と左回転が交互におこなわれている。歩行時の腸骨の動きを解析してみるとそのことをよく理解することができる。一連の歩行動

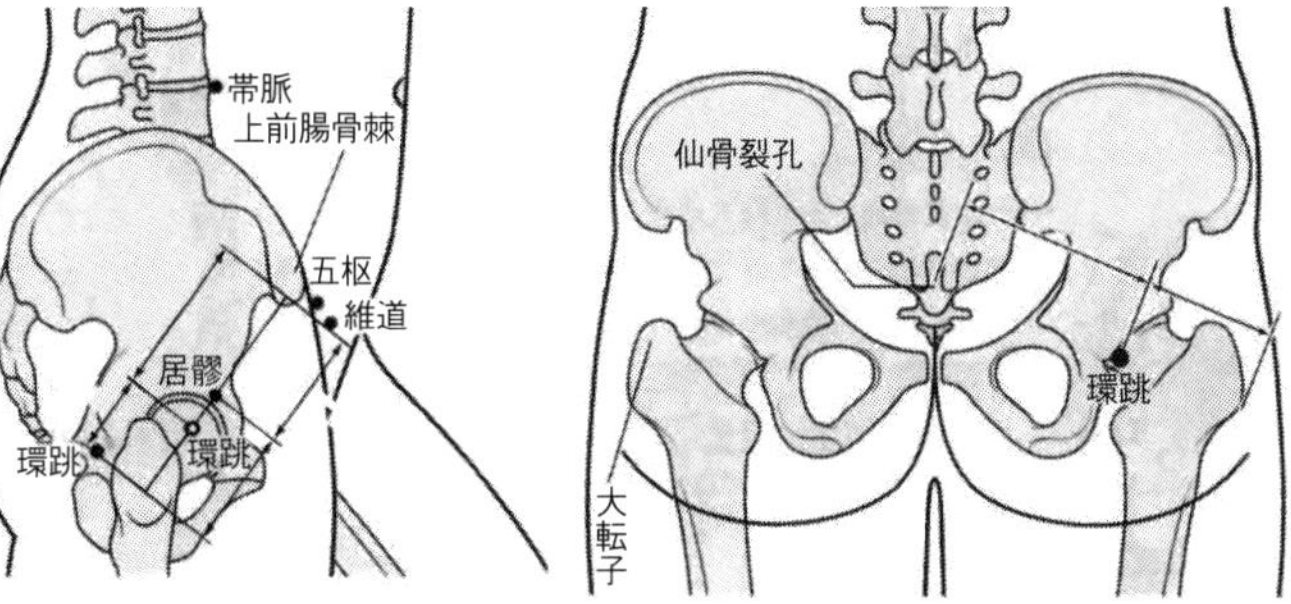

環跳・居髎

作のなかで前方へ回転している腸骨が後方への回転に変化する。

具体的に言うと、脚を前方へ押し出すとき腸骨は前方へ回転するが、着地して片脚立ちから片方の脚を蹴り出すとき腸骨は後方へ回転する。

股関節の円運動は右回転と左回転が交互に繰り返される。それはまた、臼蓋《きゅうがい》の動きと大腿骨頭の動きでもある。図における左側の数字の1・2・3を臼蓋の動きとすると片方の4・5・6が大腿骨頭の動きとなる。そして、両者は中心において交流する。1・6水局の原理である。

この動きは2つの歯車の回転運動にたとえることができる。2つの歯車は噛み合い、両者の回転方向は相反する。一方が時計回りに回れば片方は必ず反時計回りに回る。2つの歯車の噛み合いは中心点においてしかおこなわれない。そして、2つの歯車が噛み合う**中心はゆらい**

でいる。ゆらいでいるからこそ円運動は円滑に繰り返される。もし、中心点がゆらいでなかったら股関節はぎこちない動きしかできない。滑らかな動きはゆらぎの産物に他ならない。

股関節の動きは、大腿骨頭と寛骨臼の2つの玉の動きに他ならない。まるで2つの歯車が噛み合うようにゆっくりと動かせるようになって初めて玉本来の働きを発揮する。玉を磨けば磨くほど他の追随を許さないほどの素晴らしい機能を発揮する。それ故、武道や舞踊では「股関節のとらえ」をたいへん重要視するわけである。

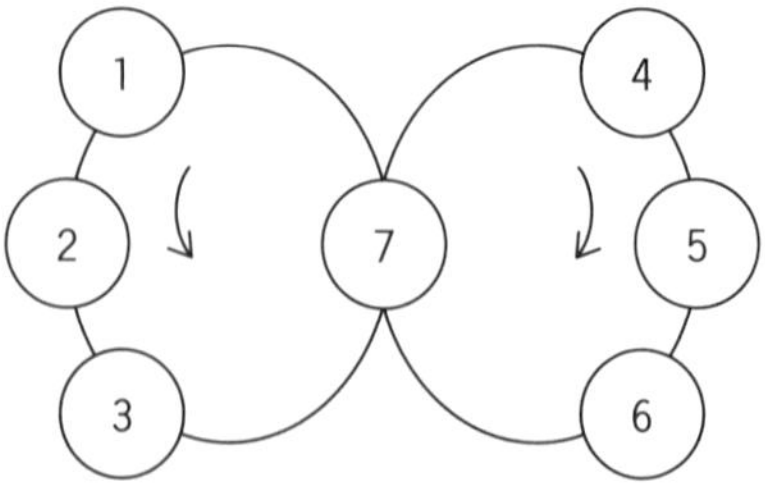

股関節の円運動　1・6水局

また、**左右の股関節の正三角形四面体と脳室の正三角形四面体**は対応しているので、股関節の動きは脳脊髄液や心の働きそのものに直接作用する。「立禅」で重さを柔らかく股関節に落とせるようになると、ああでもない、こうでもないと動いて止まない心が定まってくる。また、脳脊髄液の循環が良くなることによって、脊《せき》柱管狭窄症《ちゅうかんきょうさくしょう》や坐骨神経痛、腰部椎間板ヘルニアなどの足のしびれなどが改善される。武道や格闘技などで足腰を鍛えることは当たり前のことであるが、この足腰の強化の先にあるのが股関節である。股関節にはまだまだ多くの謎や秘密が隠されている。

「胸骨」はなぜ第2の仙骨か（呼吸が変われば身体が変わる）

胸骨は、解剖学的には胸骨丙、胸骨体、剣状突起の3つに区分される。なぜ、胸骨は3つに区分されているのか？　それは、**水火合一**しているからである。

具体的には、胸骨柄に**火**、胸骨体は**土**、剣状突起は**水**の作用がある。**第2の仙骨**と言われる所以である。

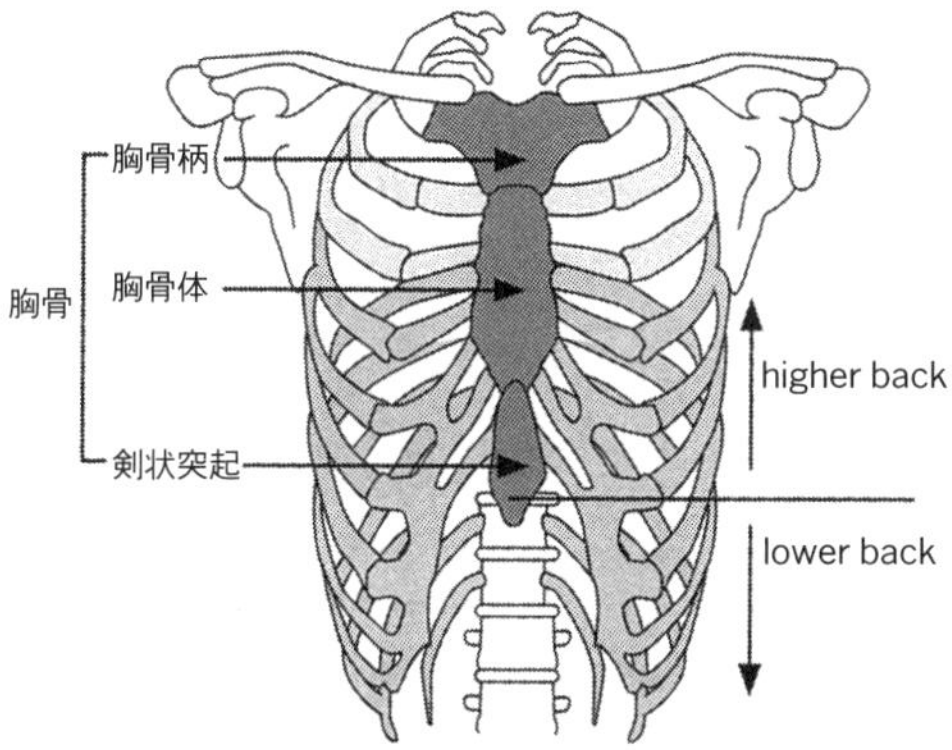

胸骨

鰓腸というキーワードから胸骨を捉えると、胸腺、甲状腺、頸動脈それに下垂体は同一線上に並ぶ。胸骨を巧みに動かすことによってこれら鰓腸由来の器官を同時に刺激することが可能となる。

その結果、鰓呼吸を覚醒させることができ、呼吸が変わる。**呼吸が変われば身体が変わる。**胸骨は呼吸法の要のひとつである。

実際の治療において、胸骨の治療は実に幅広く活用できる。呼吸器疾患をはじめ、心臓病、ホルモン調整など。具体的には、「天突」「膻中」「鳩尾《きゅうび》」の3つのツボをとる。

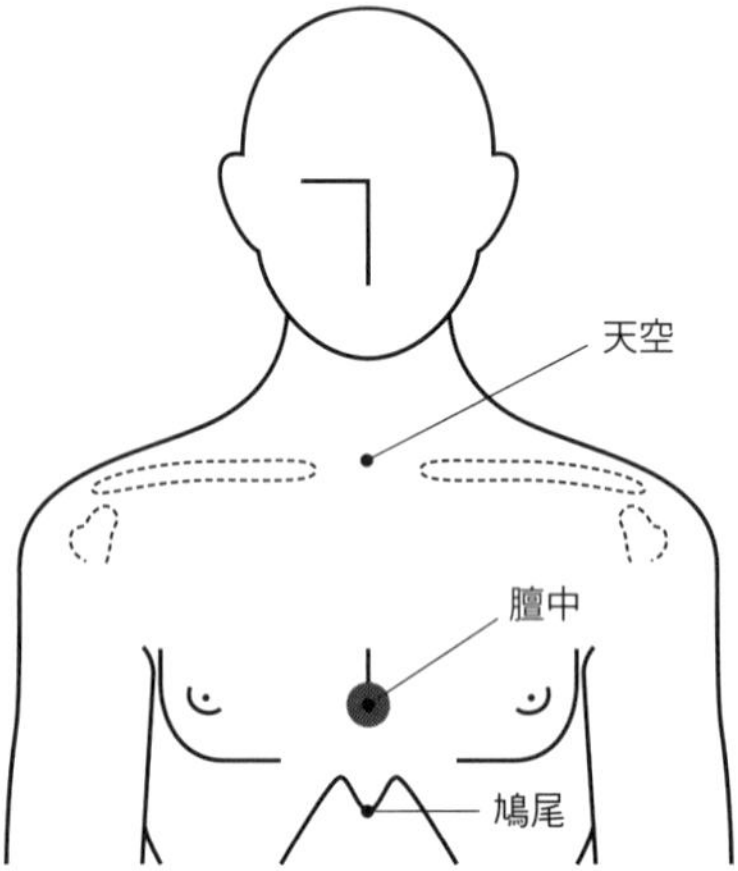

「天突」「膻中」「鳩尾」

第四章

脳・自律神経・免疫・赤血球

腸こそすべて「脳腸相関」(脳は腸から始まった)

高等生命体は腸管ができて、この腸管の機能に従属してニューロンやパラニューロンが発達した。つまり、**腸に従属して脳ができたのである。**脳と腸の間には相関がある。これを脳腸相関という。

一見単純な管と思われがちな腸が、「小さな脳」と形容されるほどの精妙な働きをしている。進化から見ても、腸こそ、脊椎動物の最初の器官である。脳、脊髄、心臓がない動物はいても、**腸がない脊椎動物はいない。**

腸は実に賢い器官で、脳の命令や調節とは無関係に、内容物の化学的、機械的情報を検出して適切な対応をとり続ける。生体が生き続ける限り、寝ても覚めても……。「腸は小さな脳である」という言葉は、腸の機能についての、こういう認識から生まれたわけである。

構造の面からみても、腸と脳との比較は十分に可能である。「脳」というからには、神経が問題であるが、腸に内蔵される壁内神経の量はたいへんなものである。腸の壁の筋や粘膜の層を薄くはがしてみると、すだれのように、あるいは格子のように、神経の線維束が広がっている。「腸は神経の網タイツをはいている」と形容する研究者もいるほどである。

　この神経の網の結び目に当たるところには神経細胞がたくさん存在し、網をつくる線維はその突起に他ならないわけだが、この神経細胞（ニューロン）の数は腸全体では膨大な数（おそらく1億の単位）にのぼり、もちろん脳そのものには遠く及ばないとしても、脊髄全体のニューロンの数をしのぐと言われる（『腸は考える』藤田恒夫著・岩波新書）。

　原初の生命体は海の中で誕生した。海中とは重力が6分の1になる1・6水局の世界である。1／fのゆらぎの世界でもある。ゆらぎは、地球・月・太陽の三つ巴の関係において生じる。寄せては引く海の波のリズムと我々の呼吸は同調している。ともに1分間におよそ19回である。

　この海の中で、まず単細胞が誕生した。やがて、体制がやや複雑になった多細胞が出現した。これらはただ波間を漂い、流され、繊毛で海中を移動しながら口から栄養分に富んだ海水を体内へ取り込み、そして取り込んだ同じ口から不要物を排出する。

　多細胞生物としては最も原始的な腔腸動物《こうちょうどうぶつ》クラゲの断面を見てみよう。カップをさかさまにしたような格好をしている。このカップの入り江のようになっているところは、原

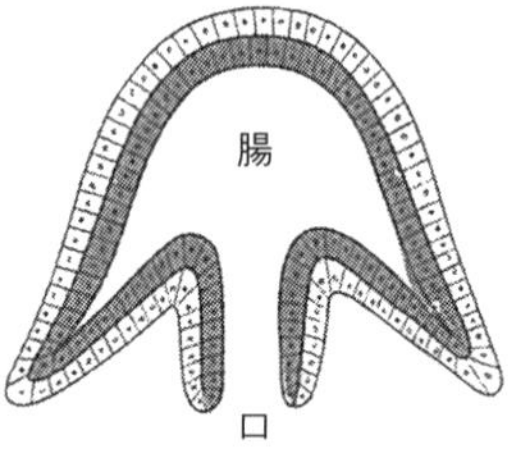

クラゲ

始的な腸に相当する。クラゲのように取り込んだ口から同時に不要物を排出する構造から、腸が次第に後方へ伸びてやがて盲端に終わっていた原腸腔の底に肛門が開通する。腸腔から腸管への大きな飛躍である。この**腸管の形成から脊椎動物の進化は一気に加速される。**

私たちはこの貫通した腸管を、原始の脊椎動物である無顎類《むがくるい》のナメクジウオ・ヤツメウナギに見ることができる。

腸管の形成によって、腸の分化が一気に加速される。肝臓、類《るい》洞《どう》（脾臓の前段階の臓器）ができてくる。腸管系に起こったこの変容はやがて腎臓にも波及する。

脊椎動物が進化するに伴いその内部の構造と機能は複雑化して

a　鰓《えら》
b　神経索
c　脊索（背骨の前身）
d　尾鰭《ひれ》

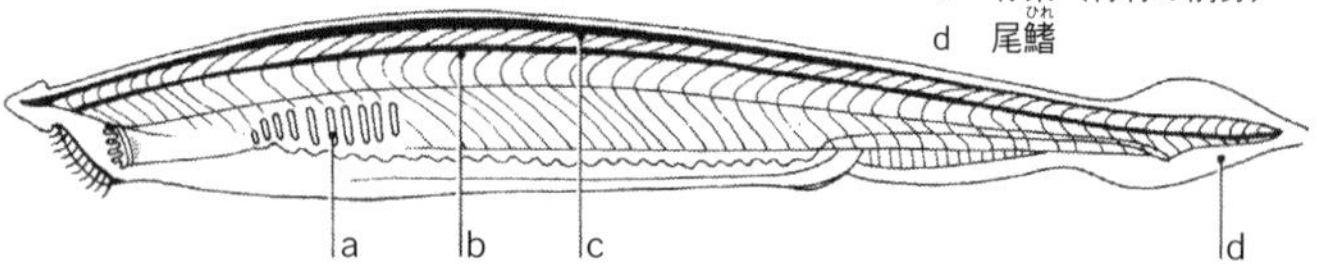

ナメクジウオ

いく。それに対応して、感覚と運動それに神経系が発達していく。これらの相関を、解剖学者・三木成夫は次のように述べている。

ヒトの身体には植物性器官と動物性器官、異なる2種の生物が共生している

私たちの身体は、２つの器官、すなわち植物的なものと、動物的なもの、互いに性格の異なる２種の生物が共生しているのである。植物性器官（栄養と生殖の器官）として、消化系と生殖系の諸器官に加えて、高度に分化した呼吸系と、植物にない泌尿系の各器官が新たに加わる。

動物性器官は感覚と運動の器官が双璧であるが、その運動過程には進化とともに、興奮の伝達の担い手として「神経系」の器官群が次第に分化を遂げてくる。

そして、進化に伴って脊椎動物の内部の構造と機能が複雑になるにつれて**植物性器官への動物性器官の進出が始まる。**植物性器官へ動物性器官の一部が、次第に張り出してくる。

これによって、無脊椎動物の管腔のせん毛運動によっておこなわれていた食物の運搬が、腸管壁そのものの蠕動《ぜんどう》運動によってなされるようになる。しかもこの運動は、植物性神経を介して腸管の内部からだけでなく、身体の外からの変化にも、いちいち敏感に反応する

ようになり、しかもそれは様々な腺の分泌運動によって、さらに彩りが添えられる。

植物性器官に現れたこのような興奮性は、私たち人間に至って、ひとつの頂点に達する。諸々の現象を心で感じとり、ひとつの姿にまで仕上げていく。いわゆる**「心情の作用」は、このような植物性の興奮と密接な関係がある**のであろう。

「心の動き」という言葉は、この端的な表現であって、ここから私たち人間の心情作用と、植物性器官、特に心臓との切っても切れない関係を知ることができる。「血がのぼる」、「胸がおどる」なども、この心情の動的な側面を、心臓で代表される植物性器官の動きによって、いわば生物学的に表現したものということができる。

脊椎動物では、受容―伝達―実施を営む外皮・神経・筋肉の三層は、それぞれ独自の分化を遂げて、無脊椎動物では見ることのできないような高度に分化した動物性器官を形成するに至るのである。

脊椎動物の歴史を振り返ってみると、これら動物性諸器官の分化はまことに目覚ましい。次第にその勢力を内臓諸器官にまで及ぼす一方、栄養の大部分を消費してしまうのである。これは脳に分布した豊富な血管によってもはっきりと知ることができる。

ここでさらに注意しなければならないことは、これら動物性諸器官のなかで、神経系、特に脳が次第に著しい発達を遂げ、人類に至って、ついにある頂点に到達したということである。諸々の出来事を抽象し、これらを事物として概念的に把握するという、いわゆる精神作用は、このようにして生まれたものと言われる。「頭の働き」という言葉は、この端的な表現で、私たちはここから**精神作用と脳との切っても切れない関係**を知ることができる。「切れる頭」、「石頭」、「頭を使う」などの用例は、すべてこの精神の作用を、脳のひとつの働きとして、生物学的に表現したものとしてみることができよう。

私たち人間のなかで、いわば対立の関係にある「心（心情）」と「頭（精神）」は、この心臓と脳に由来したもので、それぞれ人体を二分する「植物的な営み」と「動物的な営み」を象徴するものということになる。

心臓と脳によってそれぞれ代表される植物性器官と動物性器官の関係を、脊椎動物史のなかでながめてきたが、そこで一見して分かったことは、**動物性器官が植物性器官を次第に支配するようになる**、というひとつの出来事である。

それは生の中心が、心臓から次第に脳へ移行していくという出来事であって、このことは、「心情」の機能が、次第に「精神」によって凌駕《りょうが》されつつある人類の歴史に見るまでもなく明らかなことであろう。

脳と心臓にある4つの空間、血液と脳脊髄液のダイナミックな循環

私たちの心臓には左右の心房と心室という4つの部屋がある。しかし、脊椎動物すべてがこのような構造をしているのではない。水中にすむ魚類は1心房1心室であるのに対して、陸にすむ脊椎動物は2つの心房を持ち、両生類と爬虫類では2心房1心室である。魚類、両生類、爬虫類では、心室が1つであるため動脈血と静脈血が心臓内で混ざってしまう。

一方、恒温動物である鳥類と哺乳類では2心房2心室となり、動脈血と静脈血が混ざることはない。鳥類や哺乳類に至って初めて、心臓は4つの部屋を獲得したのである。

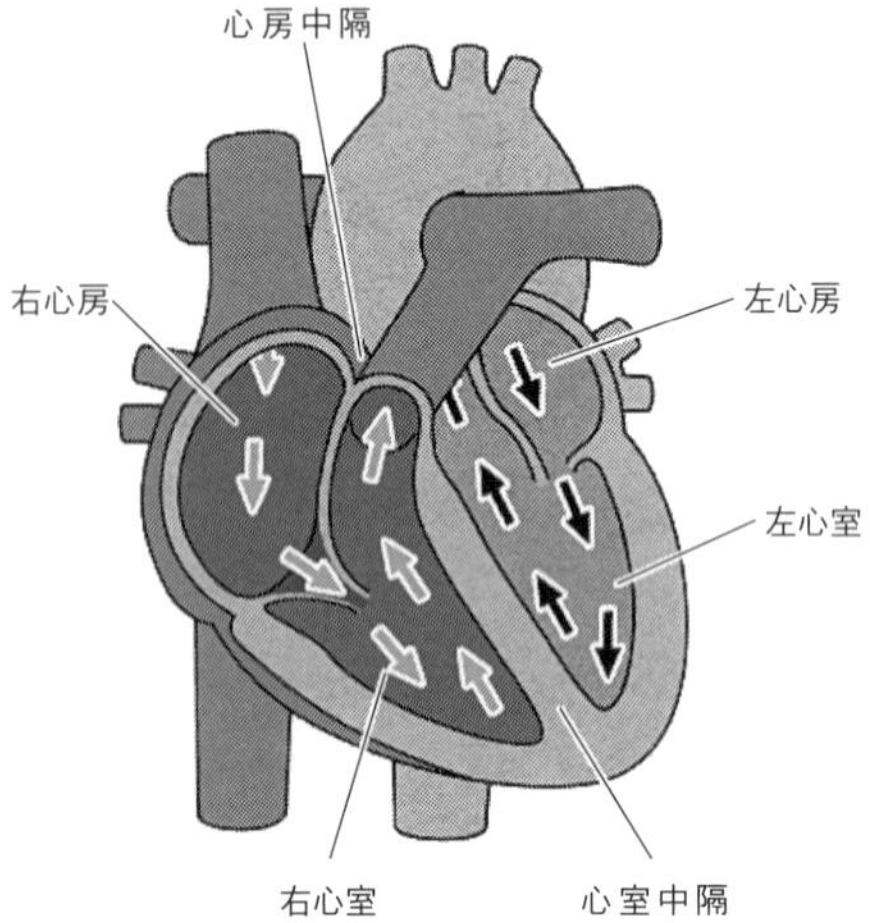

健全な身体には、一息四脈《いっそくしみゃく》のリズムがある。

例えば、1分間の19回の呼吸数に対して、その4倍の76回の心拍数が健全な身体の証となる。これが一息二脈とか一息六脈になると危険な状態と診《み》る。いかに、高熱が出ようが一息四脈である限り何の心配もいらない。心臓と肺は生命の根幹のリズムに直結して相互に深く関連している。

左右の心房と心室で4つの部屋、一息四脈、どうも心臓には4という数がまとわりついているようだ。そういえば、脳にも4つの部屋があるのをご存知であろうか？　左右の側脳室と第三脳質、第四脳室である。

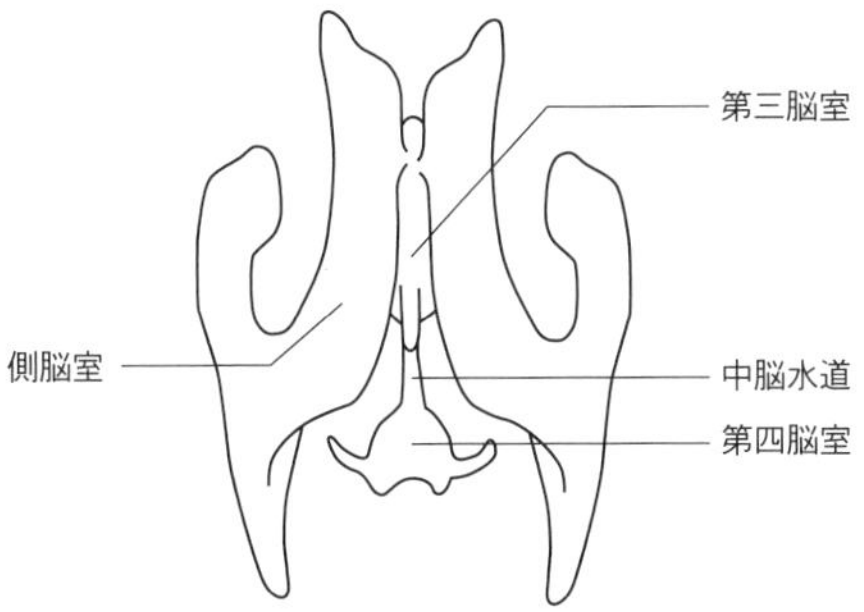

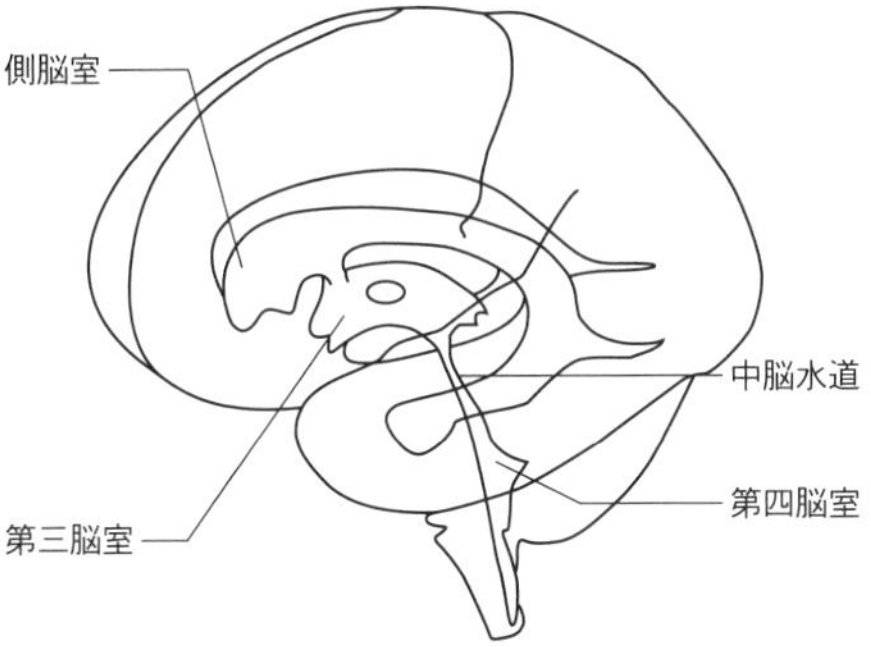

それぞれの4つの部屋の中には液体が入っている。心臓は真っ赤な色をした血液、脳室には無色透明な脳脊髄液である。血液は、全

身に張り巡らされた大小様々な血管を介して全身に運ばれる。全身→右心房→右心室→肺→左心房→左心室→全身という流れで体内を循環している。

一方、脳脊髄液は、脳室にある脈絡叢で生産され、最終的に脳の表面にあるクモ膜顆粒で吸収されて静脈に戻る。と同時に、血管同様に全身に張り巡らされた末梢神経の神経束の隙間から、細胞外腔にじんわりと漏れ出し、最終的にはリンパ管に取り込まれる。

血液と脳脊髄液は、ともに全身に網目状に運ばれ、ダイナミックに循環している。

一霊四魂は氣の概念の中核をなす正三角形四面体で表示される

一霊四魂《いちれいしこん》をキーワードとして脳と心臓の関係を考えてみる。そもそも、一霊四魂とは、人の心は天とつながる一霊（直霊）と4つの魂から成り立つという日本独自の思想である。4つの魂には、荒魂《あらみたま》、和魂《にぎみたま》、幸魂《さきみたま》、奇魂《くしみたま》があり、それらを統括するのが一霊（直霊）である。

一霊四魂は人間の心の構造でもある。直霊が正常に働いているときは、四魂は磨かれていくが、正常に働かなくなると曲霊に転じる。曲霊によって、荒魂は争魂、和魂は悪魂、幸魂は逆魂、奇魂は狂魂となる。

一霊四魂の真の姿は一霊《いちれい》四《し》魂魄《こんぱく》である。一霊四魂は、正三角形四面体で表示される。正三角形四面体は氣の概念の中核をなすものである。上向きの四面体を四魂とするならば下向きの四面体は四魄となる。その両者の合体図は正三角形八面体、その平面図はイスラエルの国旗に記されている六芒星である。三木成夫が言うところの脳の精神と心臓の心情を、一霊四魂の原理から捉えると、脳は四魂、心臓は四魄となる。

脳は四魂、心臓は四魄、生きているとは「魂魄」の合体である

生きているとは魂魄の合体であり、死はその分離である。だからこそ、人は死ぬ直前に

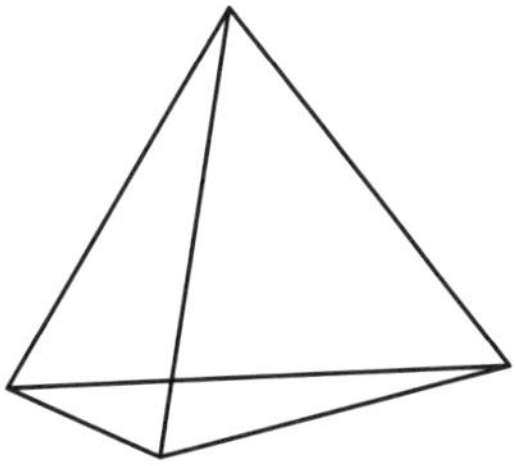

正三角形四面体

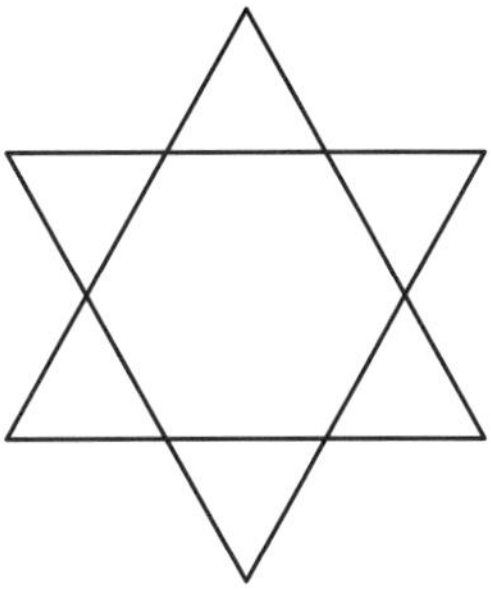

六芒星

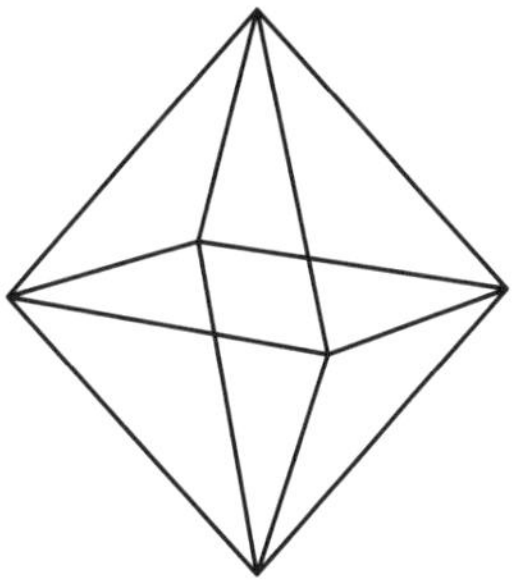

正三角形八面体

魂の離脱という現象が起こる。人間が死ぬと、頭頂部から魂が抜け出る。銀色の紐のように見えることから「シルバーコード」と呼ばれている。

肉体と魂をつなぐシルバーコードの概念は、古くはギリシア哲学のソクラテスの時代、旧約聖書の時代から存在している。ソクラテスは、自身の書物の中で、脳の辺りから銀色の糸が出ており、魂とつながっていて、人間の肉体の中に入ったり、出たりすることができるという内容をつづっている。ソクラテス自身が霊能力を持ち合わせていたため、その銀色の糸が見えていたのではないかとされている。

魂は天に昇る霊、魄は白骨として土に還っていく霊である。野口昭子（野口晴哉夫人）さんは、野口晴哉が亡くなるときの様子を『回想の野口晴哉』の中で以下のように記している。

「私は、先生（野口晴哉のこと）が私に遺してくれた最大の教えは、あの亡くなる二日前に、はっきりと示してくれた〝魂の離脱〟だと思っている。…

その時だった、すぅっと一筋の白い煙のようなものが先生の背後から立ち昇っていったのは。

〝死とはこういうものさ〟

私は今でも、先生がそう語りかけているような気がする」

魂という概念が医療の現場から消失したのはいつごろからなのだろうか？　医の文字は、「毉」→「醫」→「医」と変遷している。文字のもつ意味を考察し、医の変遷を辿ってみる。「毉」の左上方の「医」は弓矢を入れた箱、右上方は「殳」は槍、土台の「巫」は天地をつなぐという意味がある。古代においては、医療と宗教的儀式は表裏一体で、巫女が呪術によって癒していたであろうことが推測される。また、鏃《やじり》などを使った今で言う鍼治療のような医術が行われていたのではないだろうか。

その後、「毉」は「醫」となった。酉は酒を意味する。いろいろな薬草をアルコールで抽出して、いわゆる、エキスとして水薬をつくった。更に、水分を蒸発させて結晶化し、純度の高い、丸薬へと。これが薬物療法の元祖となったことが推測される。そして、物質一元論による現代医学においては薬害事件を引き起こすに至った。睡眠剤、サリドマイド事件、整腸剤キノホルムによるスモン病等々。

医の本来の姿、それは霊魂・氣・肉体の三位一体にあったことが分かる。それが時を経るにつれ、霊魂は宗教、氣は東洋医学、肉体は西洋医学へと分岐発展してきた。現代医学の発祥の地である欧米諸国では、**キリスト教社会では、人の生死は今も神の領域である。**また、霊魂についても否定はしていない。霊魂については「扱わない」「触れない」としているだけである。

しかるに、わが国においてはあまりに医療が死の領域に深く入り込んでいる。しかも、霊魂は正面から否定されている。その弊害は、看取りの現場で如実に現れている。肉体のみを存続させる医療によって、どれほど多くの人たちが苦しみながら、魂が傷付き穢されながら亡くなっていることか……。

1998年1月、WHO執行理事会は、「健康の定義」に新たに「霊性の健康」を追加する議案を採択した。しかし、議案の総会上程(99年5月)に当たって「Spirituality＝霊性」の定義をめぐって、欧米先進国(ユダヤ・キリスト教圏)と発展途上国(イスラム圏)との意見が対立して、結局、この定義は事務局において再検討するという玉虫色の合意で決着。99年5月の総会では採決は見送られ、今日に至っている。

伊勢神宮の内宮は一霊四魂、ユングの顕在、潜在、原意識の構造となっている

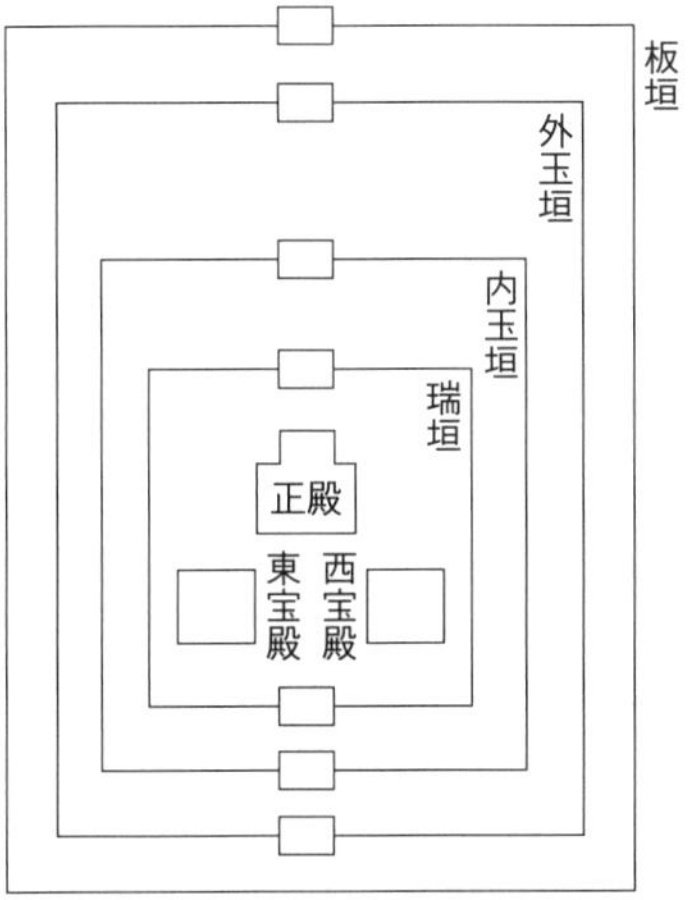

伊勢神宮の内宮殿地

伊勢神宮は内宮と外宮の2つの宮によって成り立っている。その宮域には私たちが知ることのできない多くの謎が神秘のベールに包まれている。そのひとつに内宮の神殿と四重の玉垣に囲まれた構造がある。

4つの垣根（外周から板垣、外玉垣《とのたまがき》、内《うち》玉垣《たまがき》、瑞垣《みずがき》）に囲まれて、その中に本殿が安置されている。参拝者は一番外側の板垣の内には自由に入ることができるが、外玉垣から内には入ることができず、厳しく拒絶されている。

伊勢神宮の内宮殿地の構造は、一霊四魂、ユングの顕在意識、潜在意識、原意識の構造と相似の関係になっている。

一番外側の板垣にまでは参拝者が自由に立ち入ることができるのは、板垣が心の構造で

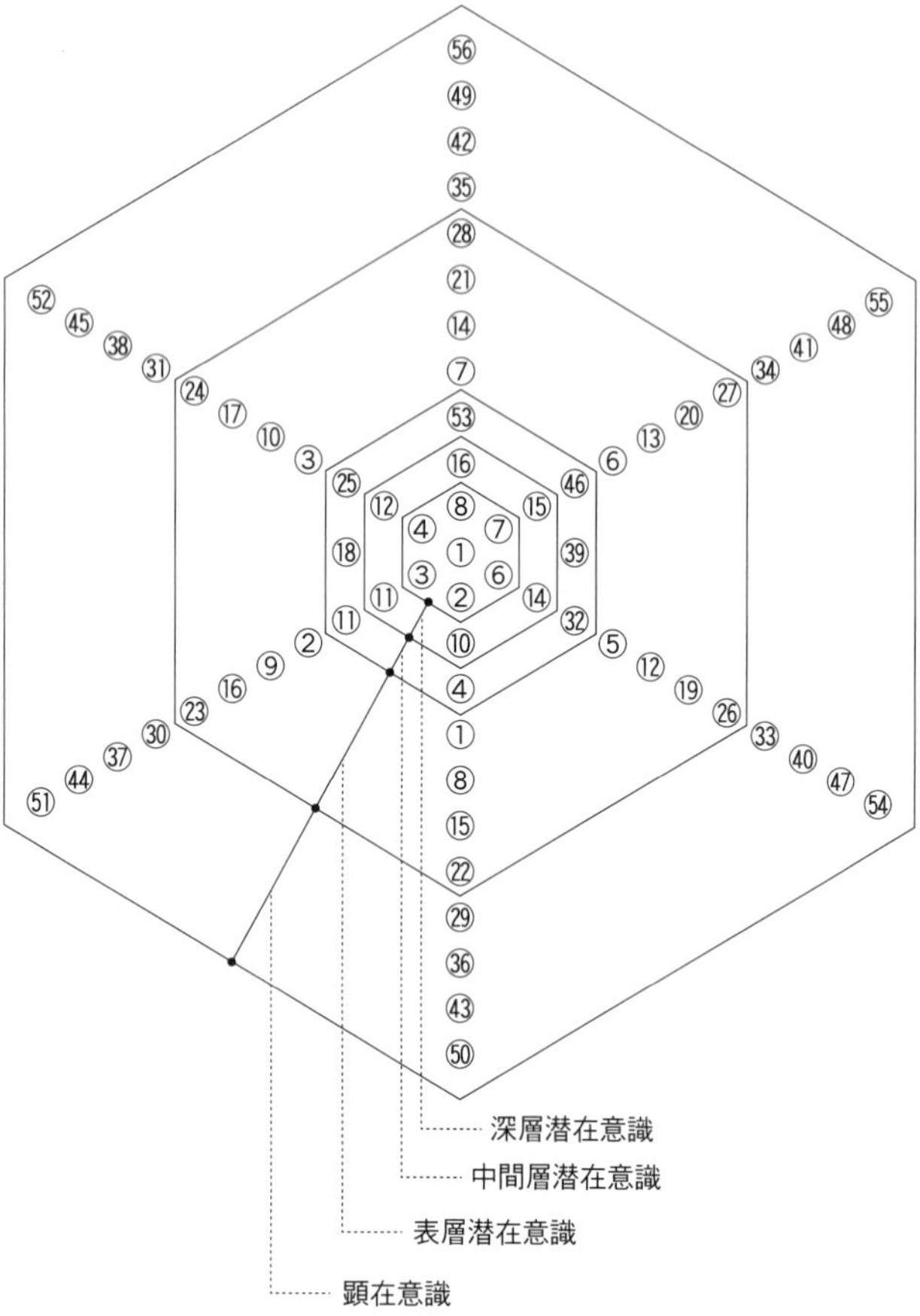

数霊理論による意識の構造

は顕在意識、板垣から先には立ち入りが厳しく制限されているのは、それ以降が潜在意識に相当するからである。そして、原意識を取り囲む最も深層部にある潜在意識が瑞垣となる。瑞垣は読んで字のごとく水による垣根である。

つまり、潜在意識の最深層部は水の層であることを暗示させる。当然、中央に安置されている本殿が原意識である。

心臓が記憶をもつ（心臓移植での驚くべき報告）

「心臓は血脈を主《つかさど》り、神を蔵す」。東洋医学では、心臓を「君主の官」と呼び、五臓六腑のトップに置いている。また、まるで脳の如くに精神や思考活動に深く関わっていると考える。

血は「ち」と読むが、霊もまた「ち」と読む。血は霊に通じることを暗示させる。心臓はただ単に血液を全身に巡らせるポンプ作用だけではなさそうだ。記憶や心情、さらには神の領域に何らかの関連があることが想像される。

昔の人は心臓に心の座を見た。それ故、心という字を当てた。英語ではheart、これも心のニュアンスがある。心臓との関係は万国共通のようだ。漢字の「思」は、田（脳を上からながめたもの）が、心（心臓の形）と相談しているところの象形である。「悩」も同じ象形で、思い悩むことが、心臓と脳の極端に発達した動物、つまりホモ・サピエンスの特徴でもある。

私たちの体内には植物性器官と動物性器官の2つがある。原初のころは、植物性器官の腸管が圧倒的に優位であるが、進化が進むにつれて次第に動物性器官の筋肉や神経が植物性器官へ侵出する。腸粘膜下に筋層や神経があるのはそのためである。植物性器官のトップランナーは心臓、動物性器官のトップランナーは脳である。そして、それぞれのトップランナーである頭脳の冷静な世界と心臓の情熱の世界はせめぎ合っている。この両者には共通点がある。それが**記憶**である。

心臓は脳と同じように記憶を司る機能があるという研究報告がある。心臓移植という最先端医療の現場から、その報告が相次いでいる。某医学雑誌に掲載された、ある心臓移植を受けた少女（8歳）のケースを以下に記す。

「彼女は幼くして命を落とした10歳の少年からその心臓を提供されたが、移植後まもなく、不気味な悪夢を見るようになった。

彼女が見た夢には見知らぬ男の顔がハッキリと現れ、彼女はその顔を似顔絵として描いていたという。

そしてその後、恐るべきことが明らかになった。彼女が心臓を譲り受けた少年は、殺人事件の被害者だったのだ。

彼女が描いたその似顔絵や場所の記述が手がかりとなり、少年を殺害した犯人が逮捕されたのである」

これら心臓移植による特性、あるいは記憶の転移という現象は現代医療では説明がつかない。それ故、「フィクションである。科学的になんら説明がつかない」と心臓外科医から真っ向から否定される。しかし一方、「医学的なジョークであるとしながらも、確かに無視できない現象である」、「これは非常に難しい問題ですが、私自身、臓器を通じて記憶移転がおこなわれている可能性を完全に否定することはできません」と暗に容認する発言する心臓外科医もいる。

魂のありかか？ 一霊四魂の形象か？
松果体と近傍の4つの小丘状隆起について

松果《しょうか》体《たい》の機能については古くより諸説がある。有名な話では、**デカルトの「魂のありか」**という説がある。また、流体を放出するバルブとして働いているという説もある。近年においても精神的な世界観では、「松果体の目」を重要な要素として考えられている。

なぜ、松果体はこのように注目されてきたのであろうか？ 脳科学や現代医学はこれらの説をただの迷信として却下しているが、果たしてそうであろうか？ ただ単に間違いでは済まされないものがあるのではないだろうか？

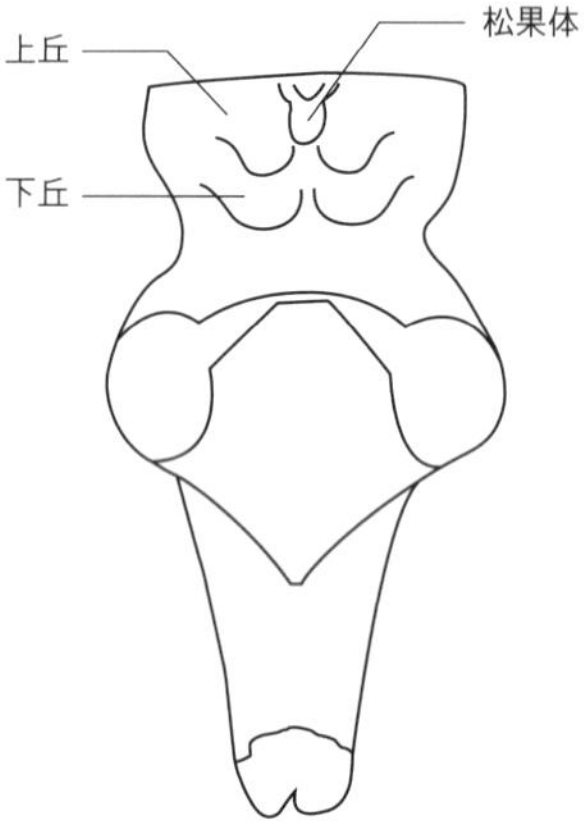

松果体、上丘、下丘

脊椎動物の中（魚類、両生類、爬虫類）では、松果体には視細胞があって、光や色を受容している。松果体細胞は進化において網膜の細胞と起源を同じくすると考える進化生物学者もいる。

また、松果体の近傍には4つの小丘状隆起があ

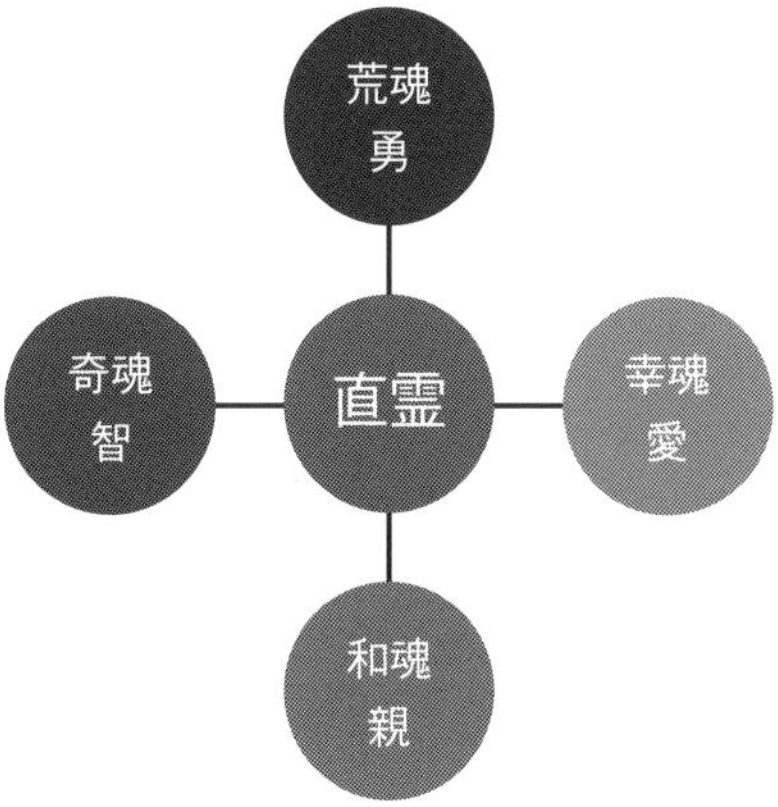

一霊四魂

る。上丘と下丘である。中脳の上丘は、視索や皮質視覚野などから視覚線維を受け、視覚反射の中継所になっている。下丘は聴覚の重要な中継所である。

松果体、上丘、下丘は光と音に密接な関係がある、もしくはあったことが分かる。また、中脳の背側部の4つの小丘と松果体は、一霊四魂の形象である。

いまだ夜が明けきらぬシーンと静まり返った暗闇の森の中で、ある時間帯になると突如としてどこともなく鳥が鳴き始めるのはなぜか？　朝日が上る前、鳥たちは何に反応して鳴き始めるのだろうか？

酸素である。朝日が上がる前の太陽光に敏感に反応して森の中の木々は光合成によってごく少量の酸素を排出する。この酸素に反応して鳥は夜明け前の暗闇の中で鳴き始める。

闇と光の世界の狭間には、このような光と音のドラマが森の中で日々繰り広げられている。

松果体と中脳もまた、この森の中と同じような光と音が織り成すドラマが起こっているのではないだろうか……。

脳幹の上部には視床があり、視床は大脳と連携して私たちの意識状態を保っている。これらの部位は低酸素には弱く、低酸素状態になると意識を保てなくなり、昏睡状態に陥る。

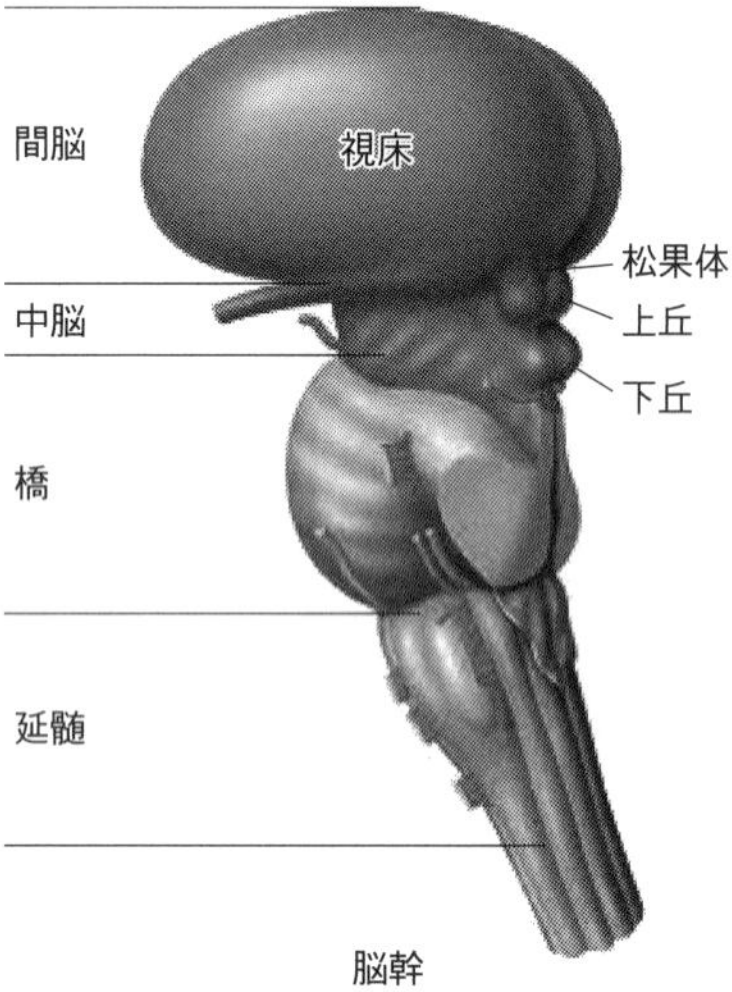

脳幹

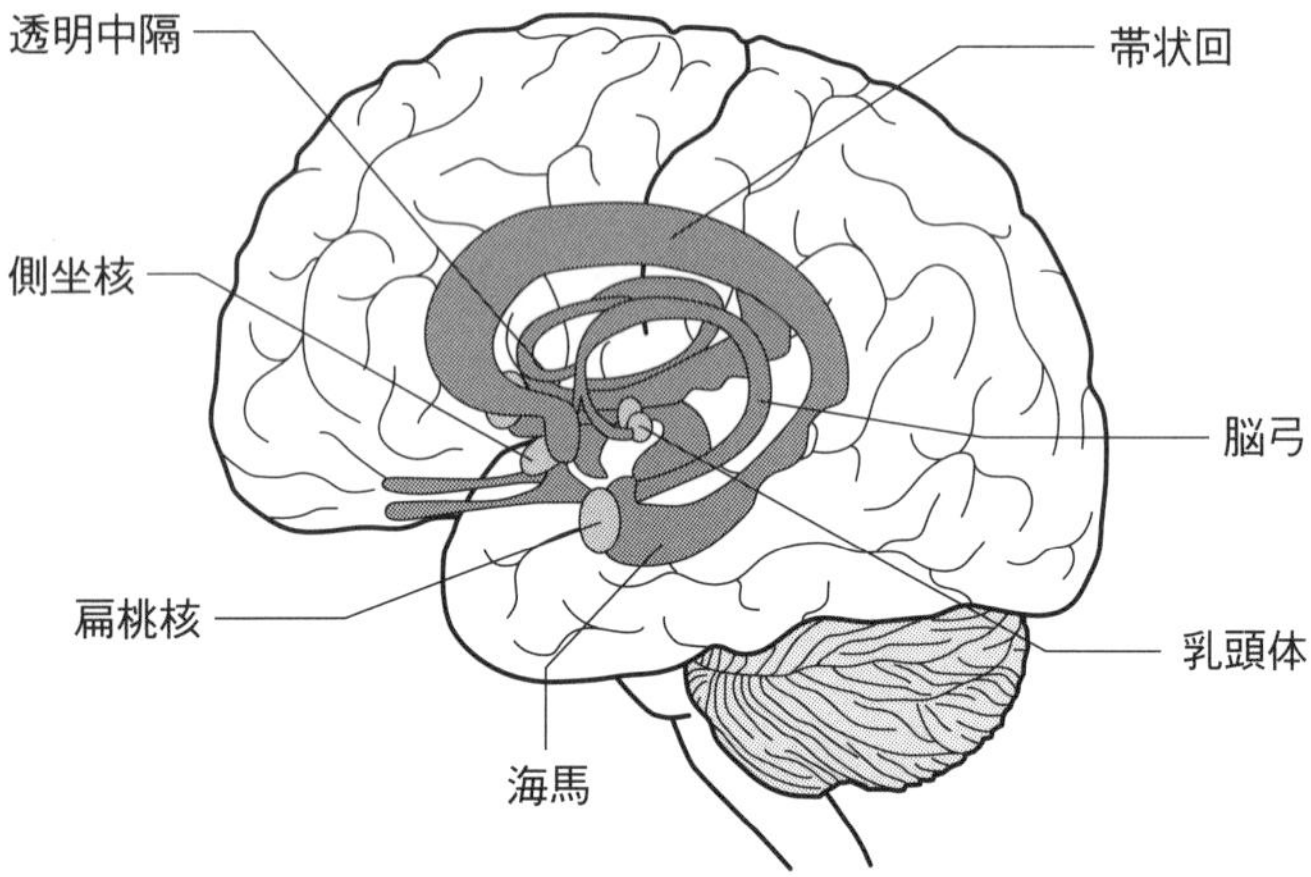

大脳辺縁系

脳幹や大脳辺縁系周辺を脳のなかの植物圏とするならば、大脳皮質は動物圏となる。陰陽に分けると、前者は陰、後者は陽となる。脳内には陰陽の二気が存在し、相互に交流している。脳内陰陽二気については、先の「任脈・督脈・衝脈」の項で述べているので参考にされたい。

松果体が発達すれば水分と日光だけで生きられる⁉

アメリカ航空宇宙局（ＮＡＳＡ）から、松果体に関する大変興味ある報告がある。その内容を以下に述べてみる。

８年間、水分と日光だけで生きていると主張するインドのヒラ・ラタン・マネク氏がアメリカ航空宇宙局（ＮＡＳＡ）からの招聘を受けて米国に赴き、科学者らの前で１３０日間の断食に成功している。氏の脳のＣＴ検査をおこなった研究者は以下のように述べている。

「マネク氏の脳を活性化させた状態で脳のＣＴ検査をおこなったところ、通常50歳代の男性に見られるような松果体の収縮はなかった。

また通常、その年代の松果体の平均的な大きさは6㎜×6㎜程であるが、マネク氏の場合は8㎜×11㎜程もあった」

アメリカ航空宇宙局（NASA）の研究結果は、**松果体と太陽光の密接な関係**を示唆する。松果体を介して人間は、植物同様に太陽光でもって栄養やエネルギーを生産することができるのかも知れない。

マネク氏によると、太陽からエネルギーを取り入れることができるようになると、断食は意識的に行うものではなく、結果的に断食をする状況にあると言う。氏は毎日太陽を瞬きせずに1時間ほど凝視するだけで、たまにコーヒーやお茶を取るだけで、基本的にはそれだけで生活している。

脳の中の心（動物性）と肚の中の心（植物性）、心身症は「肚」を鍛えて治す！

わが国には、心身一如《しんじんいちにょ》という考え方がある。心と身体は不即不離の関係にあり、身体だけ、心だけを切り離すことはできない。しかるに、今の脳科学は身体を切り離して、心を脳だけで捉えようとしている。

古来より、わが国では肚《はら》のもつ力を丹田《たんでん》と称して大事にしてきた。頭よりも肚を優先させた。教育においても、今日のように頭脳教育一辺倒ではなく肚を鍛える教育を優先した。頭の良いのを「物知り」と言って、それほど高い評価は与えなかった。

肚は、丹田、腹脳、身体脳など時代によっていろんな名で呼ばれている。その鍛錬法は時代によって様々である。座禅、武道、丹田呼吸法、立腰教育、舞踊など。

身体感覚では、心の問題は脳より肚や身体が優先していることは明白である。現代の空手の達人・宇城憲治氏は、『脳は身体の一部でしかありません。脳が優先ではなく、「まず身体ありき」であるということです』と述べている。この言葉のもつ意味は重い。脳を脳だけで解き明かすのではなく、身体から脳を見るという脳科学の姿勢はこれからたいへん大事になってくる。今の脳科学の壁を打ち破る大きな起爆剤になるに違いない。

「整体」という大いなる氣の医術を樹立した野口晴哉は、心と身体をつなぐものとして**呼吸**と**氣**を指摘している。そして、呼吸や氣を調整することによって、心と身体の異常を瞬時に治した。

脳の発達によって、人の心は動いて止まない。まるで根のない浮き草の如くに留まることなく、当てもなくただ波間を揺れ動く。この**揺れ動く心を不動にするのが、肚である。**肚は心の根である。大地にしっかりと根を張り風雪に黙々と耐え忍ぶ植物の姿である。動いて止まない頭の中の心を、**大地にしっかりと根付かせるのが肚の心**である。

頭の中の心を「動物性」とするならば、肚の心は「植物性」と言い換えることができる。そして、三木成夫が指摘しているように、「動物性」が「植物性」を次第に支配するようになる。つまり、頭の心が肚の心を支配し、抑圧する。その結果、肚の心が脆弱化し、頭の心を制御することができなくなってしまう。頭の心が暴走してしまう。これが心身症の正体である。肚の心の栄養失調とも言えるであろう。

心身症を治すには、肚の心を強化する必要がある。それが、俗に言う肚を鍛える、肚をつくる、肚ができる、である。肚という大地にしっかりと心の根を張るということでもある。「肚」という字に「土」という意味を表示しているのはそのためである。つまり、先人たちはその理を知っていたということだ。

子供の成長過程から脳の三層構造を捉える（心音セラピー）

育児で大事なこと。

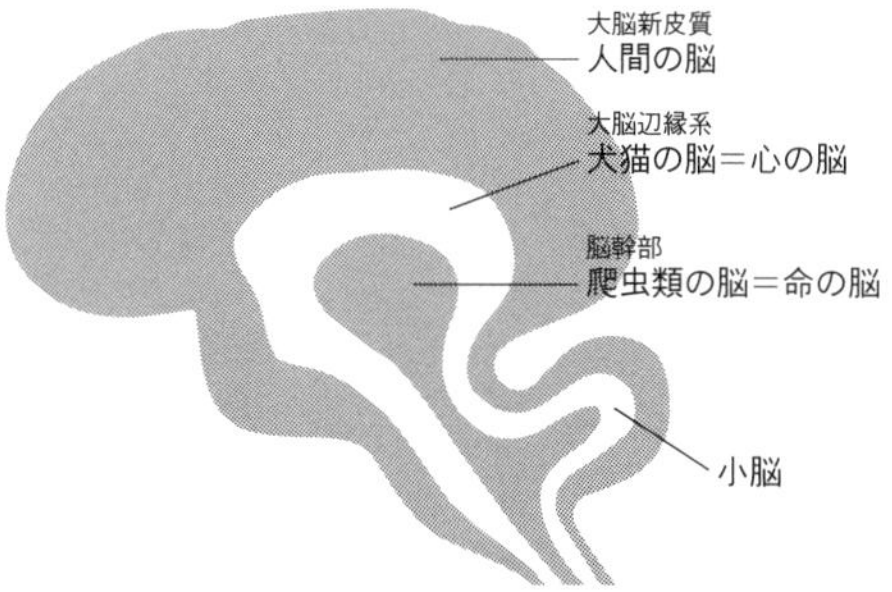

脳の三層構造

何よりも健康であること。強く逞しい心身で、活き活き潑剌《はつらつ》と生きるように育てることが第一である。

単に安全無事を拠り所として、丸々と肥えらせることは、育てるとは言えない。どんな環境にも耐え、苦にしない、明るく、大らかな子供に育てることが大事である。乳児期の生後13ヶ月間は、子育てで最も大事な時期。人間の一生の基礎をつくる大切な時期として、母親は赤ちゃんの生活を守り育てなければならない。**栄養の充実は生涯において最も重大である。**生物として、動物としての逞しさ、強さが育つ時期である。脳の三層構造では脳幹部の礎が育つ時期である。この時期の不安や不快によって生じた潜在意識の歪みは、大人になっても心に大きな影を落とす。意識以前の心の方向として働きつづける。

生後13ヶ月から満3歳の幼児期では、無意識に受け入れる刺激の選択が最も大切である。運動、感覚を育てる時期であり、優しさが育つ時期でもある。脳の三層構造では情動脳である大脳辺縁系の礎が育つ時期である。

3歳から5歳の小児期は大脳皮質が育つ。意識的自分の確立される時期。従って、この時期は意識的行動の基礎をつくるべき時。その影響は成長の後に大きい。脳の三層構造ではヒトがヒトたる所以である大脳皮質（前頭前野）の礎が育ち始める時期である。

それ故、3歳前後までは厳しく子供を育ててはいけない。子供の快感を大事にして育てなければならない。ものごとの善し悪しが分かるようになるのは、大脳皮質が発達してくる4歳前後からである。躾を始めるのはそれ以降となる。

わが国では昔より、**「三つ子の魂百まで」**という子育ての格言がある。3歳までが子育ての要所であるという意味である。この期間に、子供の生物として、動物としての強さや逞しさを育て、優しさや豊かな情緒の元になる情動を健やかに育てる。この期間の子育てを軽視し、手抜きをして後からその欠損を補おうとしても無意味であると強く諫めた言葉でもある。

3歳までの子育てに失敗すると、成人になってから脳の三層構造の脳幹部と大脳辺縁系、大脳皮質の連携がスムーズにいかなくなる。不安や怒り、悲しみなどによって心が常に動いて止まない。心が安定せず、静寂な心を保てない。情緒不安定で、少しのことで動揺し、ストレスから安易にうつ病になる。安易に、情動から突き動かされる性的衝動や食欲を暴走させてしまう。筆者が独自に開発した**心音セラピー**の臨床結果からも、子供の成長と脳の三層構造の関係を裏打ちするようなデータが出ている。

心音セラピーは8歳前後までの子供の病気に対して有効であるが、3歳前後を境にして治療効果が明らかに違う。歴然とした治療効果の差を認める。3歳未満の子供には大変よく効く。その中でも特に、生後13ヶ月未満の子供には著効する。この心音治良の治療結果から、3歳までは脳の三層構造の関係性はまだ固定していなく、修復する余白が残されて

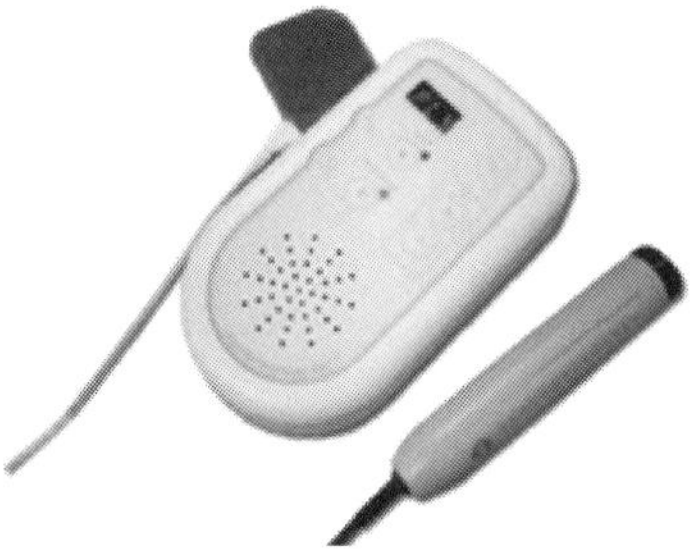

心音装置　mama heartone932

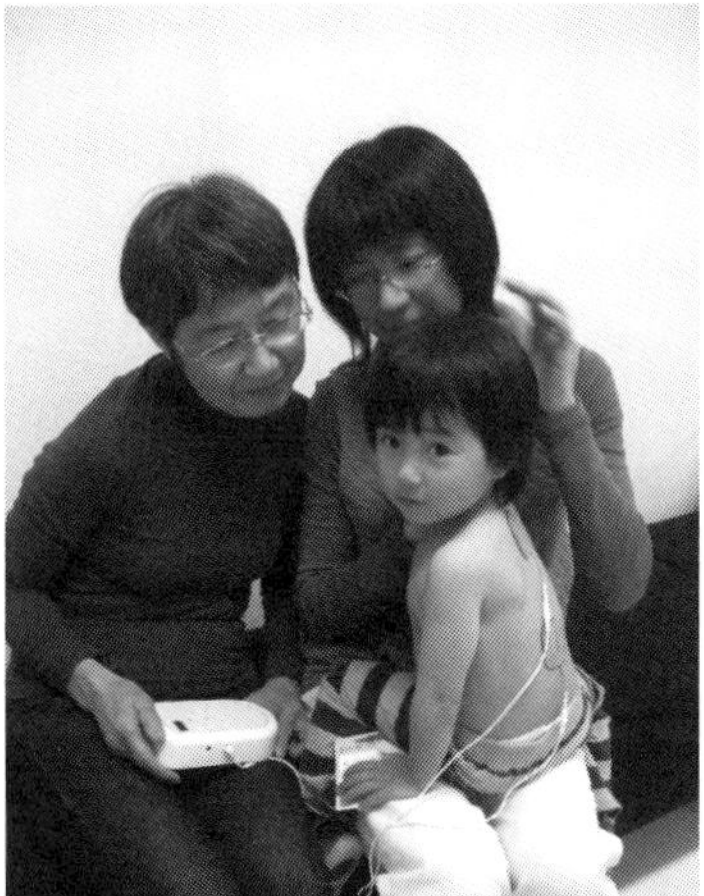

いることが推測される。

ちなみに、心音セラピーとは、母親の心音を子供の2ヶ所のツボ（命門と身柱《しんちゅう》）に通電する治療法である。心音セラピーの詳細は、拙著『母子の絆を強くする心音セラピー』（KKロングセラーズ）を参考にされたい。


1920年、インドでオオカミに育てられたおよそ2歳と8歳ぐらいの2人の少女が発見された。アマラと名づけられた2歳の少女は間もなく亡くなったが、カマラと名づけられた8歳の少女は、その後8年間ほど生きた。

救い出されたときは、顔かたちは人間だが、すること、なすこと、まったくオオカミと同じで、日中は暗い部屋の隅で眠っているか、ウトウトしているか、あるいは、顔を壁に向けたまま、ほとんど身動きせずにジッとしているか、夜になると、当たりをうろつき回り、夜中には3度オオカミのように遠ぼえまでする。手を使って食べるのではなく、ペチャペチャ舐めて食べる。

人間のように二本足で立って歩かずに、オオカミのように、両手と両膝で這ったり、両手と両足を使って走る。言葉は一言も喋れず、聞き分けることもまったくできなかった。

人間には一向に懐こうとはしないで、他の子供が傍に寄ってくると、歯をむき出して、嫌な声をたてる。

3年ほどして、支えるものなしで両足で立って歩くようになったが、急ぐときは両手両足で走り回った。4、5年して、喜びや悲しみの心を表現するようになったが、言葉は死ぬまでに45語ほどしか使えなかった。そして、知能は3歳半の子供ぐらいだった。

一応、このオオカミに育てられた少女は、形のうえでは人間の姿をしているが、その心と行動は人間ではない。つまり、**人間は人間に生まれ、人間に育てられて、人間になる。人間として生まれただけでは人間として育たないのである。**

脳の空洞には邪気（現代では電磁波）が溜まりやすい

脳には、神経細胞（ニューロン）と神経膠細胞《しんけいこうさいぼう》（グリア細胞）がある。グリア細胞は神経系を構成する神経細胞ではない細胞の総称であり、神経細胞と神経細胞の間を埋めている膠の役目をしていることから、この名がついた。

しかし、間隙を埋める役割だけを持つ細胞ではない。グリア細胞の中は空洞になって、中には大量の乾いた**二酸化炭素ガス**が含まれている。脳におけるグリア細胞の数は、神経細胞の10〜50倍もあり、脳内には相当数の空洞があることになる。脳を、外からのショックに対して和らげる緩和作用になっていることは間違いない。

また、グリア細胞の中の空洞によって、脳の比重が小さくなる。これまで、脳の比重が小さいのは、脳をつくる物質の主体が脂質であることで説明されてきたが、これだけでは比重が小さいことの証明にはならない。グリア細胞の中の空洞の存在によって初めて説明が可能となる。脳の比重が小さくなると、脳は脳脊髄液に浮きやすくなる。実際に、脳は内側と外側から脳脊髄液に取り囲まれて、脳脊髄液の中にまるで水中に浮いている豆腐の如くに浮いているのだから。

脳の大部分を占めるグリア細胞の乾いた空洞と、脳脊髄液に充ちた内外の空間。この対比の意味するものは？

第一に考えなければならないことは、空洞には邪気が溜まることである。今風に言えば、**電磁波**である。脳は電磁波が非常に溜まりやすく、かつ電磁波の影響を強く受ける。脳内の無数のグリア細胞の乾いた空洞に二酸化炭素が含まれているのはそのためではないだろうか。二酸化炭素には赤外線（電磁波の一種）を吸収し、また放出する性質がある。赤外線が吸収されると熱を蓄える。私たちの身近にある赤外線ヒーターは、その温熱効果を利用したものである。一方、蓄えられた赤外線が放射されると脳は冷却される。放射冷却である。

ちなみに、脳に溜まった余剰な熱を抜くツボに股関節部にある「居髎」がある。また、頸椎でも1・6水局の原理で金属音を使って脳の熱を抜くことができる。

電磁波のエネルギーは水に吸収されることから、脳内の無数のグリア細胞内の乾いた空洞とそれを取り囲んでいる脳脊髄液は、電磁波対策にはたいへん都合の良い構造になっていることが分かる。ちなみに、お腹では**盲腸**に一時的に電磁波は蓄えられ、足裏から地面に放電されている。頭では、「**百会**」から放電される。

盲腸は電磁波を取り込み、放電している⁉

数霊理論では、盲腸は8、電磁波は3となる。つまり、盲腸は3・8木局して、電磁波を取り込み、放電していると考えられる。その際に、**腸間膜**（とくに脂肪）が深く関与していると筆者は推測する。

2012年に、メリック大学病院のカルヴァン・コフィー氏らの研究チームは、腸間膜が他の臓器と分離した構造ではなく、他の臓器と連続した構造をもつ事実を発見した。その後4年間にわたって、研究チームは、腸間膜が臓器のひとつであるエビデンスを蓄積し、2016年末に論文を発表した。コフィー氏によれば、「腸間膜は解剖学がずっと信じていた断片化された組織ではなく、ひとつの連続的な構造である事実が明確になった」と語っている。

腸間膜は、血管、リンパ管、神経と消化管をつなぐ幹線路であり、**内臓脂肪**が蓄積する場所でもある。腸間膜に蓄えられた内臓脂肪は、単なる余剰栄養の貯蔵庫としてだけではなく、盲腸との関係性の中で電磁波や身体の中で発生した電気や静電気などを溜める機能をも同時に併せ持っていると考えられる。ということは、多量の内臓脂肪を抱えるメタボ患者は、電磁波を多量に溜め込んでおり、かつ電磁波の影響を強く受けていることになる。

また、盲腸と腸間膜の関係性は、**がんの転移**にも見受けられる。がん細胞を盲腸に入れるとどういうわけか腸間膜に転移する。その他には、脾臓にがん細胞を入れると脾臓に留まらずに、肝臓に移って肝転移がんになる。大腸がんの半分は肝転移がある。脾臓や心臓には滅多に転移しない。このようながん転移の傾向から、筆者には腹部にある独自な氣の交流が見えてくる。

「脳脊髄液」はストレス、疲労により生じるプラスの電荷をリンパ管へと処理している

脳と脊髄は無色透明の脳脊髄液に浮かんでいる。脳の硬さから考えると、柔らかい豆腐が水中に浮いている構図となるであろうか。脳脊髄液は、脳と脊髄を循環する無職透明の液体であり、脳や脊髄を浮かべ、衝撃から守るとともに、栄養補給や不要物質除去の役目をもつ。全量は１５０㏄ほどであり、一日数回入れ替わる。一日の産生量はおよそ５００㎖、一日中休みなくつくられるが、とくに寝ているときに多く産生される。

脳脊髄液は脳室から出るとクモ膜で包まれたクモ膜下腔を循環する。脳脊髄液は産生された量と同じ量が絶えず吸収され、常に一定量が保たれる仕組みになっている。その仕組みについては、大部分は脳のてっぺんにあるクモ膜顆粒という部分で吸収され、静脈に流れる、とこれまでは考えられてきた。しかし最近では以下のように考えられている。

生理的条件下において、脳脊髄液は脳内毛細血管から吸収されて血液循環に戻るのに加え、脳脊髄から枝分かれした神経束（同一方向に走る多数の神経線維が集まって束になっ

ている部分）内に存在する隙間から全身組織の細胞外腔にじんわりと漏れ出し、最終的にリンパ管に取り込まれる。リンパ管に吸い上げられた後、リンパ節を経て静脈角から大静脈へ灌流《かんりゅう》する。つまり、脳脊髄液の循環は血液循環やリンパ循環と三つ巴に密接に絡み合っているのである。

正常な脳脊髄液は水様で透明、比重は1・005〜1・009、タンパク量10〜40mg／dl、糖50〜75mg／dlである。脳室穿刺《のうしつせんし》で得た脳脊髄液より腰椎穿刺で得た脳脊髄液のほうが比重が大きく、タンパク量も腰椎穿刺で得た脳脊髄液のほうが多い。

つまり、重力下において重いものはより下方へ、軽いものはより上方へ引っ張られるので、脳脊髄液の循環は重力の影響を強く受けている。裏を返せば、**重力を活用して脳脊髄液の循環は営まれている**。では重力のない無重力ではリンパ循環はどうなるのであろうか？何か障害が生じるのであろうか？

宇宙ミッションから帰還した宇宙飛行士の3分の2が、「視覚障害脳圧症候群」（visual impairment intracranial pressure syndrome：VIIP）と呼ばれる視覚障害に悩まされるという。この症状名は、通常は重力によって地面の方向に引っ張られる体液が、宇宙では頭の方向にも自由に流れるため、脳と眼球にかかる圧力が増大する、と考えられていた。しかし最近になって、血管内体液が頭方向に向かうことではなく、脳脊髄液が目の方向へと移動するために眼球近くの脳脊髄液量が増えることがその原因であることが判明した。

つまり、脳脊髄液は血液やリンパ液に比べてより重力の影響を強く受けているということだ。


血管同様に、末梢の神経線維は網の目のように全身に、その末端にまで張り巡らされている。そして、その隙間から脳脊髄液がじんわりと漏れ出て、傍らのリンパ管に吸収される。もともとリンパは、血管から血液が組織に漏れ出た組織液がリンパ管に吸収されたものであり、リンパ管は漏れ出た液体を最終的に処理するために血液循環の後につくられた循環系である。

局所にストレスや疲労が蓄積すると、イオンバランスが崩れ、**プラスの電荷**が溜まる。この溜まったプラスの電荷を末梢神経から漏れ出た脳脊髄液がうまくリンパ管へと処理している。しかし、うまく処理できなくなると、溜まった過剰なプラスの電荷を感覚受容器が感知し、末梢神経を介して脳が痛みを感知すると筆者は推測する。

脳のグリア細胞、その空洞に鳴り響く金属音とは？

脳のグリア細胞の中は空洞になっており、中には大量の乾いた**二酸化炭素ガス**が含まれている。脳におけるグリア細胞の数は、神経細胞の10～50倍もあり、脳内には相当数の空洞があることになる。そして、脳の内外は脳脊髄液に満たされている。

水と空洞ですぐに連想されるのが、地中につくり出された鍾乳洞である。空洞の天井から水滴が下を流れる水に落ちるとチャポーンと周囲に反響する。空洞では音は反響する。この空洞の音を反響する原理を応用したのに水琴窟がある。水琴窟の音は、地中につくり出された小さな空洞の中に水滴を落とした際に発生する音で、音を空洞内で反響させている。

もし、発泡スチロールのようなマトリックス構造

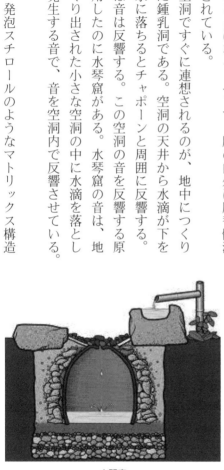

水琴窟

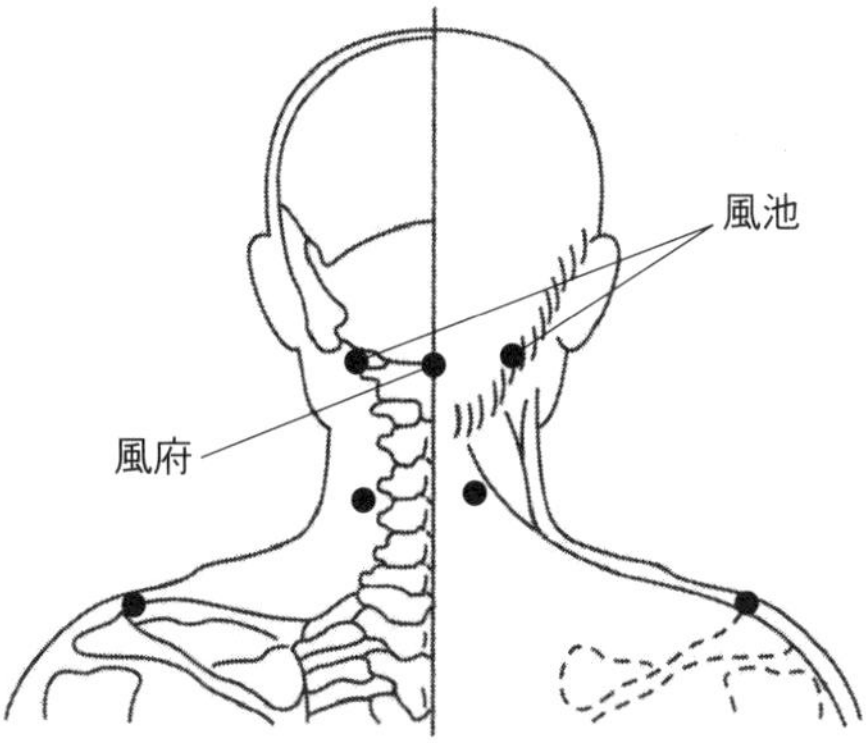

脳の緊張、停滞した熱を抜く

をしたグリア細胞が、脳内の動脈の拍動によって相互に軋《きし》み合って微かな金属音を発しているとしたら？　その音は脳脊髄液によって反響し合って脳内には絶えず金属音が奏でられていることになる。丁度、母胎内で羊水に浮いている胎児と、羊水で反響して鳴り響く母親の心音の如くに。母胎内で鳴り響いて止まない母親の心音は、母子の絆と密接な関係があることが筆者の独自に開発した心音セラピーによって既に判明している。

脳内の金属音は、脳にどのような影響を及ぼしているのであろうか？　また、仏教などで金属の法具（鈴、独鈷杵《とっこしょ》、三鈷杵《さんこしょ》、五鈷杵《ごこしょ》など）を使うのに何か意味があるのであろうか？

筆者の臨床結果から、金属音（金剛鈴、風鈴など）は脳の緊張や停滞した熱を抜くことができることが判明している。その際、首や肩の「肩井《じんせい》」「風池《ふうち》」「風府《ふうふ》」といったツボを使う。

自律神経（植物性神経）の原形を生物進化史から辿る

自律神経の原形を探るために、解剖学者・三木成夫の世界を交えながら以下に論じてみる。

ヒトの身体は内臓などに代表される植物性器官が内側にあり、感覚－神経－運動の働きをする動物性器官が外側にある。植物性器官は本来、吸収及び排出をおこなう腸管及び腎管だけからなるが、動物の分化とともに運搬をおこなう血管系が、腸管から分かれてその背後に形成され、とくに動物性器官の栄養と循環を司るようになる。そして、植物性神経（自律神経）は、腸管と血管（背側大動脈）の壁にそれぞれ独自の方法で、時期的にずれて発生する。前者が副交感神経、後者が交感神経である。

つまり、**交感神経は血管、副交感神経は腸管**にその起源を見ることができる。

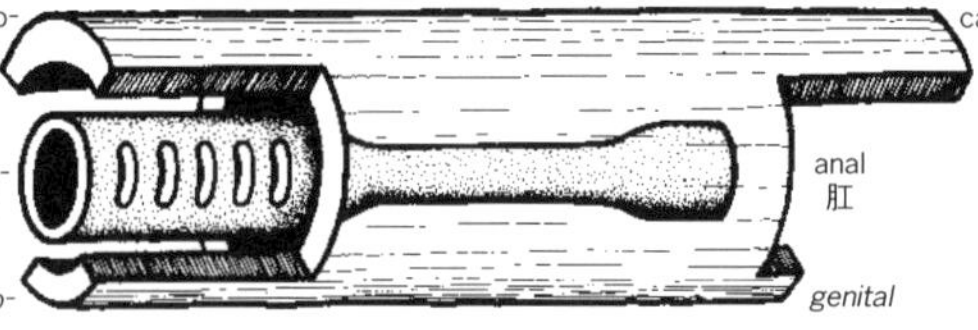

三木成夫著『生命形態学序論』うぶすな書院より

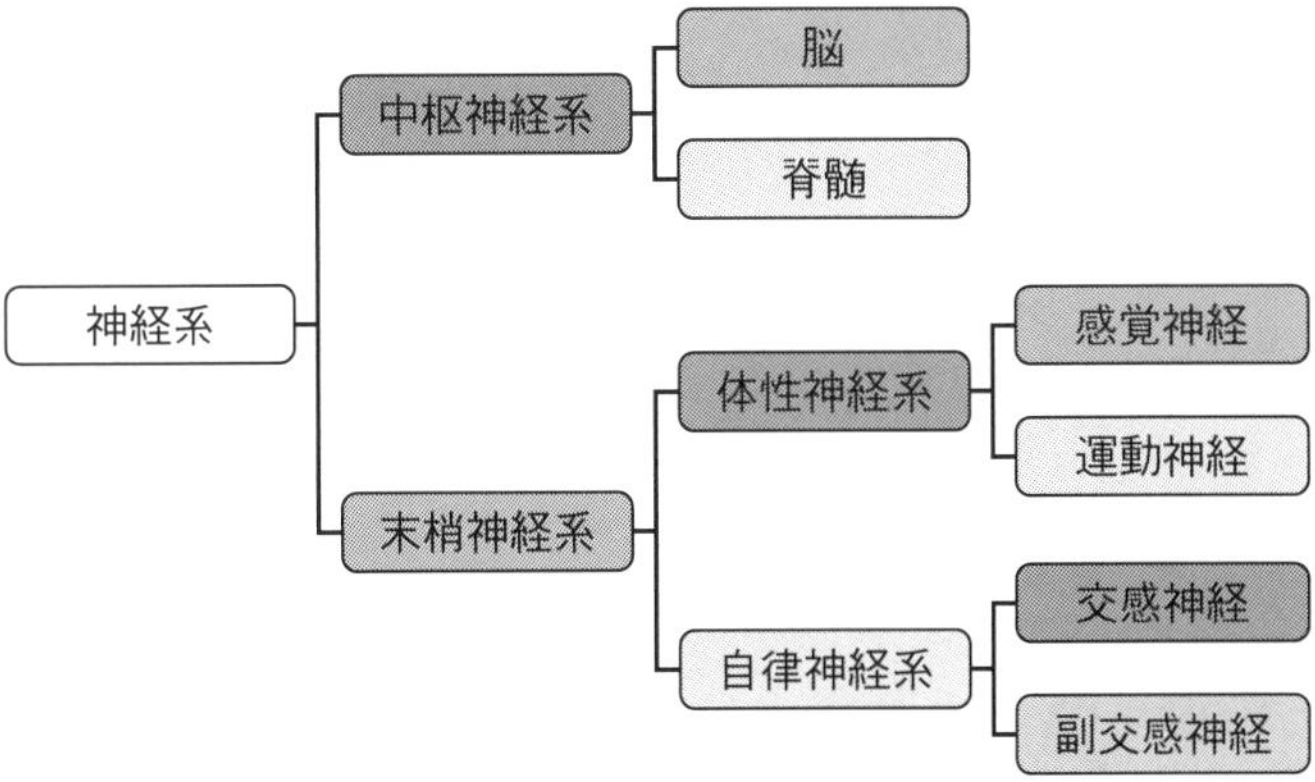

現代医学による自律神経の解釈

これまでの現代医学の解釈では、神経は中枢神経系と末梢神経系に区別され、中枢神経系は脳・脊髄、末梢神経系は体性神経系・自律神経系に分かれ、更に体性神経系は感覚（知覚）神経と運動神経、自律神経系は交感神経と副交感神経に区別される。筆者は、このような神経の講義を学生時代に受けた記憶がある。

しかしこのような解釈では、自律神経の真の姿は見えてこない。知覚神経・運動神経と自律神経の関係性が見えてこない。とくに、交感神経の特性を十分に理解することができない。

自律神経系の交感神経は内臓という植物性器官だけではなく、体性神経系の知覚神経・運動神経とも複雑に絡み合っているのである。それ故、交

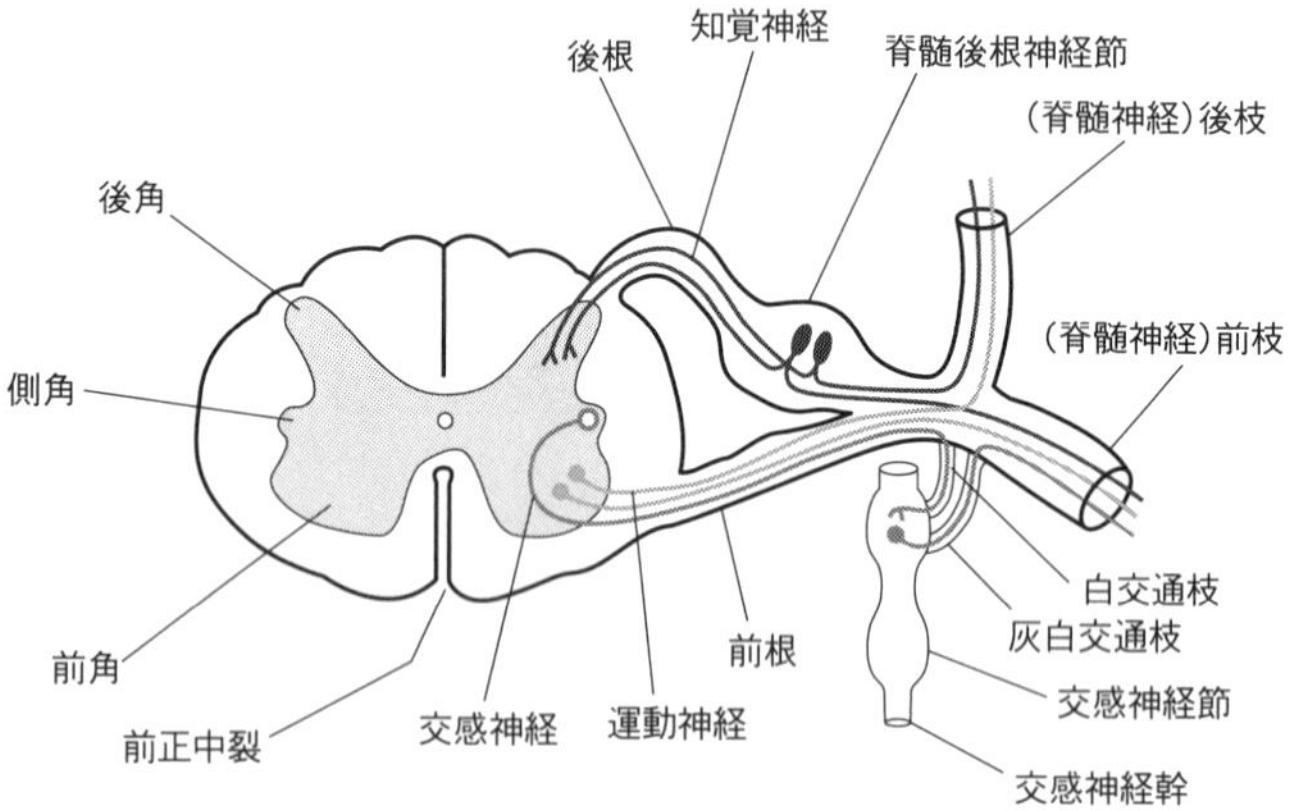

知覚神経・運動神経・交感神経　三位一体

感神経は鍛えた人とそうでない人では神経線維の太さに違いがでてくる。

知覚神経・運動神経・交感神経は、三位一体になっている。

交感神経は血管運動を介して植物性器官の知覚と運動（蠕動運動）にまで大きく影響を及ぼしている。すなわち動物的な向背運動の上に、より植物的な表現運動が加わり、ヒトではこれがもっと豊かな色彩を帯びるようになる。交感神経によって**内外の諸々の変化は血管運動という別の形に翻訳**され、ここから心の動きという、とくに人間において豊かに発達した表現運動が見られるようになったのである。このように、**交感神経によって植物性へ動物性過程が介入し**

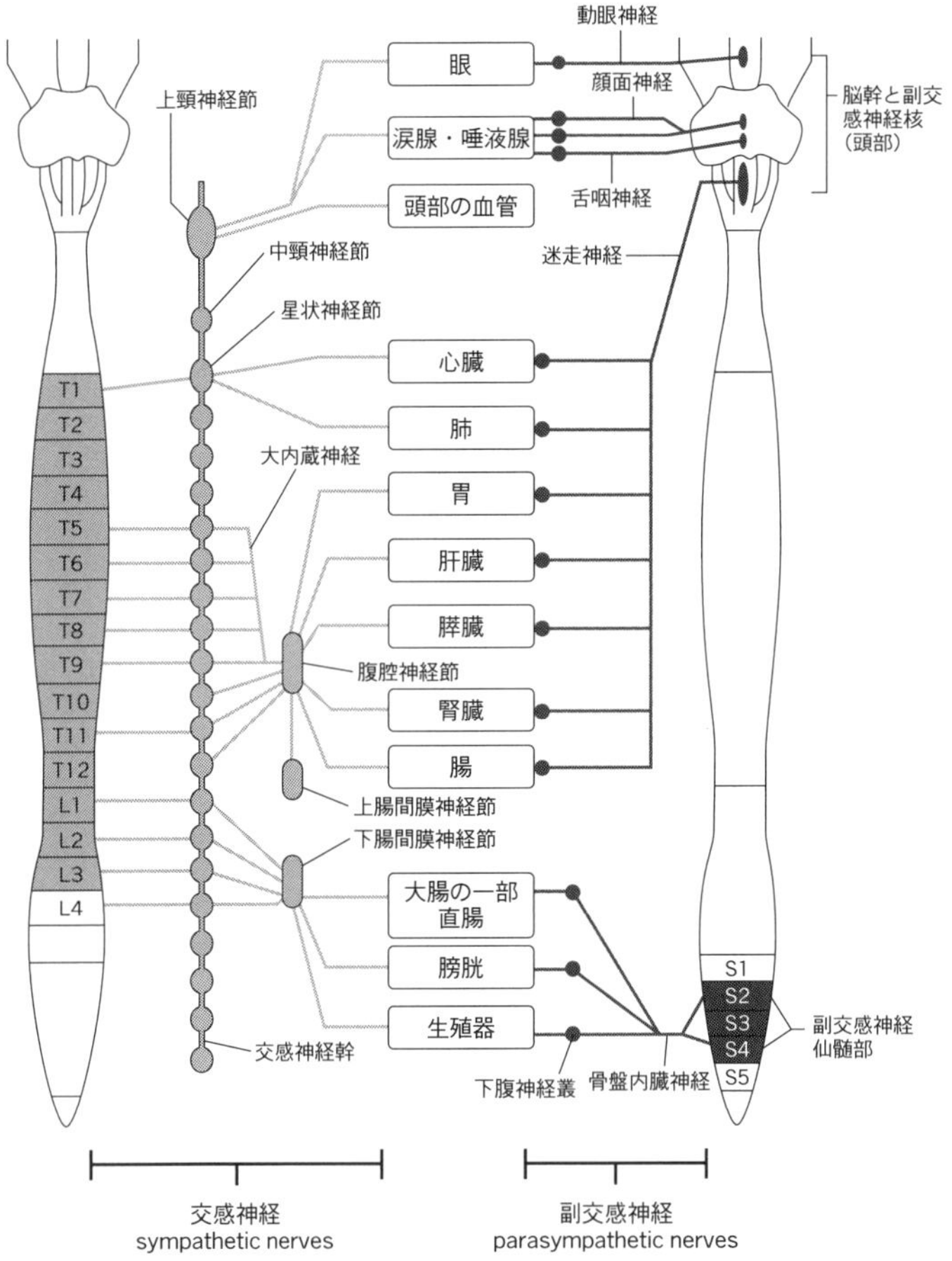

動眼神経
眼
顔面神経
上頸神経節
涙腺・唾液腺
脳幹と副交感神経核（頭部）
頭部の血管
舌咽神経
中頸神経節
迷走神経
星状神経節
心臓
T1
T2
肺
T3
大内蔵神経
T4
胃
T5
T6
肝臓
T7
T8
膵臓
T9
腹腔神経節
T10
腎臓
T11
T12
腸
L1
上腸間膜神経節
L2
下腸間膜神経節
L3
L4
大腸の一部
直腸
膀胱
S1
S2
S3
S4
副交感神経仙髄部
生殖器
交感神経幹
下腹神経叢
骨盤内臓神経
S5
交感神経
sympathetic nerves
副交感神経
parasympathetic nerves

交感神経と副交感神経

支配していく姿を見て取ることができる。

迷走神経（副交感神経）は、内臓の**粘膜下の筋層**に分布し、内臓の蠕動運動を支配する。一方、交感神経は**動脈**に蔦のようにからまって体内の血液を、内臓系に送るか体壁系に送るかを取り仕切っている。

体壁系（体の外側）の交感神経節には幹神経節と腹腔神経節（太陽神経叢、上腸間膜神経節、下腸間膜神経節）がある。幹神経節は、感覚－運動という**動物的**な機能を受け持つ。腹腔神経節は、吸収－排泄という**植物的**な機能を調和させる働きをもつ。

迷走神経は頭蓋骨からの末梢神経であり、副交感神経は仙骨からの末梢神経（出自の違い）

副交感神経は、交感神経とともに自律神経系を構成する末梢神経で、脳から出るものと脊髄の**仙髄**から出るものとの2つがある。迷走神経は第10脳神経で、延髄に出入し、咽頭、喉頭、食道更に胸腔（肺、心臓）や腹腔（肝臓、腎臓、胃、大腸、小腸など）に分布する。脳神経でありながらはるばる腹腔にまで下行して分布するところから、この名がある。

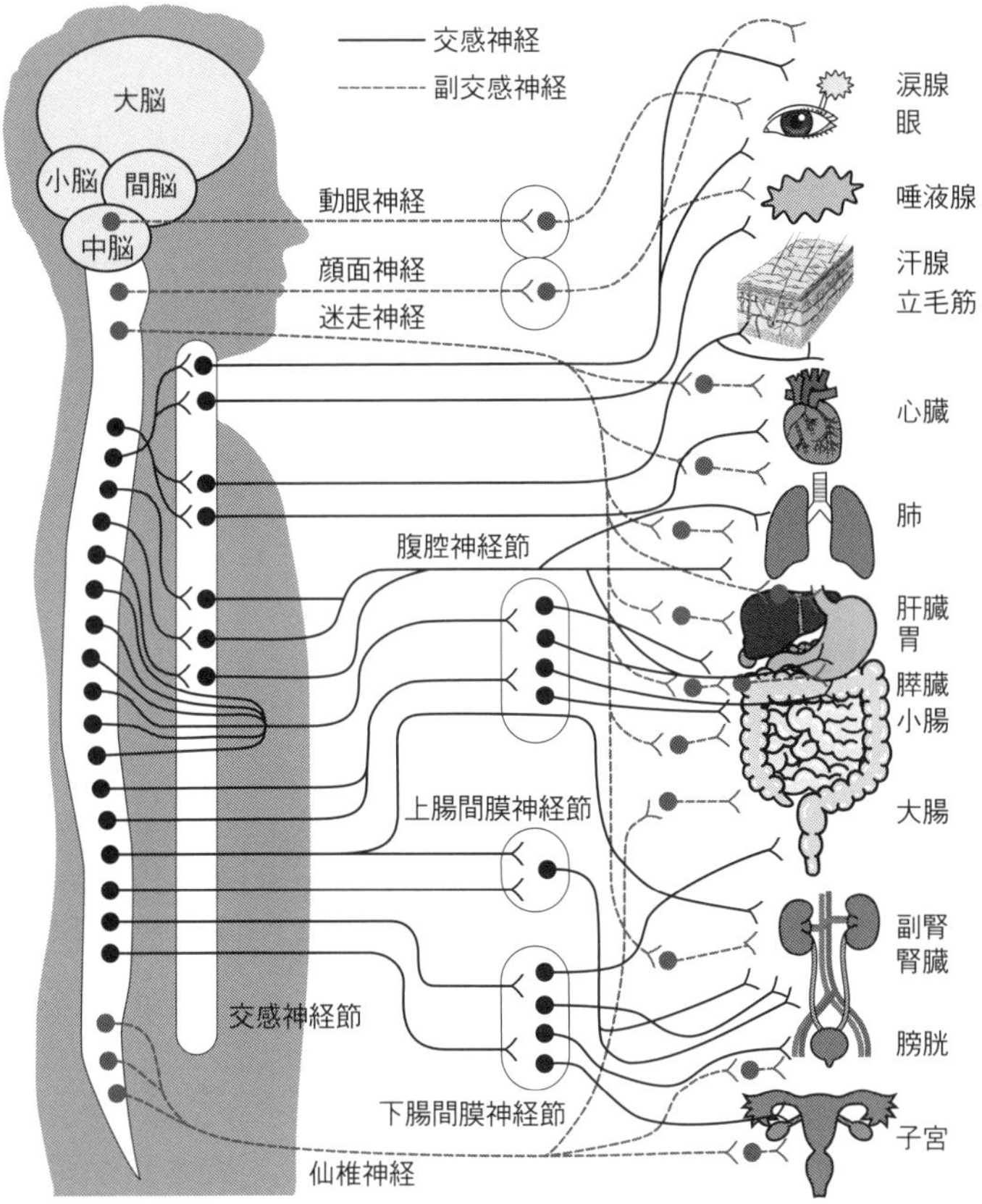

自律神経（交感神経と副交感神経）

一方、仙髄から出た副交感神経は、**直腸、膀胱、生殖器**に分布する。頭蓋骨、仙骨はともに球である。つまり、迷走神経と副交感神経は上下の2つの球から出ている末梢神経と考えることができる。

迷走神経と副交感神経では、その出自が違う！

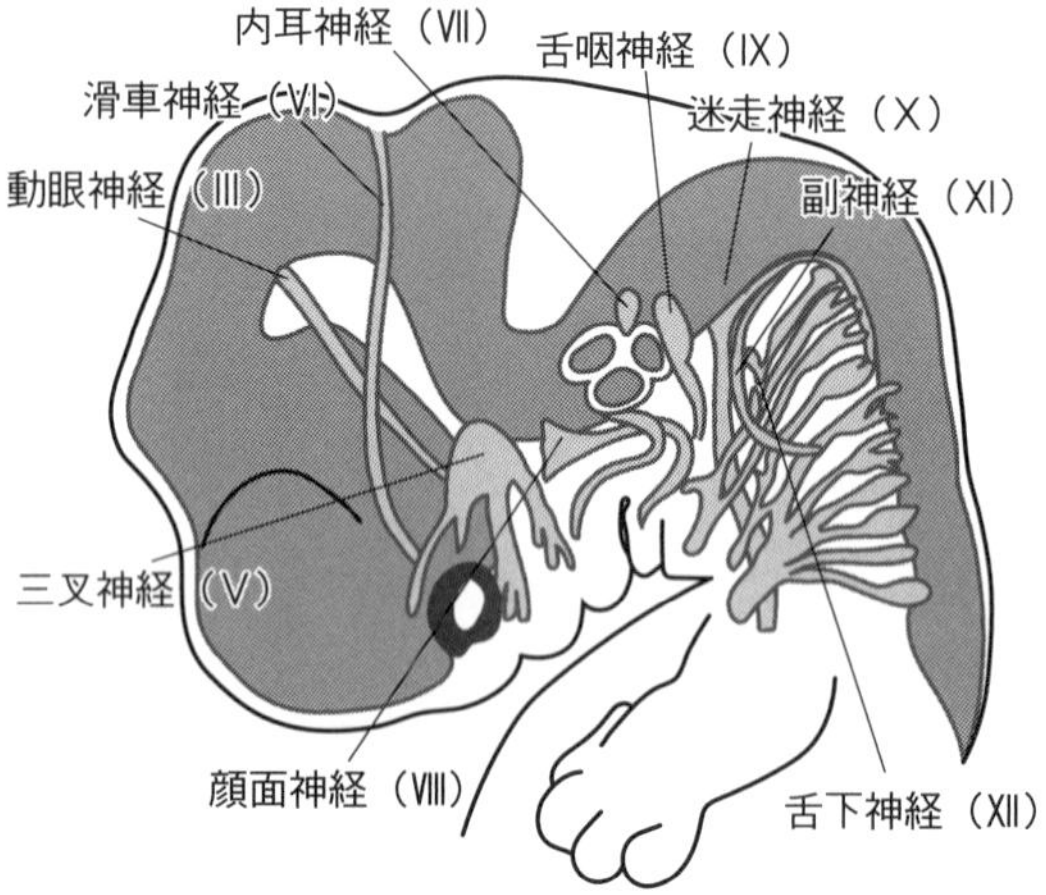

第６週のヒトの胎児

脊椎動物の歴史を振り返ると中枢神経は脊髄から発生したものであることが分かる。その中の延髄は、吸収系の入口である鰓腸を支配する**鰓脳**《さいのう》として発生したものである。

原始魚類の延髄には鰓弓《さいきゅう》の感覚と運動を支配する神経（**三叉神経、顔面神経、舌咽神経、迷走神経**）が一列に並んで出入し、その内部にはその神経核が規則正しく配列する。この中で最後尾の迷走神経は、食道から腸管の大部分を支配するが、その途中で鰓腸の付け根を占める心臓へ枝を出す。すなわち魚類は、これらによって水を呼吸し（鰓呼吸）、獲物を飲み込み（魚食）、心臓の動きを助ける。

このことから、延髄は吸収－循環という植物性過程の前半部を支配する。延髄なくては栄養も酸素も全身に運ぶことができない。このように延髄は植物性神経系の重要な一翼を担っていることが分かる。この関係は動物が上陸してからも変わらない。脊髄の末端部（仙髄）に丁度、延髄と対照的な排出という植物性過程の後半部を支配する中枢がある。**延髄と仙髄は、植物性過程の入口と出口を押さえる。**この両者は交感神経系と拮抗的に働くので副交感神経系と呼んでいる。

7椎間の「7の観音開き【肩甲骨の開閉】」（数理から見えてくる治療）

胸椎1番から胸椎7番の7椎間の左右に肩甲骨がある。この7椎間には、**7の観音開き**という数理が隠されている。7の観音開きは、肩甲骨の開閉する原理でもある。

7の観音開きの原理とは、7つの玉が上下の2つが基点となって、その間の5つの玉が左右に開く原理である。合計12ある球は、12脳神経に対応している。

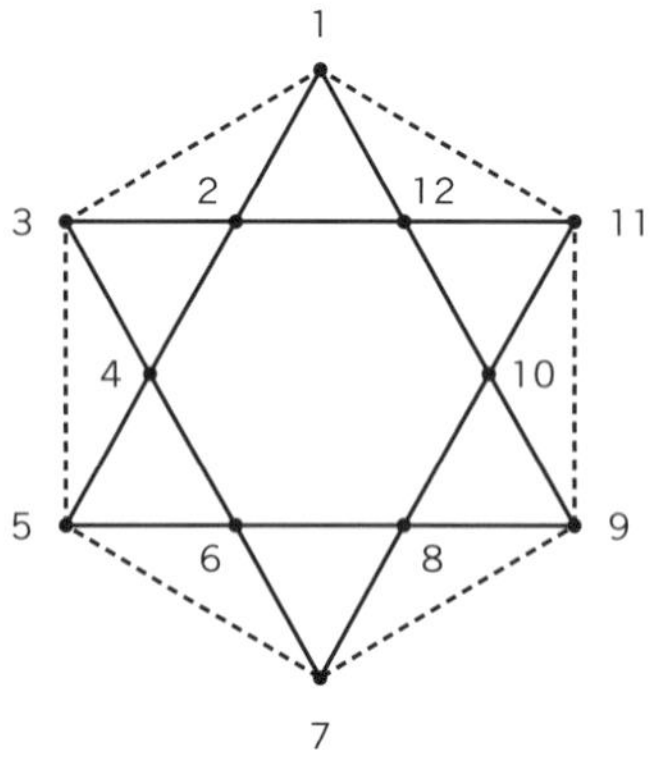
1
2
12
3
11
4
10
5
9
6
8
7

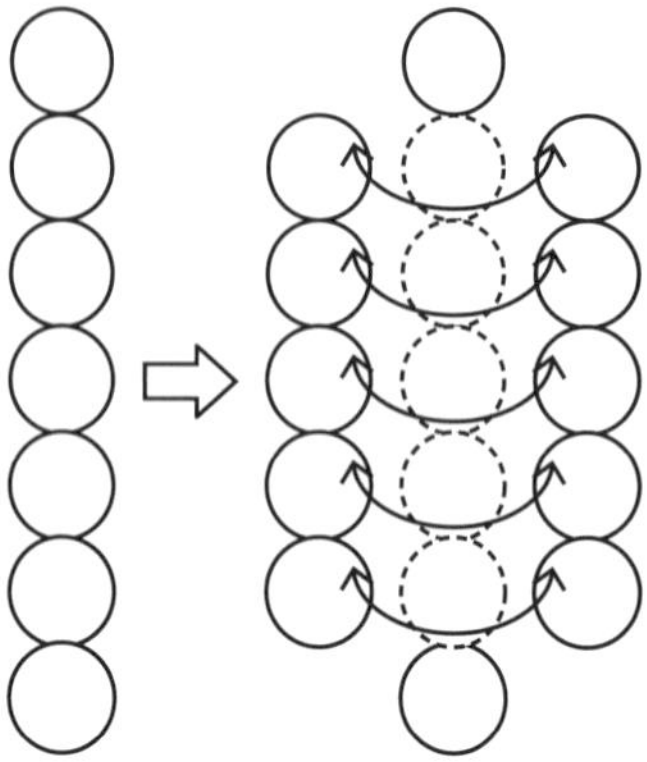

7の観音開き

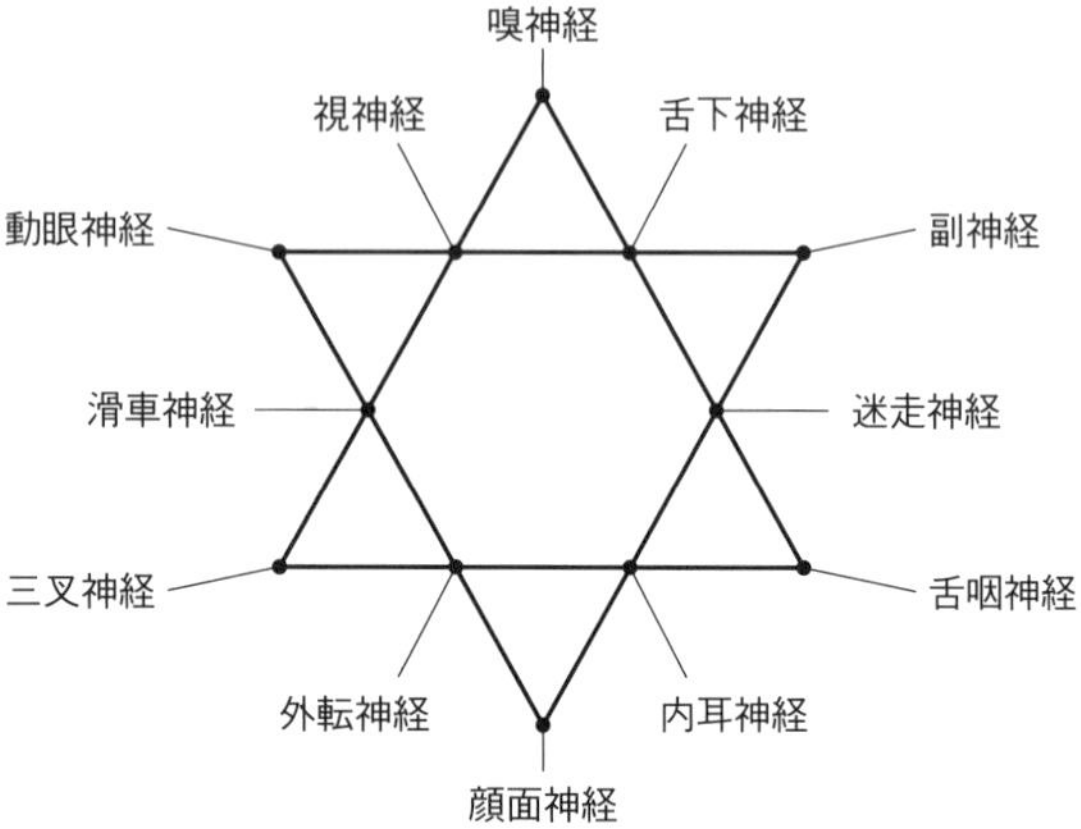
嗅神経
視神経
舌下神経
動眼神経
副神経
滑車神経
迷走神経
三叉神経
舌咽神経
外転神経
内耳神経
顔面神経

それ故、この部位で**迷走神経**、**三叉神経**、**舌咽神経**、**顔面神経**などの脳神経の調整ができるのである。野口晴哉は、頸椎7番は**迷走神経の張力**、胸椎3、4番は迷走神経の**抑制**と密接な関係があると指摘している。

また、左胸椎3、4番の三側で顔面神経麻痺や三叉神経痛の調整をおこなっている。

背骨の7の数理と7の観音開きの原理から、野口整体の迷走神経の調整の真の

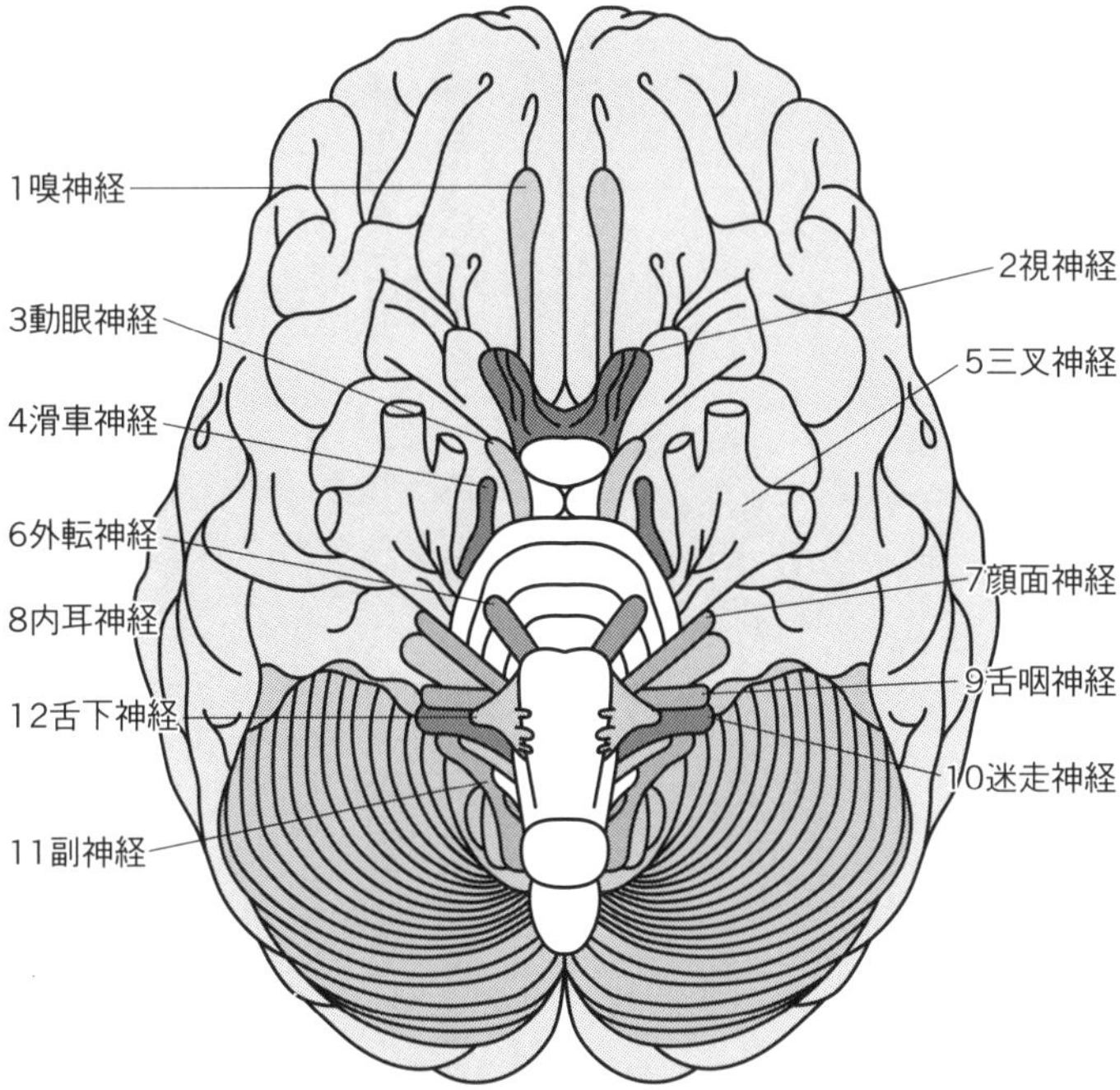

姿が浮かび上がってくる。その詳細を鳴門の渦潮の動きから考察を加えてみる。

渦潮は渦の中心に向かって渦巻く。この現象が1・6水局である。渦の中心は7、ツボで言えば「大椎《だいつい》」である。中心の渦は水中に引き込まれていくが、渦の大きさによって引き込まれる深さが違ってくる。渦が生じても小さな渦は浅くてすぐに消失してしまうが、大きな渦は海の底に向かって深く引き込まれていく。大小様々な渦がある。

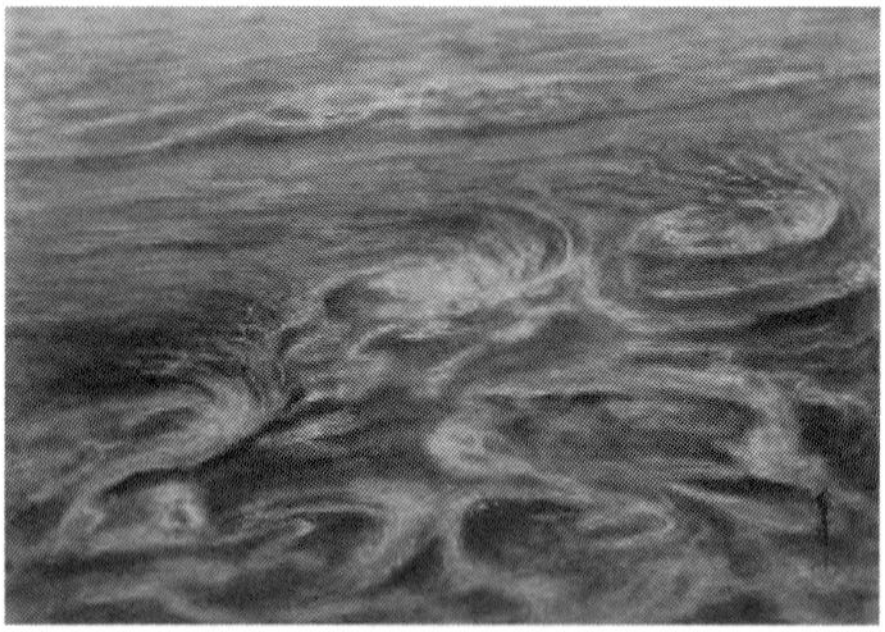

渦潮

渦が海底に引き込まれていく力が、野口整体でいう迷走神経の張力である。大事なことは、海底の底に達することである。海底に達しない小さな渦では、迷走神経の張力としての治療には使えない。役立たない。

治療においては、**渦が底を突く**ことが大事になってくる。背骨の7の数理からその渦の底が、胸椎7番、腰椎2番、尾骨であることが分かる。

迷走神経の治療は、まず頸椎6番を1・6水局させる。それに、渦の底の胸椎7番左一側、左右の腰椎1、2、

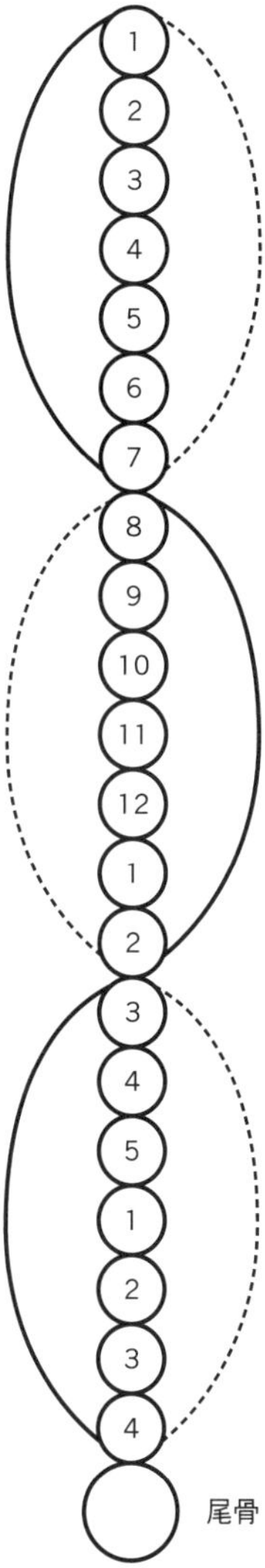

3番の一側と「長強」を加える。通電する音は、鳴門の渦潮である。渦は下方に向かって渦巻く。

しかる後に、7の観音開きの原理から胸椎3、4番左三側を取穴する。そして2・7火局の原理から、「風府」、「風池」、「完骨」、「百会」を加える。通電する音は、渦潮とは逆方向の上方へ渦巻く台風の音を使う。風向きを変えることが、7の観音開きの奥義でもある。この治療によって、植物性過程の入り口の**延髄**を調整することができる。

副交感神経を調整する植物性過程の出口である仙髄の治療は、仙骨の「八髎穴」を取穴する。

植物性過程の入り口と出口をコントロール（制御）している延髄と仙髄を同時に調整す

ると、関節リューマチなどの自己免疫疾患に著効する。このことは、現代の難病の多くは体内の植物性器官の障害もしくは機能低下が大きく関与していることを示唆するものである。

腹の土の作用の脆弱化、汚染、脳への過剰刺激などによって、私たちの体内の植物性器官（とくに腸）は悲鳴をあげている。貴方には、物言わぬ植物（腸）の悲鳴が聞こえるだろうか……。

パニック障害とは脳と交感神経の緊張が強固に結びついたもの

交感神経の過剰緊張で眠れない、イライラ、落ち着かない、怒りっぽいなどのケースでは、ホルモン調整同様に左胸椎7番、右胸椎8番と胸椎9番一側を取穴して、水溶性ホルモンのストレスホルモンであるアドレナリンを調整する。

しかる後に、胸椎8番 の左二側で過剰な熱を抜いて交感神経の緊張を鎮める。

交感神経の緊張と大脳が強く結びついたのがパニック障害である。パニック障害の身体的特徴は、**脳の緊張と交感神経が強固に結びついた心理的緊張状態**にある。

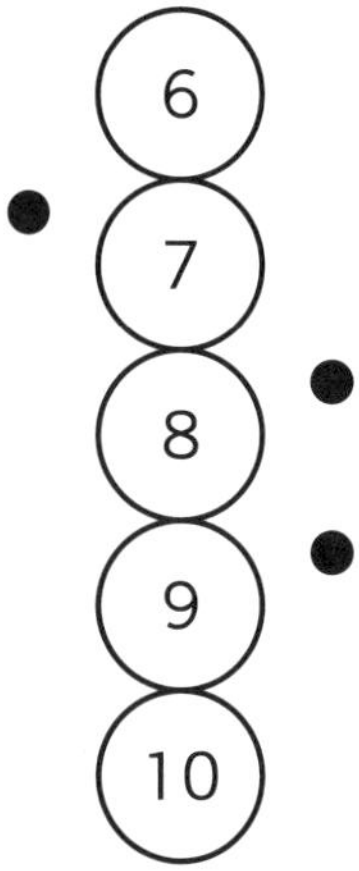

交感神経の調整

それ故、ほんの些細な刺激でも交感神経が過剰に反応して脳の緊張を引き起こしパニックになる。意識ではどうすることもできないほどに強固に脳と交感神経が結びついているので、パニック障害の治療は交感神経の興奮を抑えるだけでは不十分である。脳と交感神経の強固な結びつきを遮断しなければならない。

通常では、交感神経が過剰緊張しても一晩寝れば、少し時間が経てば鎮まってくるが、パニック障害では交感神経の緊張が大脳と直結して一種の電気的な回路を形成している。それ故、ストレスがかかれば自動的にこの回路が作動してパニックの発作が起こる。治療で大事なことは、この回路のスイッチを切ることに尽きる。これができないとパニック障害は治せない。その部位が、胸椎8番左一側二側である。胸椎8番左一側の緊張

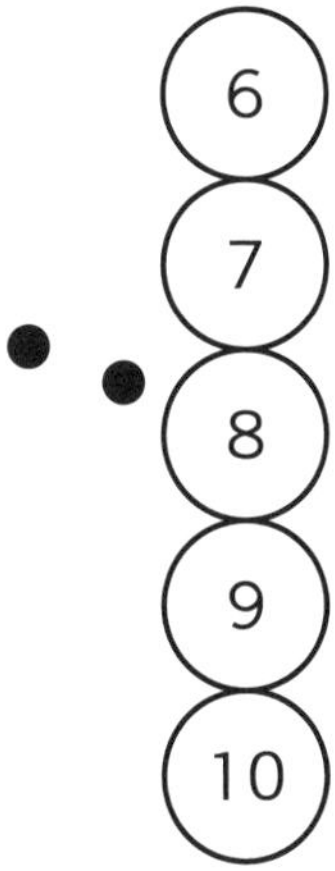

（大脳の緊張）が交感神経（二側）と結びつき、ある種の心理的緊張をつくっている。

補助的に、大脳の緊張を頭頂部の「百会」と

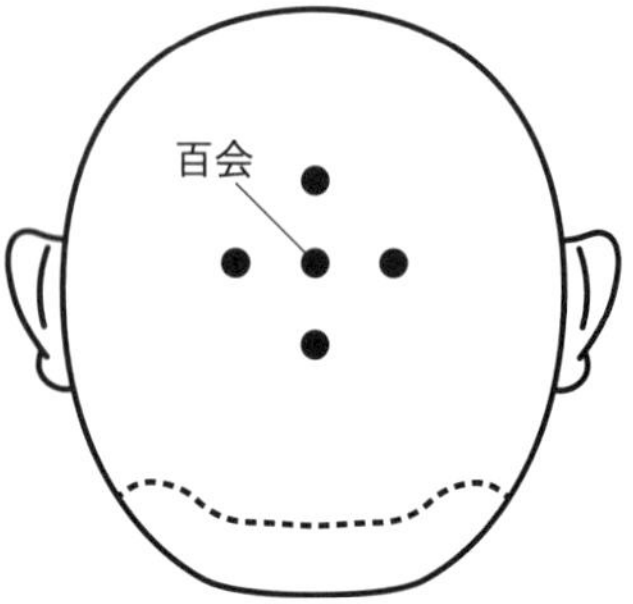

百会の治療

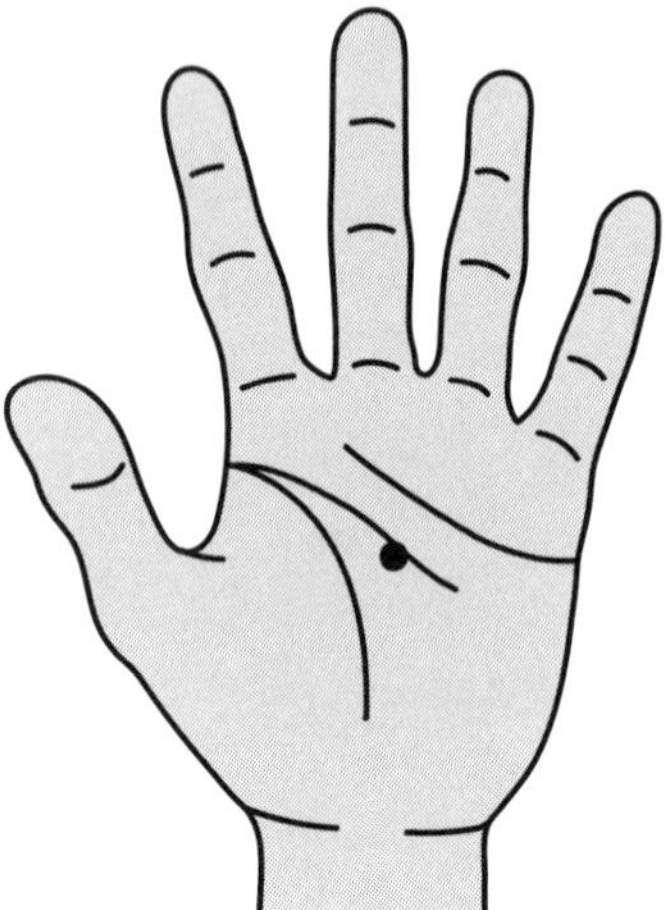

労宮

手のひらの「労宮《ろうきゅう》」を加える。「百会」の治療は、図のように「百会」の周囲に4点とる。

「労宮」は、野口整体では**鎮心の急処**と言われている。『整体法の基礎』（野口晴哉）には以下のように記されている。

「相手と並んで坐ります。相手の掌の真ん中を、拇指で押さえます。これが構えです。ここは鎮心の処です。ここをちょっと押さえるだけで、相手の体勢を自由に崩せるのです。

息を吸い込んでいる時にやれば、すぐ崩せる。息を吐いている時は、全然動かない。手が軽くなって来た時に押さえれば、いくらでも動かせるのです。それを、手の真ん中でやるのです。一人で気張って押す人もあるが、力ではないのです。相手の呼吸によるのです。」

「労宮」は、頭の過敏を鎮静し、心を鎮め、焦り、不安、不満など頭のモヤモヤした状態を解消する。左右の違いは、左労宮は心臓の機能と関係していて、生理的に心臓が悪いとき、つまり不整脈、動悸《どうき》、心悸亢進《しんきこうしん》などのときに用いる。右労宮は感情・心理と関係していて、不安、焦り、心配などがあるときに用いる。

筆者は交感神経の調整する際には、新潟大学医学部教授・阿保徹の「白血球の自律神経支配の法則」を参考にしている。白血球には大別すると顆粒球、リンパ球、マクロファージがあり、そのうち顆粒球とリンパ球は他の臓器と同様自律神経の支配を受けている。顆粒球とリンパ球はアドレナリンレセプターとアセチルコリンレセプターを発現しており、交感神経の緊張が持続すると顆粒球が過剰に産生され、反対に副交感神経が優位になるとリンパ球の産生が促進される。

血流中における白血球の分布はマクロファージ５％、顆粒球54～60％、リンパ球35～41

％という割合で存在している。しかし、交感神経緊張が長く続くと、その支配を受ける顆粒球の数は増加し、その比率が65％以上になると自らが放出する活性酸素や酵素によって細菌のみならず健全な組織をも破壊してしまうリスクが高まってくる。多くの病気はストレスを受けて免疫抑制状態になって発症するが、ストレスを最も早く感知するのは免疫系である。末梢血のリンパ球比率やリンパ球総数は敏感にストレスに反応している。一方、運動不足などで副交感神経が優位になりすぎるとリンパ球が増加してアレルギー関連の問題が起こりやすくなる。

リンパ球が35％以下、顆粒球が65％を超えたら交感神経の緊張、リンパ球が41％を超えたら副交感神経優位と筆者は診断している。但し、確定診断ではなく、あくまでも参考の指標のひとつとしている。最終的には、自覚症状や治療の反応等でもって総合的に判断する。当然、副交感神経優位なケースは、交感神経の調整とはまったく異なってくる。交感神経に比べて副交感神の調整ははるかに難しい。

血液は赤血球以外ほとんどが「免疫細胞」（免疫進化の歴史）

免疫系（免疫機能）の進化は、多細胞生物の循環系（栄養補給路・老廃物の回収路）の進化と並行している。そして、免疫機能を担う血球（血液成分、リンパ成分）の発生場所が移動する。この進化過程を、三木成夫の『ヒトのからだ―生物史的考察―』（うぶすな書院）を参考にして考察を加えてみる。

最初の循環系は、細胞と細胞の間の、道なき道を不規則に流れていた。それが、次第にひとつの道に集まり、血管系が成立した。その血管系にポンプの役目を果たす心臓が成立して、脊椎動物で、血管系が完成する。

この循環系には、３つの循環が成立する。**腸循環**＝腸管をめぐって栄養を吸収する。**腎循環**＝体腔の岸を回って、老廃物を排出する。**体壁循環**＝体壁、すなわち動物性の器官を養う。そして、動物が陸上に上陸すると、**肺循環**（肺呼吸系）が加わる。

このような循環系の進化の中で、血管系に収容し切れなかった体液を導く特別の管として「リンパ管」が新設され、**リンパ管系**が成立する。

ヒト・哺乳類の血液成分は、赤血球を除けばほとんどが**免疫細胞**である。そこで、血液細胞の発生場所、造血器官がどのようになっていったかを考察してみる。

まず、無脊椎動物の腸管の壁には、異物を丸呑みにする**食細胞**の一群がひしめいていた。これが、血液細胞の祖先である。この食細胞群が、血管系の成立とともに、血管内に移り、体中をパトロールして回るようになった。

脊椎動物の出現で、血管系が本格的に発達してくると、血液細胞のふるさとが、腸管の壁を離れ、血管の岸に移ってくる。つまり、血管内に紛れ込んだ外来の異物を待ち構える。この血管の岸にあたるのが、**脾臓**である。下等脊椎動物（原始的な魚類）では、血液細胞が脾臓でつくられ、ここから血管内へ送り込まれる。

古生代の脊椎動物の上陸とともに、造血の本部は、脾臓から**腎臓**に移る（両生類の段階）。そして、中生代に入り、爬虫類段階になると、造血本部は骨の中、すなわち**骨髄**に落ち着く。そして、この造血様式が、鳥類、哺乳類まで続いているのである。

一方、新しく発生したリンパ管系では、新しい型の血液系細胞（リンパ細胞）が登場する。つまり、骨髄で生まれた血液細胞の一部が、リンパ腺やリンパ節で最終免疫細胞に分化し、高度な免疫機能を果たしているのである。リンパ腺のうち、胸腺は、重要な免疫細胞であるT細胞の分化と選別の場であり、免疫中枢器官とも言える。

免疫進化の歴史とは、最初、腸管で生まれた「免疫機構」が、循環系の発生とともに、造血器官を**脾臓→腎臓→骨髄**と移動させ、免疫機能の追加を行い、鳥類・哺乳類に至って、現在のヒトの免疫系に至ったのである。

骨髄を造血器官とし、胸腺を重要な免疫細胞の分化中枢器官とし、血管系とそれを補完するリンパ管系によって、体全体の免疫（防御）システムをつくり上げているのである。

このように、ヒトに備わった免疫システムは何億年もかけて進化してきた。私たちはこの免疫システムをもっと信頼すべきである。すぐに、安易に、薬や抗生物質、抗菌剤に頼るのは控えるべきである。無菌状態を目指しているが、それでは病原という圧力に対処する免疫システムはうまく作動しない。

臨床的には、免疫機能が狂ったとき、弱った免疫機能を強化するには、古い免疫系（最初に腸管で生まれた免疫機構や脾臓、腎臓）を刺激した方がより効果的である。筆者は、とくに**腸管の免疫機構**を重要視している。具体的には、腸の蠕動運動を促進させることが、腸管の免疫機構を活性化させる最も近道と考えている。腸管の免疫機構が活性化されると、胸腺もまた同時に活性化される。何故なら、胸腺もまたは鰓腸由来の器官であるからである。

現代医学は血管内を流れるリンパ球などの免疫機能を躍起になって研究しているが、筆者は腸の粘膜下のリンパ球にこそ免疫機能を活性化させる鍵があると考えている。同じリンパ球でも、血管内のリンパ球と**粘膜下のリンパ球**ではその働きが異なる。所変われば品変わるという諺《ことわざ》があるように、同じ人間でも、土地が違えば風俗・習慣もそれぞれ異なることは明白である。

現在、関節リウマチ・全身性エリテマトーデス・慢性甲状腺炎・バセドウ病・悪性貧血・原発性胆汁性肝硬変等といった自己免疫疾患が急増しているが、筆者には体内の植物性器官の悲鳴に聞こえる。動物性器官（脳）に虐げられ、疲弊した腸の叫び声に他ならない。

そのような悲鳴にも似た叫び声に対して、現代医療は免疫抑制剤によって力づくでその叫び声を抑え込もうとしている。まるで、支配者に反旗を翻し、蜂起した圧政に苦しむ一般大衆を強い軍事力で抑え込んできた前時代的な人類史の再現ではないか……。しかし、目の前の真実の姿を見ないのは何も現代医療に限ったことではない。

生態系という緑の薄い膜にしか生息できない存在である私たち人類は、自らの身勝手さでこの生存基盤を破壊し尽くしている。地球生態系は悲鳴をあげているが、強欲で愚かな人類は未だにその事実に気づかない。否、気づこうとしていない。増加の一途を辿っている自己免疫疾患は、地球生態系を破壊し続けている私たち人類への警告でもある。

生命とは動的平衡にある「流れ」（すべての原子は生命の中を流れ、通り抜ける）

すべては流れの中にある。**流れこそが真実である。**武道や相撲、賭け事においても流れがすべてである。流れを読みきれない者はこれらの世界では生き残れない。

20年間無敗の麻雀の達人、雀鬼こと桜井章一氏は言う。

「麻雀卓を回っている情報に意味はない。流れをつないでいけば世界は広がる。流れの感覚は非常に大事である」

分子生物学者・福岡伸一は言う。

「エントロピー増大の法則に抗う唯一の方法は、**システムの耐久性と構造を強化することではなく、**むしろその**仕組み自体を流れの中に置くことなのです。**」

つまり流れこそが、生物の内部に必然的に発生するエントロピーを排出する機能を担っていることになるのだ。

生命とは動的平衡にある流れである。例えば、貯蔵物と考えられてきた体脂肪でさえもダイナミックな流れの中にある。需要と供給のバランスがとれているときでも、内部の在庫品は運び出され、一方で新しい品物を運び入れる。脂肪組織は驚くべき速さで、その中身を入れ替えながら、見かけ上、ためている風をよそおっているのだ。すべての原子は生命体の中を流れ、通り抜けているのである」

真実は流れの中にある。

先人は、時間とともに七変化する氣の姿の中にそれを見た。そして、その氣の流れを数に置き換えた。一見無秩序に見える流れの中にも法則性はある。

秩序は無秩序へ、形あるものは崩れる。エントロピー増大の法則である。生命現象は、この世界にあって、最も秩序ある仕組みである。しかし、エントロピー増大の法則は、この生命の上にも、細胞ひとつひとつまで容赦なく降り注ぎ、タンパク質を変性させ、細胞膜を酸化し、ＤＮＡを傷つける。少しでもその法則に抗うために、生命はあえて自らを壊すことを選択した。

率先して自らを壊すことで、変性、酸化、損傷を、つまり増大するエントロピーを必死に汲み出しているのだ。生物はわざわざエネルギーを使って積極的に自らを壊しては、つくりかえているのだ。

最新の生物学が明らかにしたことは、タンパク質の合成経路は一通りしかないけれど、分解経路は何通りもある。つまり、生物は壊すことの方が主であるということだ。

しかし、流れが停滞すると、物質・エネルギー・情報の交換の相補性の支えが狂ってしまい、破壊によるエントロピーが蓄積してくる。破壊はあくまでも流れていることが前提となっている。

生命が最も忌み嫌うものは流れの停滞である。生命は流れている。その流れは、大らかで、健やかである。しかし、その流れが停滞すると、人は病む。その流れを停滞させるものとは？『がんが自然に治る生き方』（プレジデント社）の著者ケリー・ターナーは、末期がんから自力で生還した人たちの「９つの習慣」を明らかにした。

・抜本的に食事を変える
・治療法は自分で決める
・直観に従う
・ハーブとサプリメントの力を借りる
・抑圧した感情を解き放つ
・より前向きに生きる
・周囲の人の支えを受ける
・自分の魂と深くつながる

・「どうしても生きたい理由」を持つ

「がん細胞」は心根の優しい細胞（他の細胞に酸素を回そうとする）

がんは、腫瘍《しゅよう》の中でも異常に増殖し、かつ周辺組織に浸潤したり（浸潤能）遠隔組織に転移したり（転移能）する細胞集団のことである。がんのほとんどは上皮組織に生じる。良性腫瘍は、組織浸潤能・転移能を持たない細胞集団で、異常な増殖を起こすものの、発生した場所から移動することはない。

がん細胞の持つ様々な特性として、高い増殖能・細胞の不死化・アポトーシスの回避・浸潤性の獲得・低栄養環境における生存などがあげられる。また、がん細胞は、通常細胞と異なる多面的な生物学的特性を備えている。その中で、古くからがんでは**解糖系代謝亢進**していることが知られている。

正常な細胞は、ＡＴＰ産生のためにミトコンドリア好気呼吸（酸化的リン酸化）に依存しているが、がん細胞では酸素の存在下においても、好気的解糖（グルコースの乳酸への変換）を主とした生体エネルギー代謝経路にシフトしている。

なぜ、がん細胞はミトコンドリアを使わないのであろうか？　それともミトコンドリアを使えないのか、はたまた細胞の主《ぬし》的な存在のミトコンドリアに嫌われて拒絶されてしまったのか、低酸素に対する適応応答としてか……。

冷えて、血流が悪く、酸素の乏しい劣悪な環境下の細胞は、ミトコンドリアから発生する活性酸素に晒される。最初は**慢性炎症**という形で現れるが、慢性炎症が何年、何十年と長く続くと、細胞そのものが変性し、細胞内に金属イオンなどが溜まってくる。また、「ツボ」に電気が溜まって、電位が高まり様々な滞りが生じる。それぞれの細胞に行くべきエネルギーやイオン化された成分の循環が低下し、細胞レベル、器官の機能低下を起こす。更に、「ツボ」のコンデンサーの機能失調が起こると過電流が生じ最終的には細胞不全が起こり、がん化する。

細胞の気持ちになって考えてみると、長きにわたって酸素の乏しい劣悪な環境下に晒されると酸素がなくても生きていけるように努力する細胞が出現してきても何ら不思議ではない。この苦肉の試みが**脱核**ではないだろうか。しかし、この試みは赤血球のようにうまくいかずに失敗した。逆に、核に異変が起こり異常な増殖を繰り返すがん細胞へと変貌を遂げることとなった。それほどに細胞内の核を消失させることは技術的には難しいということだ。

脱核に成功した赤血球とて、その道のりは決して平坦ではなく険しく長かった。爬虫類や魚類などの赤血球には核があり、哺乳類に至って初めて脱核に成功した。哺乳類の赤血球は、組織により多くの酸素を運ぶために酸素の輸送に特化した。そのために、通常の細胞が持つ核やミトコンドリア、リボソーム、ゴルジ体、小胞体などを長い時間を費やして捨て去ったのである。

自らの許容範囲ギリギリまで酸素を運ぶ赤血球は、当然、自ら酸素を消費しない。酸素を使わない経路（解糖系）でしかエネルギー代謝をおこなえない。解糖系は酸素を使う経路（TCA回路・電子伝達系）に比べてATP生産効率は非常に悪い。エネルギー効率を犠牲にしてまでもより多くの酸素を運ぶ、それが赤血球に科せられた宿命である。

更に、赤血球の大きさは直径7〜8㎛、末梢の毛細血管はこれより少し小さい。それ故、赤血球は形を細めて毛細血管を流れる。赤ん坊の栄養となるときには、乳腺で白い乳汁につくりかえられる。

脱核して変身を遂げた赤血球は、更に**形**や**色**まで変えて他のために奉仕する。これを滅私奉公と言わずして何と言おう。自我を超越した悟りの境地であり、物言わず風雪に静かに耐え忍ぶ大樹の姿でもある。

がん細胞は酸素を必要としない赤血球のような存在になろうとした。しかし、赤血球のような無我の境地に達することはできなかった。逆に、なぜ自分だけがこんな苦しい目に遭わなければいけないのか！　と恨みや怒りが次第に募っていき、ついには自暴自棄になり自分の故郷を破壊するに至った。

しかし、がん細胞は根っからの破壊者ではない。このままでは本体が持たない、せめて自分だけでも、自分たちだけでも酸素を消費しなくて他の細胞に少ない酸素を回そうと考えた他のために生きようとした心根の優しい細胞である。

「赤血球」は光合成でエネルギーをつくっている⁉

太陽光は地球という惑星において最も手に入りやすいエネルギー源であるにもかかわらず、太陽光をATPという生物エネルギーに変換する能力は光合成生物の葉緑素（クロロフィル）に限られていると考えられてきた。しかし、哺乳類のミトコンドリアにクロロフィルの代謝物が混合すると、採取した光からATPを合成することができることが分かった。シノラブディス・エレガンス（線虫の一種）にクロロフィル代謝産物を与えて光に曝すとATP合成は増加し、同時に寿命も延びる。最適量のクロロフィルを与えられたイモムシの寿命が大きく伸びる。

これらの実験結果から、植物の色素であるクロロフィルを利用して動物もまた太陽光から直接エネルギーを生成できることが推測される。筆者は、特に赤血球は解糖だけではなく、太陽光でエネルギーをつくっていると考えている。このことを裏付けるかのような論文が、科学雑誌「ネイチャー」に発表されている（1998年）。

「赤血球の赤い化合物であるヘモグロビンが光を感受している」

赤血球が光を感受しているのなら、光でもってエネルギーを生産していても少しも不思議ではない。まるで太陽光で走るソーラーカーのような機能をも併せ持っているのでは？　頸動脈や橈骨動脈《とうこうどうみゃく》、鼠蹊部《そけいぶ》の大腿動脈が皮膚の表面近くを走行しているのは光を感受するためではないだろうか。これら6つの部位のツボ名は、「人迎《じんげい》」、「列缺《れっけつ》」、「気衝」である。

赤血球の赤いヘモグロビンと植物の緑色の葉緑素は、非常によく似た化学構造をしている。両者の大きな違いは、中心の元素が**マグネシウム**か**鉄**かである。

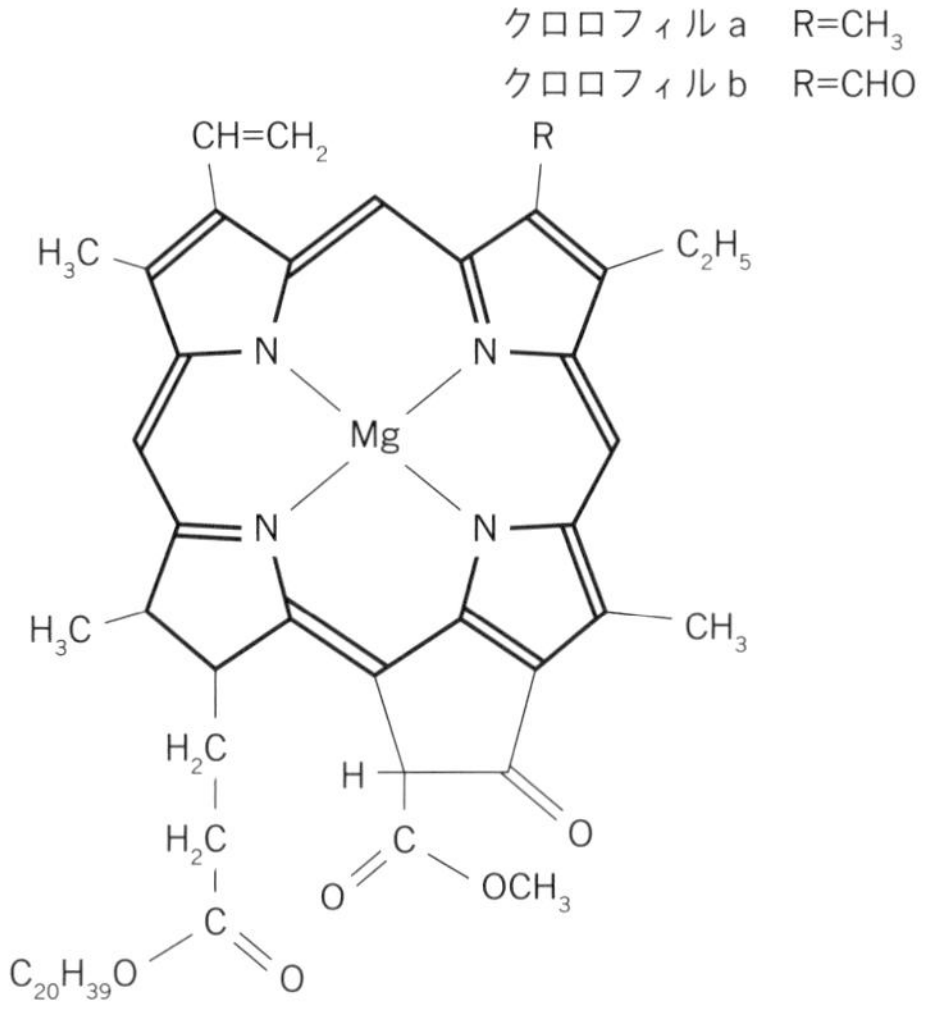

葉緑素

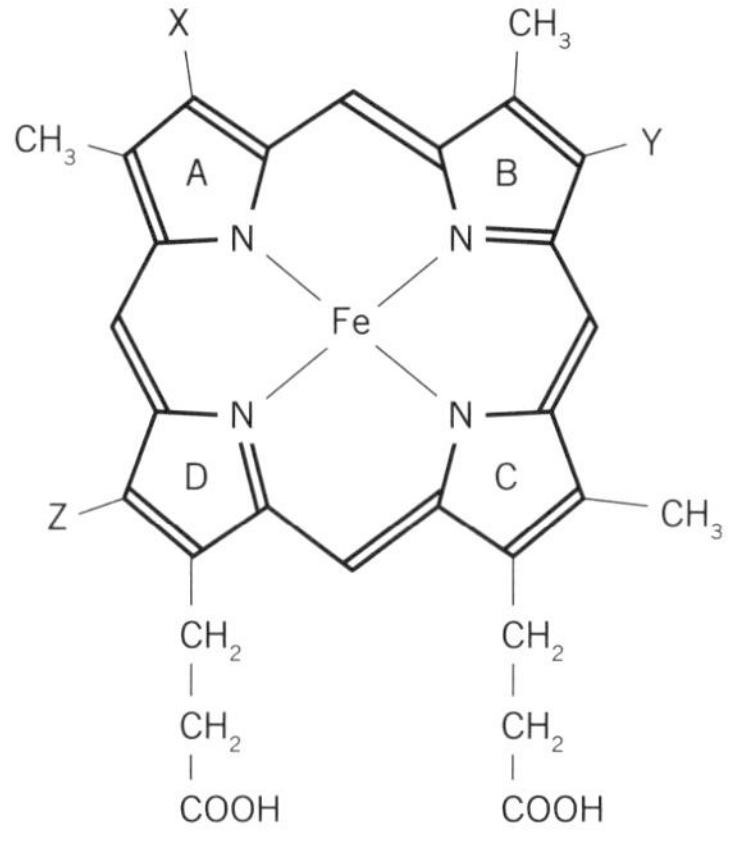

赤血球

がん治療と赤血球

現代医療のがんの治療は、手術（外科治療）・薬物療法（抗がん剤治療）・放射線治療を三大治療として確立されている。そして、医師たちは口を揃えて言う。「エビデンスが確立されている唯一のがん治療である」と。

しかし、この三大治療によってどれほどのがん患者が苦しみながらその生涯を終えていることか。このような背景から、近年では、第4のがん治療とも呼ばれる免疫治療が脚光を浴びてきている。

◇活性化自己リンパ球療法

現在、免疫細胞療法の中で最も広く行われている治療法のひとつである。体の中で発生したがん細胞を攻撃するのは白血球の一種であるリンパ球が中心的な役割を担っている。このリンパ球を体の外で培養してパワーアップし、患者の体に戻すのが活性化自己リンパ球療法である。アルファ・ベータT細胞療法、ガンマ・デルタT細胞療法、NK細胞療法などがある。

がん細胞は体の中の正常な細胞が変化した、もともと身内の細胞である。そのため、体の免疫機構にとっても、その「敵」を見つけ出し、攻撃するのが難しい。ただ、がん細胞は正常細胞とは異なる「がん抗原」と呼ばれる目印をもっている。この目印をもつ細胞を攻撃するようにTリンパ球に指令を送るのが樹状細胞である。

最近になって、人が本来もつ免疫力を利用してがんを攻撃し退治する免疫チェックポイント阻害剤のオプジーボが脚光を浴びてきているが、果たして期待通りの治療効果をあげることができるであろうか?

筆者は、がん細胞は私たちの体内にある免疫監視機構の手の内の裏も表も知り尽くしているので、その監視の目をいとも簡単にすり抜けることができる。それ故、白血球やリンパ球、樹状細胞には自ずとしてその限界があると考える。がん細胞は攻撃するのではなく、がん細胞そのものを納得、説得し、そして本来の姿に復元することこそが、がん治療の根幹ではないだろうか。

そこで登場してくるのが**赤血球**である。無償の愛を奉仕する赤血球はもともとは憧れの対象だったが、悪知恵の働くがん細胞にとっては簡単に騙《だま》せ、かつ最大限に利用できるお人よしのカモにうって変わった。それ故、がん細胞にとって、赤血球を利用して自らの周囲にバリアをつくって免疫細胞の攻撃から身を守ることなど朝飯前である。

◇樹状細胞ワクチン療法

私たちの身体は、赤血球のヘモグロビンのヘムを分解して、抗酸化作用や抗炎症作用のある**ビリルビン**をつくって細胞膜を保護している。がん細胞は、この仕組みを巧みに利用して、ヘモグロビンのヘムを分解する酵素を出して免疫細胞が出す活性酸素からその身を守っている。

しかし、ここにがん細胞にとって大きな誤算があったとしたら？　人生においても、手痛い失敗をするのは往々にして自分が最も得意とするところにあるではないか。例えば、カモであるはずの赤血球の内部のヘモグロビンの**鉄を亜鉛に置き換える**と、がん細胞は途端にビリルビンをつくれなくなる。その結果、がん細胞は活性酸素に対する抵抗力を失い活性酸素の餌食《えじき》になってしまう。

ここに着目したのが、前田浩崇城大学薬学部元特任教授である。がん細胞に特異的に集まりやすくした亜鉛プロトポルフィリン（ZnPP）に光を照射して発生する活性酸素でがん細胞だけを攻撃するまさに画期的ながん治療である。その詳細は、『副作用のない抗がん剤の誕生』奥野修司（文藝春秋）を参考にされたし。

亜鉛といえば、最近になってマグネシウムの代わりに亜鉛の葉緑素をもった細菌が発見された。硫化水素を含んだ温泉や鉱山から流れる熱水中に生息する**好酸性好気性光合成細菌**である。強酸性下でも生息できる細菌である。

赤血球は脱核することによって、**植物の面影**を色濃くした。先祖返りしたのである。それ故、赤血球の赤いヘモグロビンと植物の緑色の葉緑素は、非常によく似た化学構造をしているのであろう。両者の大きな違いは、中心の元素がマグネシウムか鉄かである。この両者のわずかな違いをがん治療に応用できる、と筆者は考える。がん細胞は赤血球に対してはまったく警戒心を抱いていない。もし、極悪人が唯一心を許している者の中に劇薬が隠されているとしたら……。その劇薬が**マグネシウム**であり、先に述べた**亜鉛**ではないだろうか。

がん細胞は精妙な技術をもつミトコンドリアとは違って粗雑な技術しか持ち合わせていないので、血管にしてもリンパ管にしてもそのつくりは非常に粗雑にできている。それ故、代謝産物の乳酸やピルビン酸をリンパ管でうまく処理できないのでがん細胞の周りは弱酸性を帯びている。健康な状態では、体液はＰＨ７・４程度の中性に近い弱アルカリ性に保たれているので、がん細胞は酸性の環境には強いというか、馴染んでいると言えるであろう。

正常細胞に比べてがん細胞は**酸性の環境に強い**という特性をもつ。また、**ブドウ糖を好む**という特性もある。これらの特質を逆手にとった治療もまたがん細胞には有効であると筆者は考える。

音と「ツボ」を使うことによって、これらの特性を活かした治療は意外と簡単にできる。今現在、検証中である。

赤血球の周囲がマイナスイオン化（ゼータ電位）していることが重要！

がん発症の間接的な原因のひとつに、毛細血管網を形成する極細の毛細血管（真毛細血管）への血流の途絶が考えられる。血流の中心は赤血球であるから、その形状が大きく問題となってくる。

赤血球の長径は7・5㎛、短径は2㎛、一方の毛細血管の最も細いところは長径は4㎛である。つまり、通常の形状ままでは赤血球は真毛細血管に入り込めないことになる。そこで、形状を変化させて、短径は2㎛かつ真ん中がへこんでいるので折りたたんで真毛細血管に入っていく。

しかし、赤血球の形状がルロー化（赤血球が固まり合う連銭形成状態）したり、アキャンソカイト化（赤血球が球状化し、球体の上にイボがついたような状態。腸の腐敗菌がもたらす）すると、赤血球はうまく折りたたむことができなくなり真毛細血管に入り込めなくなる。

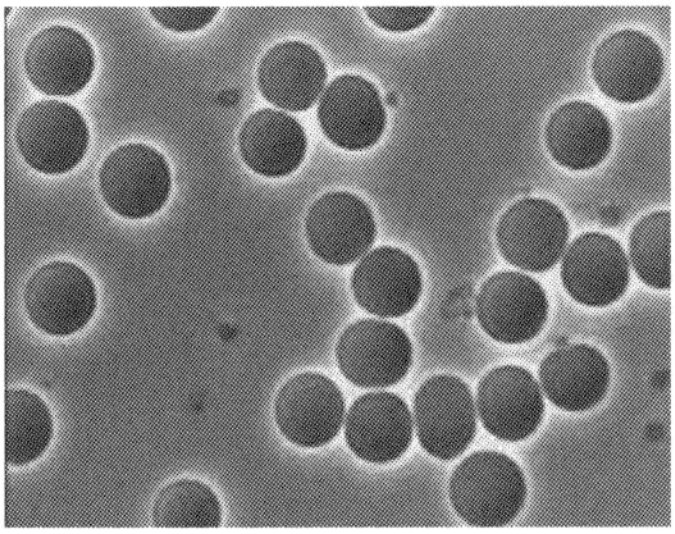

正常な赤血球

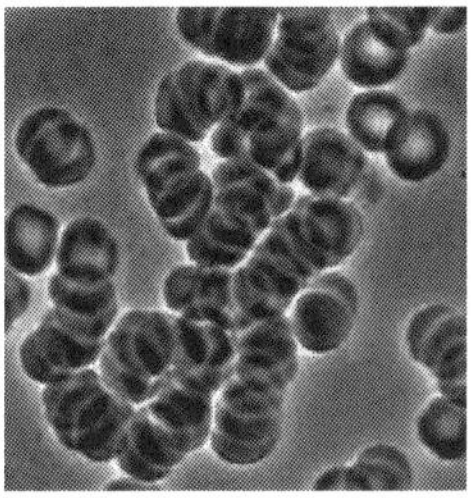

ルロー化（連銭形成）

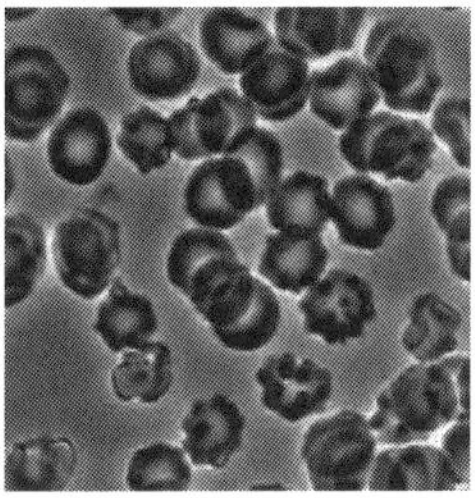

アキャンソカイト化

赤血球は組織に酸素と栄養素を供給した後、今度は組織から老廃物や二酸化炭素を受け取り静脈を通って心臓に戻る。最後は、汗と尿となって排泄される。

しかし、真毛細血管に赤血球が入らなくなると、組織は酸素不足になり、老廃物は溜まる一方になる。栄養素も不足し、組織は劣悪な環境に陥り、慢性炎症が常態化してしまう。その結果、活性酸素が発生し、がんの発生する素地ができ上がってしまう。
本来、赤血球の周囲はマイナスイオンがチャージして取り囲んでいる。これを、ゼータ電位という。

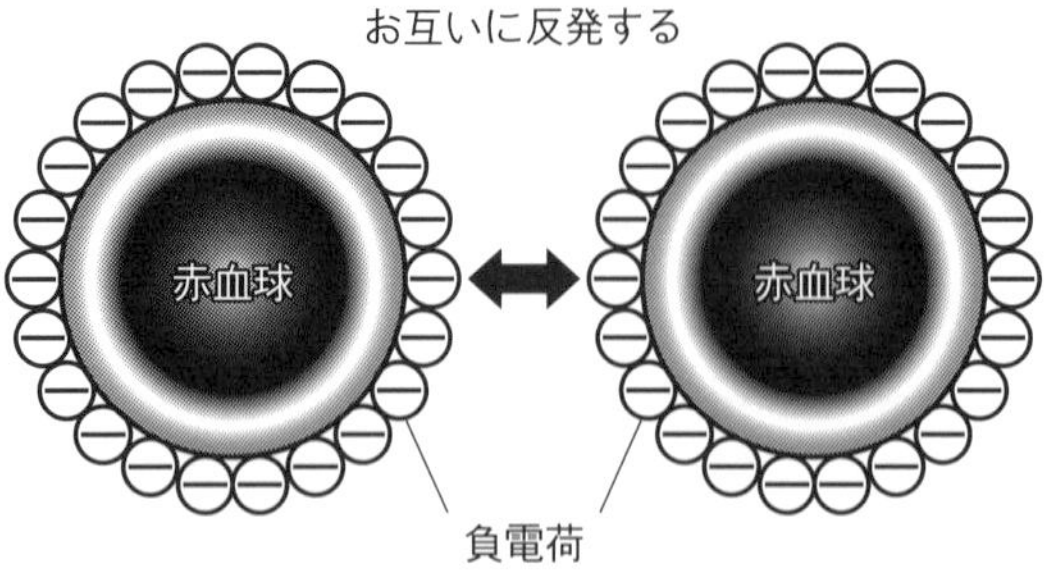

液体中に分散された粒子は、多くの場合に荷電を持っている。そして、粒子の分散状態の安定性は、しばしば荷電状態によって、左右される。この場合、何をもって粒子の荷電状態の指標としたらよいか？　それに対する回答として、定義されたのがゼータ電位である。
微粒子の場合、ゼータ電位の絶対値が増加すれば、粒子間の反発力が強くなり粒子の安定性は高くなる。逆に、ゼータ電位がゼロに近くなると、粒子は凝集しやすくなる。そこで、ゼータ電位は分散された粒子の分散安定性の指標として用いられている。

赤血球の形状が病的になる原因として、喫煙、糖化物質

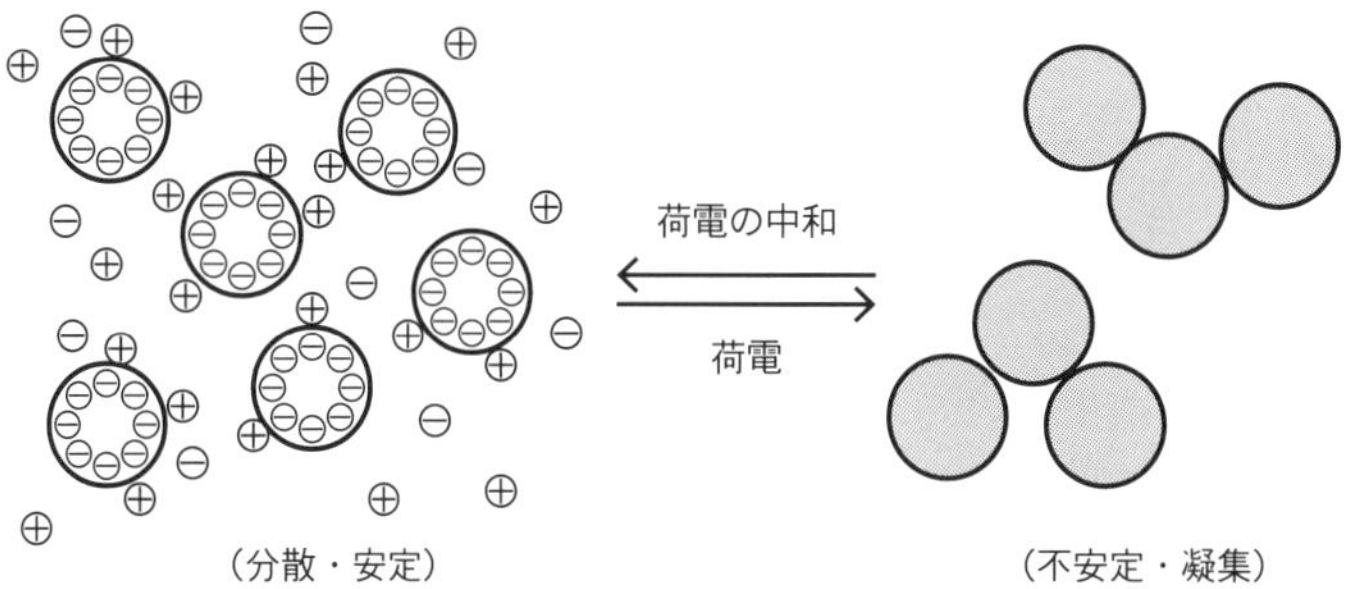

（ＡＧＥ）、動物性タンパク質（肉、加工肉、牛乳、チーズ、ヨーグルト、鶏卵）の過剰摂取、砂糖、グラニュー糖、ショ糖などが考えられている。

がん予防には、ゼータ電位を高めて真毛細血管に赤血球がうまく入り込んでいくことが重要になる。なぜなら、**がん発生の素地になる組織の慢性炎症**を解消させる効果が期待できるからだ。

宇宙はひとつの物ではなく、その本体は「情」である（がん細胞は情がわからず勝手に振る舞う）

孤高な天才数学者・岡潔は、大学での最終講義で以下のように述べている。

「大宇宙はひとつの心。**情**といってもいい。情の２つの元素は、懐かしさと喜び。

花が咲いて蝶が舞う。どうして蝶には花が咲いていることが分かるのか。
つまりそれが、情緒が形となって現れるということ。
花の情緒に蝶が舞い、蝶の心に花が微笑む。情には情が分かるのだ」
「大宇宙はひとつの物ではなく、その本体は情である。情の中には時間も空間もない。だから人の本体も大宇宙の本体にも時間も空間もない」

精神が狂ってしまうほど数学的真理を探究し尽くした**天才**にしか言えないこの岡潔の言葉を、エビデンスに固執し、思考回路が束縛された**秀才**の多い医師たちはどう受け止めるであろうか？

当然、私たちの細胞ひとつひとつもまた情をもっている。お互いを察して、気配りし、気配を読み、自分のやるべきことを瞬時にやってのける。この情が分からずに、他との関わり合いをまったく無視して身勝手に振る舞っているのががん細胞である。それはまた、真の愛を見失ってしまった哀れな存在でもある。

がん細胞は頑《かたく》なに心を閉ざしてしまい、自己本位な細胞である。そんながん細胞の心を解放させるのに、力づく（抗がん剤や活性化自己リンパ球療法など）では無理がある。情でもって解きほぐしていくしかない。その役割を担っているのが、核という自我を捨て去った赤血球ではないだろうか。

がん細胞のDNAを書き換える？

田中節三氏によって開発された「凍結解凍覚醒法」でつくられた皮ごと食べられる奇跡のバナナに、がん細胞のDNAを書き換えるという画期的ながん治療のヒントがある、と筆者は推測する。

> バナナの苗を凍結して解凍させることによって、バナナの特性が変化する。その理由は、使われていなかったジャンクDNAの中から、RNAが遺伝情報を引っぱり出した。
> 過去から延々と受け継いできた能力が引っ張り出されたから——真冬の岡山で熱帯のバナナができた！　——という奇跡が起こった。

がん細胞は、無制限に増殖し、いろんなところに転移する。つまり、がん細胞は、正常細胞とは時間の流れや空間の広がりが異なっている。この特異的ながん細胞の時空の壁を破ることによって、がん細胞のジャンクDNAの中からがん細胞を自然退縮させる遺伝情報を引っぱり出すことは可能となるのではないだろうか？

では、どのようにしてがん細胞の特異的な時空の壁を破るのか？　壁と言えば、「達磨の面壁九年」がある。この意味するものを数霊理論で解き明かすと、以下のようになる。

「壁は数霊では⑧を意味する。

つまり、達磨は8年かけて目の前の壁を破り、9年目で悟りを開いた。」

氣の原理では、壁は3・8木局しないと破れない。3・8木局して初めて目の前の壁⑧が破れる。壁を破って、がん細胞⑨の治療が可能となる。がん細胞の特異的な時空の壁を破るヒントは、日本神話の「天の岩戸開き」にある。その詳細はここでは省略するが、治療に使う音は、水の振動（アメノウズメ）と出産直後の臍の緒が未だドクンドクンと脈打っている母親の心音（タジカラオ）である。

そして、がん細胞の凍結解凍である。解凍する過程で、がん細胞のジャンクDNAの中からがん細胞を自然退縮させる遺伝情報を引っぱり出す。と同時に、がん細胞の細胞膜表面のマイナス電荷が放電される。これらの治療は、「ツボ」と音を組み合わせると意外と簡単にできる、と筆者は考えている。今現在、検証中である。

第五章

ミトコンドリアワールド（細胞レベル）の活性化こそが未来の医療となる

生命進化の立役者ミトコンドリアは体重の1割を占めている!?

この地上で最もはびこっている生物体をご存知であろうか？　人でもなく、細菌でもなく、ミトコンドリアである。今や、ミトコンドリアは地球上の３０００万種を超えるほとんどすべての生物の細胞に生息している。ミトコンドリアＤＮＡにある遺伝子は、最も地球上での増殖に成功したということになろう。

ちなみに、ミトコンドリアの総量は、私たちの体重の1割をも占めている。つまり、体重60キログラムの人は、６キログラムものミトコンドリアをもっているのだ。ミトコンドリアは我々の体内で、細胞内でどのような働きをしているのであろうか？

38億年の生物進化史において、原初生命体（始原細胞）は熱と硫化水素といった有機物によって深海で誕生したと考えられる。最近では、陸上の温泉地帯で生命は誕生したのではという説もある。この地球上に最初に誕生した生命（始原細胞）は、**原核細胞**（細菌）と呼ばれるもので、きわめて単純な形をしていた。数億年を経て、真正細菌と古細菌の２つに分岐する。更に10億年以上経て**真核生物**が分岐する。こうして生命樹の三大枝ができる。

酸素のない原始地球上で生まれた原核生物は、最初に**熱**を利用してエネルギーを獲得した。やがて**解糖**によってエネルギーを獲得する発酵細菌などが登場する。次に、無尽蔵のエネルギー源、**太陽光**である。これによって生物史における大革命が起こった。大活躍をしたのが、太陽光を使ってエネルギーを獲得する藻（藍色細菌）である。

27億年前に大繁殖した藻が放出する酸素が、海水中の酸素濃度を著しく増大させた。空気中にも酸素が増大し、やがて大気圏が形成されるに至る。この藻の誕生こそが、地球上における生物世界の発展を約束したと言っても決して過言ではない。これは生物が地球環境を変えた最初の例である。

しかし、**酸素は猛毒**でもあった。これまで生息していた多くの嫌気性の細菌は、酸素からつくり出される活性酸素によって大量絶滅していった。ヒトの遠い祖先とされる真核生物もまた絶滅の危機に瀕していた。しかしその一方で、ごくわずかだが危険極まりない酸素を活用してエネルギーを獲得する生物もいた。真正細菌の光合成細菌から生まれた**αプロテオ細菌**もそのひとつである。そして、真核生物とαプロテオ細菌が運命的な出会いを果たす。

絶滅が約束され息も絶え絶えした者と、かたやこれからは自分の出番と意気揚々とした者との出会い、常識ならその結末は明白であるが、この出会いは人間の常識などまったく通用しない太古の昔のお話。どこをどのようにして丸め込めたのか、相手の弱みを握ったのか、真核生物が宿主となり**α**プロテオ細菌を寄生させてしまった。会社にたとえるならば、倒産寸前の会社に優秀な酸素を巧みに操れるエネルギー技術者が雇われたようなものだ。この瞬間から、人類史がスタートしたと言っても決して過言ではない。

この好気性の**α**プロテオ細菌が、後々の私たちの細胞のなかにある**ミトコンドリア**である。先に寄生という表現を使ったが、宿主の真核生物と**α**プロテオ細菌の関係は正しくは**共生**である。寄生は宿主とは一方的な関係にある。例えば、寄生虫などは宿主のことなど何ら気にすることなく一方的に栄養を貪り、宿主の内部でその勢力を拡大させる。

真核生物は、酸素を扱える**α**プロテオ細菌を細胞内に取り込むことによって多量のエネルギーを獲得した。そして、獲得した多量のエネルギーによってその体制は次第に複雑になった。生物進化が一気に加速したのである。つまり、**ミトコンドリアこそが生物進化の影の立役者なのだ。**

特殊な顕微鏡で細胞の中を覗いてみると、まず目には入るのは核である。そして、その

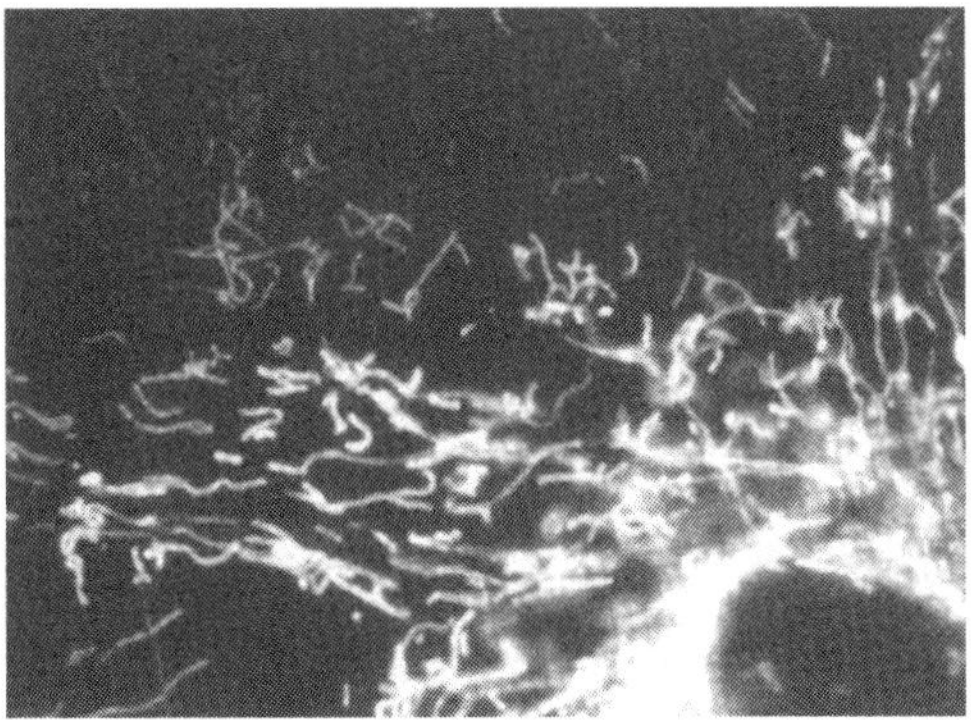

糸状のものすべてがミトコンドリア

核のまわりを取り囲むようにびっしりと密集している糸状のもの。そして、驚くことにこれらはあちこちに向きを変えながら、争うように動き回っている。くっついたり離れたりをあちこちで繰り返している。まるで独立した生物であるかのように。

ミトコンドリアの形や構造は、生物によって違う。同じ種類の生物でも、体内の部位やその働きによってミトコンドリアの形や量が違う。例えば、骨格筋の細胞のミトコンドリアは細長く、膵臓のミトコンドリアは他のミトコンドリアより4倍ほども大きい。また、ミトコンドリアは活動の様子によって色が変化する。

ミトコンドリアは、加齢とともに減少し、質の悪いミトコンドリアが増えてくる。また、運動や寒さ、空腹などで簡単に増える。細胞内の核に比べてミトコンドリアは容易にその質や量を変化させる。それでいて、ミトコンドリアは母性遺伝である。父親のミトコンドリアＤＮＡは拒絶され、母親のミトコンドリアＤＮＡのみが受け継がれる。

体内に取り込まれた栄養素と酸素は、ミトコンドリアに運ばれＡＴＰというエネルギーがつくられる

私たちは食べなければ生きてはいけない。呼吸しなくては生きていけない。この食べた栄養素と呼吸によって体内へ取り込まれた酸素の行き着く先、それがミトコンドリアである。そして、ミトコンドリアの働きによってＡＴＰ（アデノシン三リン酸）というエネルギーがつくられる。

私たちの体内には、大きく分けて2種類のエネルギー生産経路がある。酸素を使わない経路（解糖系）と、酸素を使う経路（クエン酸回路・電子伝達系）だ。両者の大きな違いはそのエネルギー生産効率にある。酸素を使う経路のほうが、同じ量の栄養源から15倍以上効率よくエネルギーを生み出すことができる。

ミトコンドリアでは、酸素を消費して糖や脂肪からＡＴＰをつくる反応がおこなわれる。その反応経路の第一段階はＴＣＡ回路（クエン酸回路）である。糖や脂肪が分解されて、これが一回りするときに二酸化炭素と水素が生じる。次の最終ステップが電気エネルギー

TCA回路

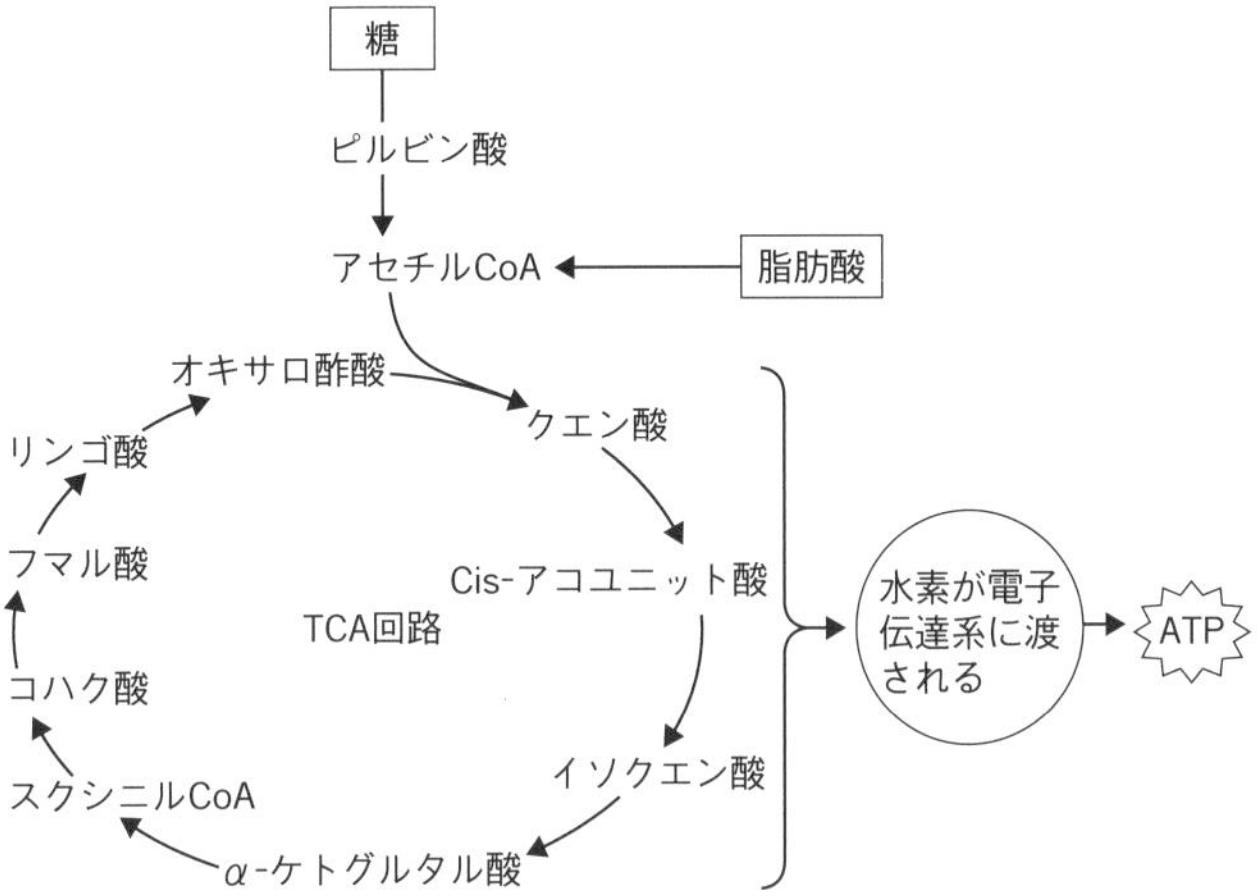

鍵酵素（律速段階）

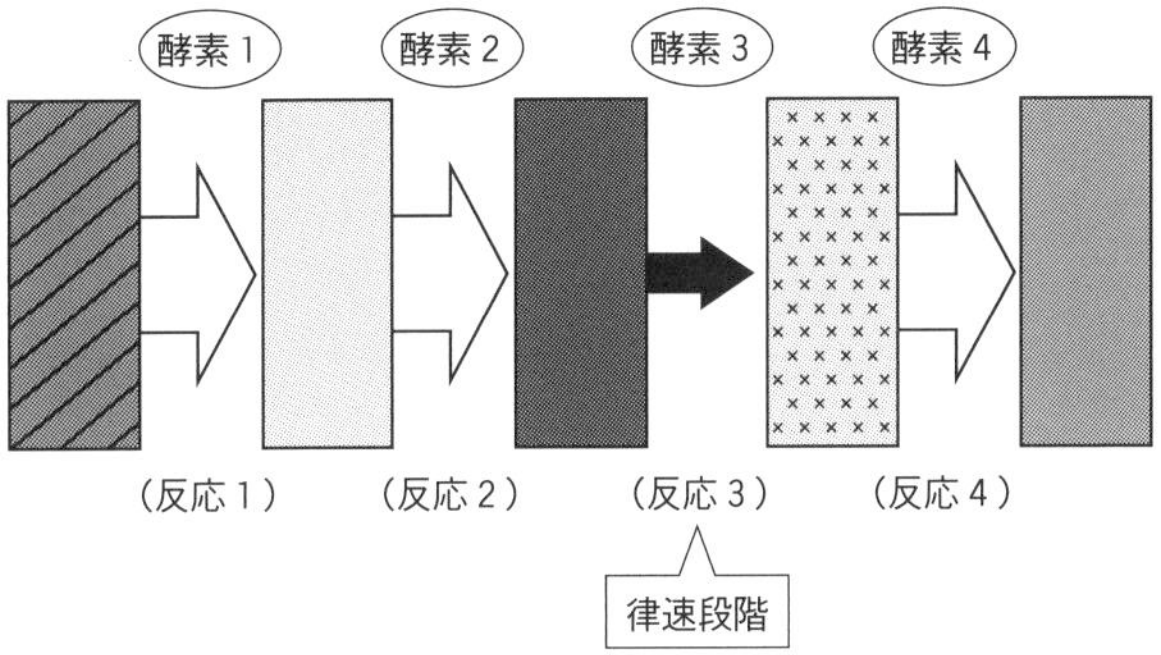

から化学エネルギーへの変換システムである。ここでようやく酸素が登場し、大量のATPが合成される。電子伝達系あるいは呼吸鎖と呼ばれる反応である。

酵素の働きで水素は水素イオンと電子に分離する。両者はそれぞれ別々の経路を進み、電子はミトコンドリアの内膜に多数埋め込まれた呼吸鎖という装置を流れる。その移動によって化学エネルギーが生み出される。水素イオンは、この電子が移動して生み出されたエネルギーを使ってミトコンドリア内膜の内側から内膜の外側（膜間腔）に汲み出される。その結果、膜の内側と外側で水素イオン濃度と電荷に差が生じる。こうした膜を挟んだ濃度・電荷の差が、次なるATP合成の原動力として利用される。濃度・電荷の差を解消しようと水素イオンが、ミトコンドリア内膜にあるATP合成酵素（ATPアーゼ）というトンネル部分を通って内膜側に戻ってくる。このとき、ATPが生み出される。

エネルギープラントであるミトコンドリアは活性酸素を排出する

それは丁度、水の流れによって水車が回転して発電するのと同じ原理である。水の流れが水素イオン、ATP合成酵素が水車である。水素イオンが流れることによって、水車に似た構造をもつＡＴＰ合成酵素が回転するわけである。このような水車が、ミトコンドリアの内膜にはおよそ数万個ある。

糖や脂肪、またアミノ酸も、ミトコンドリアでの反応で、二酸化炭素と水に分解される。そしてその過程でエネルギーが取り出され、ＡＴＰができる。しかし、酸素という危険極まりない物質を取り扱うエネルギープラントであるミトコンドリアは、そのエネルギー生産の過程で活性酸素を放出してしまう宿命を背負っている。

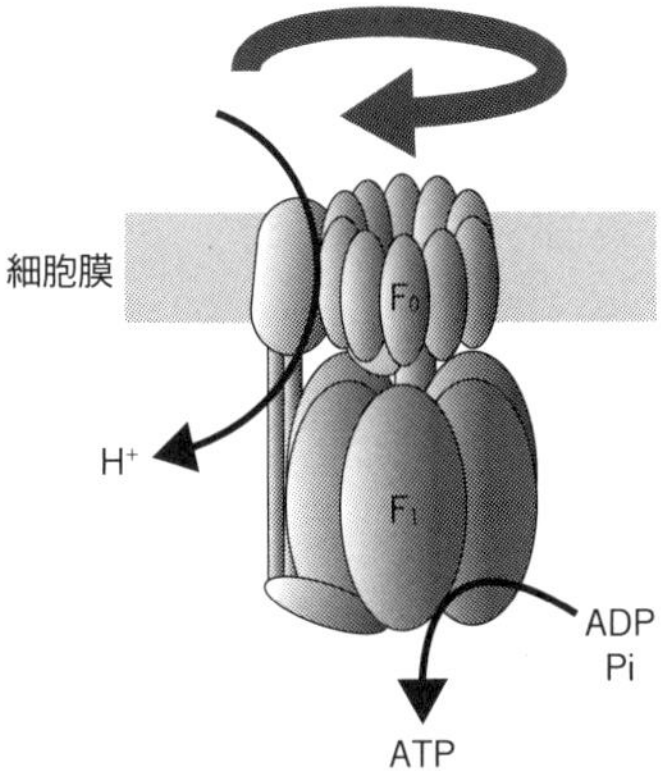

電子伝達系で電子が漏れ出て、近くにある酸素と反応してスーパーオキシドアニオンラジカルという物質が発生してしまう。これが活性酸素の代表的な物質である。酸素が危険である理由は、電子と反応しやすくこのような活性酸素へと容易に変化してしまうことにある。活性酸素は非常に反応性が強く、周囲の物質を攻撃して破壊してしまう危険性をはらんでいる。

しかし、活性酸素は害ばかりを与えているのではない。生体内で様々な役割を担っている。それは、生体内で活性酸素をきちんと管理する機能が備わっているということでもある。さらに、活性酸素の強い酸化力が細菌の進化を決定づけている。生物の進化する力は、したたかで私たちの想像を遥かに凌ぐほど強靱である。

電子を運ぶ鉄とフェリチン（貯蔵鉄タンパク質）

鉄は人間にとって大切な酸素を運ぶ赤血球を構成する大切な栄養素（ミネラル）であるが、鉄は酸素を運ぶだけの栄養素ではない。鉄の本来の役割は、**電子**を運ぶことにある。人は糖や脂肪、またはアミノ酸をエネルギー源としているが、正確には糖や脂肪、アミノ酸から電子を取り出してエネルギーとしている。細胞内のミトコンドリア内で、電子伝達系という加速器のようなものを使い、電子とＡＤＰを反応させＡＴＰというエネルギーをつくるという行程によってエネルギーをつくり出している。鉄はここにある電子伝達系において電子を運ぶ役目をしている。鉄が不足すると加速器の回転速度が遅くなると考えると理解しやすいであろうか。

そして近年注目されているのが、**フェリチン**である。フェリチンは体内に存在する鉄貯蔵タンパク質である。小腸から体内に吸収された鉄はフェリチンに蓄えられ、鉄が不足するとフェリチンの鉄が利用される。血中の鉄をコンビニの店頭に並ぶ商品とすると、フェ

第五章　ミトコンドリアワールド（細胞レベル）の活性化こそが未来の医療となる

リチンは在庫商品となる。そのため、基本的には鉄が不足するとフェリチン値は低くなる。

しかし必ずしも、血清鉄の減少イコールフェリチンの減少とはならない。血清鉄が正常でもフェリチンの減少はある。

例えば、血液検査で通常の貧血の指標となるヘモグロビンや血清鉄が正常であっても、フェリチンが低下しているケースがある。最近、このような**隠れ鉄欠乏症**（潜在性鉄欠乏）が一部の医師たちの間で注目されてきている。うつ病をはじめ慢性疲労、メタボなどに鉄剤を投与すると劇的に症状が改善されることが彼らの手によって報告されている。

甲状腺ホルモンとミトコンドリアの密接な関係が明らかになっている

甲状腺の細胞は、その健康を保つために正常なミトコンドリア機能に依存しており、正常なミトコンドリア機能は、細胞のエネルギー産生を管理するために、甲状腺ホルモンに依存している。この相互に依存した関係が、甲状腺を特にミトコンドリアの悪循環の影響を受けやすくしている。

さらに事態をより複雑にするのは、ミトコンドリアが、副腎、卵巣、精巣、甲状腺でのステロイド産生も制御することである。ミトコンドリア機能の障害は、どんなものでもホ

245

酸素消費の増加、水分代謝維持	肺、性腺などを除くすべての組織。
神経組織の分化成熟誘導	幼児期の中枢神経に必須で、欠乏症によりクレチン症を生じる。
下垂体ホルモン	TSH放出抑制、成長ホルモンの合成促進。
他のホルモンに対する補助作用	肝臓、心臓、脂肪組織でカテコールアミンの作用を強める。
放熱、代謝亢進	肝臓、筋肉、血中コレステロールの低下作用。

甲状腺ホルモンの生理作用

ルモン産生や調節に重大な影響を与えることがありえる。

ミトコンドリアと同じく、ホルモンも、生物学的恒常性（ホメオスタシス）、エネルギー及び代謝のすべての面に影響を与えるので、内分泌のミトコンドリアへの障害は、二重に衝撃を与え、制御が困難である内分泌の悪影響が次から次に起こることになる。これは、**甲状腺**では特によく見られる。

甲状腺ホルモンとミトコンドリアとの密接な関係が次第に明らかになってきている。甲状腺及びミトコンドリア損傷の両者が、**薬剤やワクチン有害反応**の人たちに見られるという報告もされている。

甲状腺ホルモンは、**特定の標的臓器を持たず、広範囲の細胞に作用**し、成長促進と基礎代謝亢進作用を持つ。甲状腺ホルモンの受容体は、細胞内にあり、ホルモンが結合すると、核内に運ばれ、遺伝子発現を引き起こす。甲状腺ホルモンは、ミトコンドリアに作用し、エネルギー産生亢進に関与していると考えられている。

細胞核の中のＤＮＡとは別にミトコンドリアが独自のＤＮＡをもつのはなぜか⁉

通常、ＤＮＡと言えば細胞の中の核に収められているＤＮＡのことである。これとは別に、ミトコンドリア独自のＤＮＡがある。両者の違いをいくつか羅列してみる。

★ミトコンドリアＤＮＡは、核ＤＮＡが線状であるのに対して輪ゴムをくしゃくしゃに丸めたような環状である。その1周はわずか5ミクロンである。核ＤＮＡのわずか40万分の1しかない。

★ミトコンドリアＤＮＡは、核ＤＮＡのような核膜に覆われていないので周囲の活性酸素などからの攻撃を受けやすい。そのため、核ＤＮＡに比べて5倍から10倍も変異が激しい。核ＤＮＡについてヒトとチンパンジーを比べると、稀にしか相違点は見つからないが、ミトコンドリアＤＮＡを調べると、ヒトとチンパンジーの間で多くの相違点が見つかる。

★ミトコンドリアＤＮＡは、ほとんど無駄がないようにぎっしりと遺伝子が詰め込まれているが、核ＤＮＡでは遺伝子の書き込まれている部分がわずか１・５％に過ぎない。

★核の遺伝子は父親由来の遺伝子と母親由来の遺伝子を１セットずつ受け継いでいるのに対して、ミトコンドリア遺伝子は母親からの遺伝子しか伝えられていない。このような遺伝子形式を

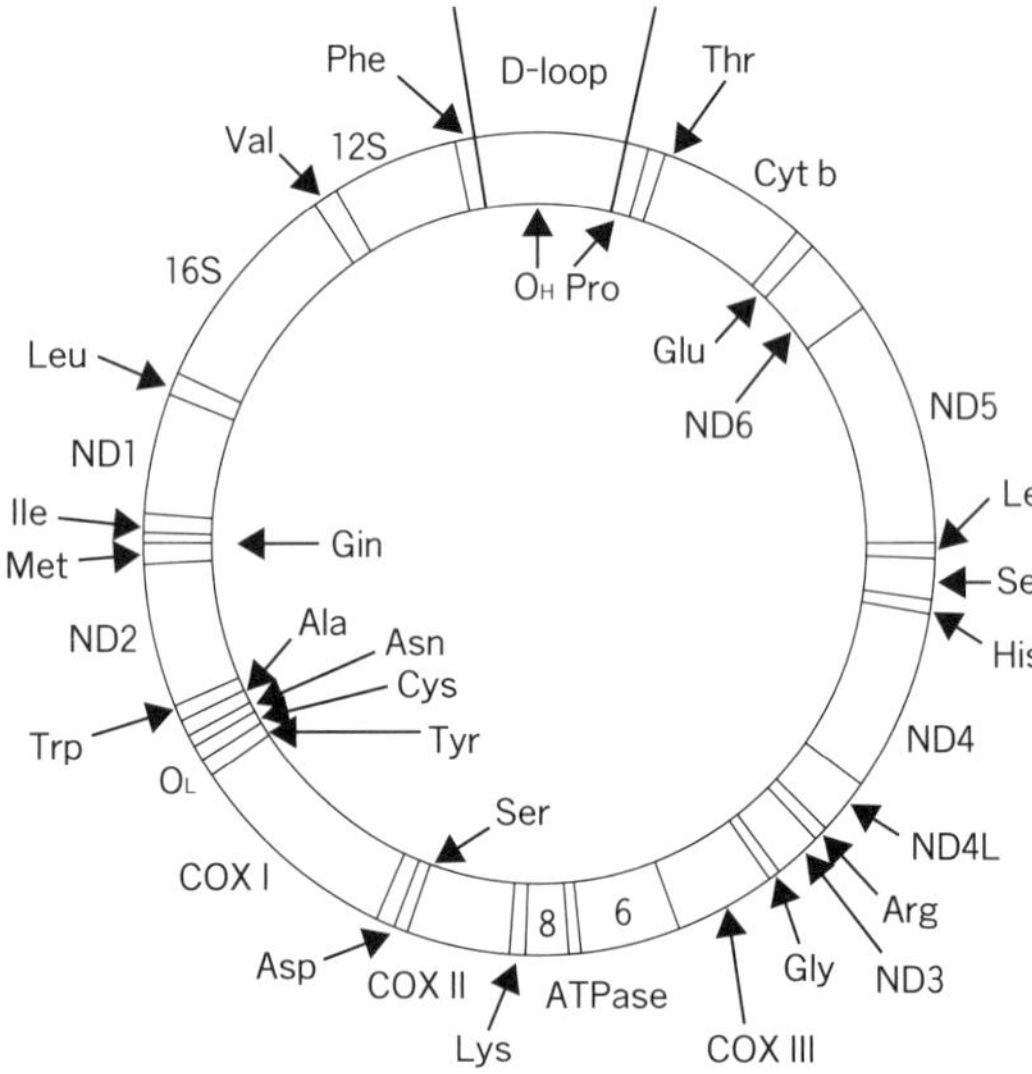

ミトコンドリアＤＮＡ

「母系遺伝」あるいは「母性遺伝」と呼ぶ。

核DNAの遺伝子には、母親と父親のDNAがそれぞれ半分ずつある。異なる遺伝子が2つある利点として、遺伝子レベルでの特殊化を回避できることがある。どういうことかと言うと、例えば父親の気質が男の子へ、母親の気質が女の子へ直接受け渡さたらどうなるであろうか。男の気質が次から次へと連鎖的に男性へのみ受け渡されたら男根は肥大化し、その性格は粗野で暴力的になってしまう。一方、女性の場合は、乳房やお尻が肥大化したグロテスクな姿になるであろう。隔世遺伝なども気質や能力の一方的な肥大化を防ぐための仕組みのひとつと考えられる。

ミトコンドリアDNAは一子相伝の極秘な技術情報

ミトコンドリア遺伝子は母親からの遺伝子しか伝えられていない。なぜ、精子のミトコンドリアは卵子に受け入れられないのか？　卵子が執拗に拒絶しているのか？

精子は、受精に向かって玉砕覚悟の片道切符で卵子に向かって突進する。当然、精子のエネルギーはミトコンドリアから供給される。卵子の中に突入する際に、エンジンを全開にしてすべてのエネルギーを使い果たす。その結果、用済みとなったミトコンドリアはボロボロに破損され、単なる粗大ゴミと化す。卵子は精子のミトコンドリアを拒絶しているのではなく、用済みになった粗大ゴミの後片付けをしているに過ぎない。

父親由来のミトコンドリアは1個たりとも次世代に残れないほどに、受精における精子の働きは過酷であり、消耗が激しい。ただただ父親由来の核DNAを卵子に受け渡すだけがその課せられた唯一の使命である。

結果的に、ミトコンドリアは母性遺伝することになった。しかし、その結果が幸いした。ミトコンドリアDNAは一子相伝の極秘な技術情報となり、酸素を取り扱う危険極まりない技術は、ミトコンドリアにのみ秘密裏に口伝で伝えられた。そして、今日の繁栄をもたらしたのである。

生物進化38億年の歴史において、はじめの10億年ほどはメスはまったくオスの手を借りずに自分のコピーをつくりだしていた。性というものはなく、**単為生殖**で生命を誕生させていた。生命の基本的な形態である。

しかしその途上で、メスは自分自身をつくり替えてオスをつくりだした。メスを縦糸とするならば、オスの横糸をつくりだし、新たな生命の織物を紡ぎ始めた。その結果、環境の劇的な変化にも対応、適応できるようなバリエーションを生み出し、生物の多様性を獲得した。

メスは、なぜ多様性を求めたのであろうか？　変化を好まなかったからである。変化を好まなかったが故、変化して止まない。ミトコンドリアが細胞内で処狭しに動きまわるのは、その身を千切って、くっついたり離れたりするのはすべて変化を好まないという自らの気質に起因する。

変化を好まないなら、なぜ動き回るの？　ジッとしておればよいではないか、という疑問が当然湧いてくる。しかし、この疑問は間違っている。その根幹が変化を好まないが故に動いて止まない、これが正解である。

自然は常に変化している。このことを、「方丈記」には次のように記されている。

「行く河の流れは絶えずして、しかも、もとの水にあらず。淀みに浮かぶうたかたは、かつ消え、かつ結びて、久しくとどまる例《ためし》なし。世の中にある、人の栖《すみか》と、またかくのごとし。…」

自然の変化する様を、日本人は情緒的に捉えた。一方、隣の中国では、一時だって静止することなく動いて止まない宇宙の運行を「**天行健**《てんぎょうけん》」と捉えた。天の行いは健やかであるが故に、変化流転する、と中国の先人はその本質を見抜いた。

自然の本質が変化を好むのであれば、自然はとり止めもなく変化をし続ける。そして、最後には収拾がまったくつかなくなってしまう。その最後に待ち受けているのは、ただ破壊と消滅のみである。

我が学問の師・宮沢秀明工学博士は研究に行き詰まると必ず立ち戻る法則があると語った。それこそが**「自然は変化を好まない」**という自然法則である。

メスのもつ変化を好まないという気質が、ミトコンドリアＤＮＡに受け継がれた。否、生物進化38億年の歴史の中に貫通した生命の意志そのものとも言えるのではないだろうか。

細胞レベルの活性化　ミトコンドリア

細胞レベルの活性化、これこそが今後の医療の最大の課題である。**細胞レベルを活性化するとは、ミトコンドリアを元気にすることに他ならない。**ミトコンドリアはほぼすべての細胞に存在する。１つの細胞には２００～１０００個程度のミトコンドリアが存在すること、人はおよそ60兆個の細胞から成り立っていることを考えると、それらから生産されるエネルギーの総量は莫大なものとなる。

ミトコンドリアがほんの少し変化するだけでも、そのもつ影響力には甚大なものがあることは容易に察しがつく。

その第一歩は、まず呼吸を正すことから始まる。初歩的なことでは、口呼吸を止めて鼻呼吸にする。次に、浅い胸呼吸から横隔膜を使った腹式呼吸を身につける。更に、横隔膜を鍛えてより高度な呼吸へ、それが**鰓腸を覚醒させる呼吸法**である。

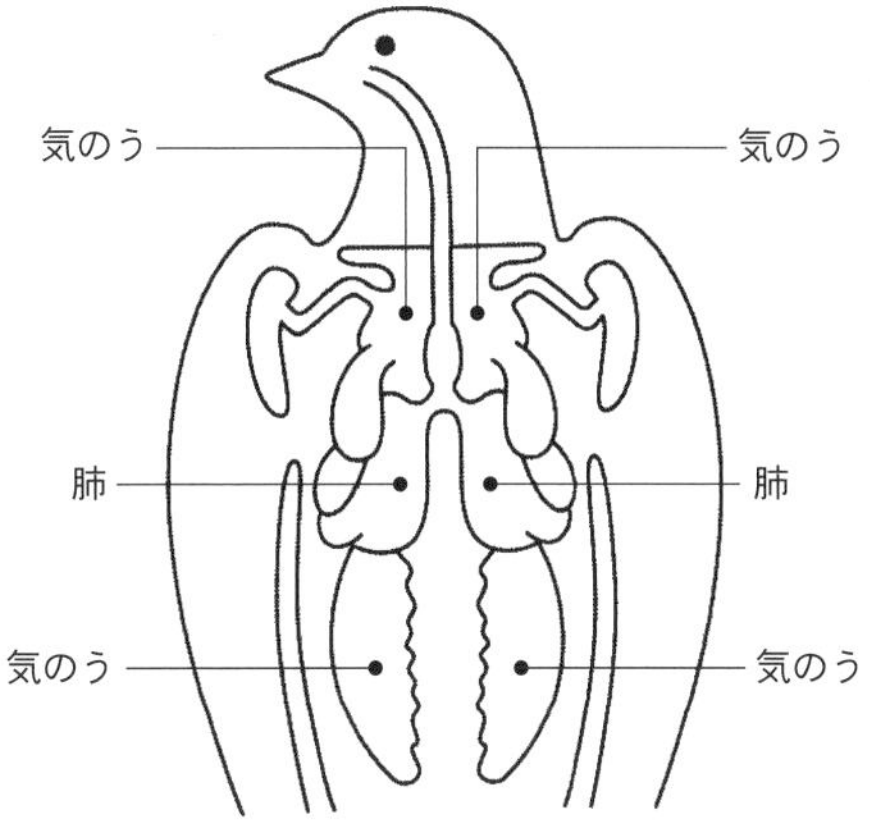

ノンストップで、3000㎞飛ぶ鳥の気のう

呼吸法の達人である鳥から学べることは、鳥の体温（42度）が高いことである。このことから、細胞呼吸と体温には密接な関係があることが推測される。つまり、低体温や冷え性を簡単に考えてはいけないということだ。当然、冷たいアイスクリームや飲料水の多食や多飲は慎まなければならない。

また、鳥のミトコンドリアは哺乳類より多くのエネルギーをつくりだすが、活性酸素の生産は少ない。ヒトの肺呼吸は鳥に比べると大きな欠陥を有している。鳥は肺の他に空気を入れておくための「気のう」という袋があるために、一回の呼吸で多量の空気を取り込むことができる。また、「気のう」があることによって肺残気量がまったくない。これに対して私たちの呼吸は、鳥に比べて一回の呼吸での空気の取り込み量は「気のう」がない分少なく、また**肺の中に空気が取り残されてしまうという欠陥をもつ。**換気が肺すべてに行き渡らない。

その欠陥を補うために登場したのが**横隔膜**である。外呼吸の肺と横隔膜は発生学的には同じ鰓腸である。魚の鰓の部分である。更に、呼吸中枢は水棲の鰓呼吸の時代と同じように延髄にある。

肺呼吸になった今においても、私たちの呼吸の背景には鰓呼吸が色濃く漂い、その支配を受けている。

鰓の筋肉もまた呼吸とは一見まったく無関係の、顔面から咽喉に広がる嚥下《えんか》・表情・発声などの諸筋肉に変身を遂げている。ヒトの口から咽喉にかけては、今尚、鰓腸の面影を色濃く残しており、鰓腸由来の器官の形成過程における根原のかたち（根原形象）を見ることができる。生きた古代形象である。

例えば、口を大きく開けるとすぐ目につくのが下方へ垂れ下がったノドチンコ（口蓋垂）だが、この部位は実は下垂体と対応している。**口の中には、呼吸法のたいへんな秘密が隠されている。**

私たちの呼吸の偉大な師は、鰓腸である。師亡き後もその教えは、私たちの呼吸に多大な影響を与えており、その偉大な教えは永遠である。**鰓腸こそが呼吸法のキーワードである。**

腎臓を活性化できる呼吸法が重要

呼吸法は古今東西数多くあるが、筆者は腎臓を活性化できる呼吸法でなければならないと考える。それはまた、魚の時代の鰓呼吸を覚醒させる呼吸法でもある。そのための重要点を以下に記す。

◇お腹を凹ませてお腹の血液を心臓に戻す

人間の体には3つの心臓がある。ひとつは心臓、ひとつは横隔膜、もうひとつは筋肉である。

本来、心臓は魚の鰓、ここに血液を送り込むためにできたものである。ここに第一の心臓がある。

第二の心臓は、腹の心臓（横隔膜）である。お腹全体をひとつのスポンジとして、お腹のスポンジをぎゅっとしぼり出す。つまり、腹腔をひとつの巨大な心臓としてひとつの拍動運動にたとえることもできる。

もうひとつは筋肉の心臓である。筋肉にできた窒素代謝産物と二酸化炭素を心臓を経由して腎臓に送る。あるいは肺に送る。つまり、筋肉から心臓まで老廃物を運び込むものとして筋肉を介した個体運動がある。私たちは走ったり、体操したり、いろいろと体を動かすことで筋肉に生じた老廃物を心臓まで運ぶ。これが第三のポンプの働きである。魚の場合は、シッポを振って泳いでさえいればすべて解決するが、私たち人間はそうはいかない。筋肉には老廃物が溜まり、お腹には血液が鬱滞《うったい》する。

◇中胚葉（副腎・腎臓）を刺激する

哺乳類は三胚葉生物である。クラゲのような二胚葉生物は内側の内胚葉と外側の外胚葉だけでその体制は成り立っているが、三胚葉生物は両者の間に中胚葉という広大な領域が広がっている。中胚葉は体腔及びそれを裏打ちする中皮、筋肉、骨格、結合組織、心臓、血管、血液、腎臓、リンパ管、脾臓、性腺、副腎（皮質）などがある。この中でとくに大事なのが腎臓・生殖系と結合組織のすべてが含まれることである。内胚葉には肝臓をはじめとした消化器系や肺など、外胚葉は皮膚や神経系などがある。

ちなみに、内胚葉と外胚葉はつながっている。両者は肛門と口で隔てられているに過ぎない。では、内胚葉、中胚葉、外胚葉の相互の関係はどのようになっているのであろうか。氣の動きで捉えると以下の図になる。

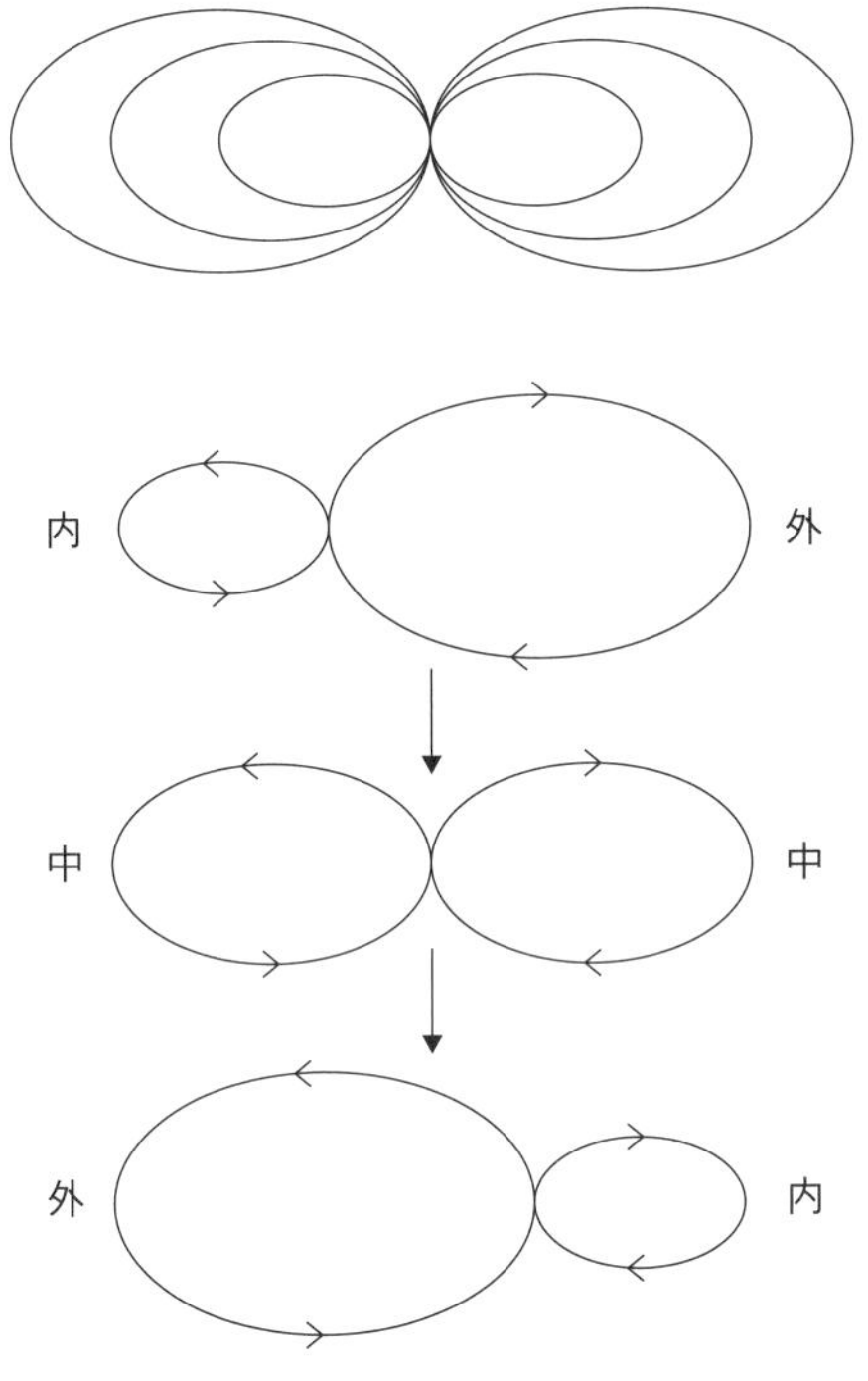

内胚葉・中胚葉・外胚葉の関係図

外→内、内→中、中

→内、内→外へと、氣は順次に交流する。中胚葉は直接外胚葉とはつながっておらず内胚葉を介して外胚葉とつながる。意識的に、外部から直接中胚葉を刺激することが難しいのはそのためである。

しかし、呼吸法は中胚葉を刺激することができる。ここに呼吸法の大きな存在意義のひとつがある。もう少し過激に言うならば、中胚葉を刺激できない呼吸法は呼吸法足りえないと言えるであろう。

◇胸郭を広げて胸骨を刺激する

横隔膜は腹腔と胸腔の間にある膜状の筋肉で、胸側は肋骨のすぐ下、背中側は腰椎についている。腰椎部であの達人のインナーマッスル大腰筋と重なっている。同じところにある筋肉は連動して働く傾向があるので、横隔膜と大腸筋は密接な関係があることが推測される。

呼吸法をやっていると、横隔膜と大腸筋の感覚がたいへん研ぎ澄まされてくる。肛門を締めて息を吐きながらお腹を凹ませ、腰を床に押し付け徐々に下方から頭に向かって大腸筋に沿って呼吸を上げていく。そして、横隔膜と大腸筋が重なっているところに来ると、ここはまた腎臓と副腎を刺激するところでもあるが、そこから吐く呼吸で横隔膜を胸部へ向かって押し込んでいく。その際に、大腸筋から横隔膜へ切り替えるスイッチが入る、そんな感覚がある。

横隔膜が腹腔から胸腔へ大きく動くと、胸郭が開いて胸骨が刺激される。そして、胸腺が刺激される。更に、吸う呼吸と喉・舌などを巧みに使って甲状腺と脳の下垂体をも刺激する。胸腺、甲状腺、頸動脈は鰓腸由来の器官であり、喉、舌、下垂体は鰓腸の面影を今なお色濃く残している領域である。肺と横隔膜もまた発生学的には同じ鰓腸である。

呼吸はこの世に生まれ落ちた瞬間に始まり、最後に息を引き取るその間際まで我々に一生つきまとって離れることがない。その昔、荘子は言っている。

「真人の息は**踵**を以ってし、衆人の息は**喉**を以ってす」

ミトコンドリアワールドの夜明け

ミトコンドリアは意識をもっている。気配り、目配り、気遣って細胞同士のコミュニケーションをとっている。また、細胞内でつくられるタンパク質の品質管理をおこなっており、不良品ができると廃棄し、細胞ががん化すると細胞そのものを自爆させる。飢餓状態に陥ると、生き抜くために自己消化して栄養源を確保することまでおこなっている。ミトコンドリアはただ生きるために必要なエネルギーをつくるだけの細胞内小器官ではない。最近のミトコンドリアに関する基礎研究の進展により、ミトコンドリアのもつ多彩な細胞機能のメカニズムが次々と明らかになっている。

細胞をひとつの集落とすると、ミトコンドリアはそこに住む匠の技をもつ住人となる。細胞内の核はタンパク質を製造する設計図を保管する図書館、その他の小器官は工場となるであろうか。

ミトコンドリアへ外部から直接アクセスできるようになると、私たちの身体能力は劇的に高まる。鉄と甲状腺によって、ミトコンドリアを活性化できることは既に解明されている。また、呼吸法もそうである。筆者が独自に開発したNAM治療もまた「ツボ」を介してミトコンドリアへ働きかけているのかも知れない。

ミトコンドリアへ私たちは意識でもってアプローチするのか、それとも鍼灸医学の独自の概念である「経絡」を介して情報を伝達するのか、はたまた呼吸や氣で直接アプローチするのか。いくつかのミトコンドリアへ直接アプローチする方法は既に解決済みである。ミトコンドリアの全貌が解明されると、現代医療は一変する。薬物の副作用に苦しむことなく、私たちは健康で、活き活きと自らの人生を謳歌し、全うすることができる。

「ミトコンドリアワールド」の夜明けは近い！

おわりに

身体は暗号を発信している。

歴史上で有名な暗号と言えば、連合国側が実機を入手しなければ論理的な解読は不可能だったと言われる第二次世界大戦中のドイツの暗号機「エニグマ」によるものなどが挙げられるが、暗号の歴史は古く、古代ギリシアでは紀元前5世紀から、テープを棒に巻き付けると文章が読めるようになる暗号が使われていた。

日々インターネット上で暗号の解読合戦が繰り広げられているような昨今では、「百年前や千年前の暗号なんて、スーパーコンピュータで瞬殺なのでは」と思ってしまうかも知れないが、昨日つくられた暗号より千年前の暗号の方がはるかに解読が難しい、ということもあると言う。

さて、身体の発信している暗号を解読するにはどうすればよいのか？

それが、**10進法**である。現代のコンピュータは2進法で情報処理がおこなわれているが、古人は10進法で身体の発する情報の解読をした。それが、氣の原理である。

つまり、身体の暗号を解読するとは、氣の何たるかを理解することに他ならない。


しかし現在では、鍼灸治療において10進法が完全に抜け落ちている。10進法という氣の原理が忘れ去られ、ツボの効能ばかりが盛んに論じられている。現代の鍼灸治療は劣性遺伝を繰り返していると言わざるを得ないであろう。

筆者の場合、長野潔鍼灸師が確立した長野式を除いて現代の鍼灸治療で学ぶものはとくになかった。しかし、野口晴哉が創始した野口整体には多大な影響を受けた。医者になって40余年、野口整体の操法を10進法で解き明かし、ツボ（野口整体では調律点）と通電する音の研究に専念した。

そして独自に開発したのが、ツボに台風や雷、波の音といった自然音を電気信号に変換した微弱電流を通電するＮＡＭ治療である。ＮＡＭ治療は、質量をもったホルモンや「サイトカイン（細胞間情報伝達物質）」・「マイクロＲＮＡ」といったメッセージ物質ではなく、音といった**量子的シグナル**をツボに電気信号として通電する治療法である。

現代医療や先端科学は質量のあるメッセージ物質の発見や研究に躍起になっているが、音などの量子的シグナル伝達回路の研究は一切おこなわれていない。考え見てほしい！現代の私たちは電磁波や光を使って情報伝達する携帯電話やパソコンを自由自在に使っている。この現実からしても、未だ現代医療や先端科学が情報伝達において物質だけに固執し続けることはおかしいと言わざるを得ない。まるで、手紙のやり取りで情報を相手に伝えているような前時代的な情報伝達手段の研究と揶揄《やゆ》されても仕方ないであろう。

鍼灸医学の独自の概念である「ツボ」と音による量子的シグナルを組み合わせることによって、薬物などの他からの力を借りることなく、身体が本来もつ自らの異常か所を自己修復する**自然治癒力**によって病気を治すことが可能となる。薬の副作用や病気などに苦しむことなく、元気溌剌に自らの人生を全うすることができる。新しい世紀・21世紀とはそんな時代ではないだろうか。否、そんな時代にしなければいけない。

参考文献

『ミトコンドリアはどこからきたか』黒岩常祥（NHKブックス）
『ミトコンドリアのちから』太田成男・瀬名秀明（新潮文庫）
『生物と無生物のあいだ』福岡伸一（講談社現代新書）
『気の身体論』三角大慈（現代書林）
『海・呼吸・古代形象』三木成夫（うぶすな書院）
『ヒトのからだ』三木成夫（うぶすな書院）
『生命形態学序説』三木成夫（うぶすな書院）
『胎児の世界』三木成夫（中公新書）
『エピジェネティクス操られる遺伝子』リチャード・C・フランシス（ダイヤモンド社）
『世界は分けてもわからない』福岡伸一（講談社現代新書）
『体運動の構造I』野口晴哉（全生）

『エク！赤道におりた宇宙飛行士』毛利 衛（講談社）
『整体健康法』二宮 進（PHP研究所）
『腎臓のはなし』坂井建男（中公新書）
『ミトコンドリアの新常識』太田成男（NHK出版）
『からだの中の外界　腸のふしぎ』上野川修一（講談社）
『脳の方程式　ぷらす・あるふぁ』田中 力（紀伊国屋書店）
『鍼灸医学を素問するⅠⅡⅢ』三角大慈（医学舎）
『がんが自然に治る生き方』ケリー・ターナー（プレジデント社）
『腸は考える』藤田恒夫（岩波新書）
『がん治療　副作用のない抗がん剤の誕生』奥野修司（文藝春秋）

【みかどメリット1】

心音治良——子育てが楽しくて仕方なくなる心音子育て

【意識以前】

なぜ「音楽」には国境がなく、「言葉」や「文字」には国境があるのでしょうか?

それは、音楽が本能（大脳辺縁系）に作用するからです。一方、言葉や文字は、大脳皮質を介して物事を分別する、より高度な脳の働きを必要とします。

つまり、音楽は心に、より根源的に直接作用することがわかります。

まず、「音」在りき。

「音」は「響」く。響き合って、メロディー、音色、リズムが加わり「音楽」になります。

音楽の前には音がある!

子育てにおいて、とくにもの言わない1歳未満の子供には、言葉よりも母親の心音が子供の心の深層部に直接響くに違いない。このように考えて誕生したのが、子供のツボに母親の心音を聴かせる心音治良です。

最近、子育ての現場において、あまりに頭で考えた子育て論が横行しているように感じます。子育ての問題の多くは、意識以前にあり、その答えもまた意識以前に見出せます。

【子育てがつらい】

「ママたちが非常事態!? 最新科学で迫るニッポンの子育て」
「子育てがつらすぎる! なぜこんなに不安で孤独なの? 私って、母親失格?」

このようなショッキングなタイトルで、NHKスペシャルが平成28年1月31日に放映。番組は、脳科学・生理学・進化学など、最新の科学で母親たちが育児の孤独でつらいと感じる原因を解き明かしています。しかしあまりに、科学的視点にこだわりすぎた内容であり、頭の理屈を優先させた子育て論では、実際の子育ての悩みは解決できません。

現代ニッポンのお母さんたちが、今子育てに深刻な悩みや不安を抱え、悲痛な叫び声をあげています。そのことを夫は知らない! 深刻に受け止めていません。育児に忙殺されている妻には、「仕事が忙しい」とか「仕事で身も心もクタクタ」という夫の言い分は通用しません。この子育ての大変なときの妻への無理解が夫への不信感につながり、やがては将来の離婚にまで発展しかねないのです。

子供の夜泣きがひどくて、夜もろくに眠れずにイライラと怒りっぽくなっているお母さん。子供の喘息の発作で真夜中に何度も何度も病院に駆け込み、身も心もクタクタに疲れ果てているお母さん。すぐに熱を出す、親の言うことを聞かずに大声でいつまでも泣き叫ぶ、アトピーで全身を掻《か》きむしって血だらけになっている子供に途方に暮れる……。病気がちな子供を抱えているお母さんたちの心労は察してあまりあるものがあります。


あるお母さんは、私につい本音を漏らしました。

「わが子を虐待寸前でした」

またあるお母さんは苦悶の表情で言いました。

「わが子ながらどうしても好きになれない……」


なぜ、今のお母さんたちは子育てにそんなに悩み、苦しむのでしょうか？

母子の絆にその原因があると私は考えます。

母子の絆が弱いと、母と子のコミュニケーション能力は低下し子育てがたいへん難しくなります。子供は病弱ですぐに熱を出し、夜泣きはひどく、いつまでもビービーと泣き続けます。

しかし、心音治良によって母子の絆が強くなってくると、子供は元気になってきます。母親は子育ての楽しさを実感します。

本来、子育ては母親にとっては楽しい。子供の笑顔は、母親にとっては至宝の歓びです。実際に、わが子へ虐待寸前だった母親が心音治良を受けると一変しました。

「子育てがこんなに楽しいものとは知りませんでした」

また、夜中に何度も何度も病院に駆け込むほどひどいわが子の喘息が良くなったお母さんはしみじみと言いました。

「私ってすごいのですね。私の心臓の音に、このような凄い力があるなんて思いもしなかった！」

【母と子のつながり――絆】

胎児は母親のお腹の中で羊水のなかに浮いていて、「臍の緒」で母親と直接結ばれています。

昔から、「血のつながり」という言葉がありますが、お腹の中で母と子が臍の緒で結ばれたその状態から来た言葉だと思います。解剖学的には、胎児の腸が臍の穴から顔を出して母親の子宮の壁に吸い付いた図柄と見ればよいと思います。

しかし実際は、こうした直接の吸着はありません。そこでは、腸のかわりに血管が伸び、臍の緒に導かれて子宮に到達し、その壁のなかの「血の池」に毛細血管の根を下ろします。すなわち、母胎の栄養は血液を介して胎児の肉体にまで運ばれるのです。

胎内では母と子は臍の緒で直接結ばれていますが、出産すると同時に臍の緒は切られます。次は、母親の血液は「母乳」となって、子供の口から直接吸い取られ、子供の血となり肉となります。出産後も子供と母親の血のつながりは継続されます。

一歳前後になると乳離れが起こり、母と子の血のつながりは完全に途絶えてしまいます。この後に登場してくるのは「絆」です。親子の絆、兄弟の絆、家族の絆です。直接的な血のつながりに代わって、目に見えない絆で、生まれた子供は親や兄弟とのつながりをもつのです。

絆の根っこには、母と子の直接的な血のつながりがあるのです。

つまり、母と子の絆には意識以前の問題が大きく横たわっており、意識だけでは解決できないのです。

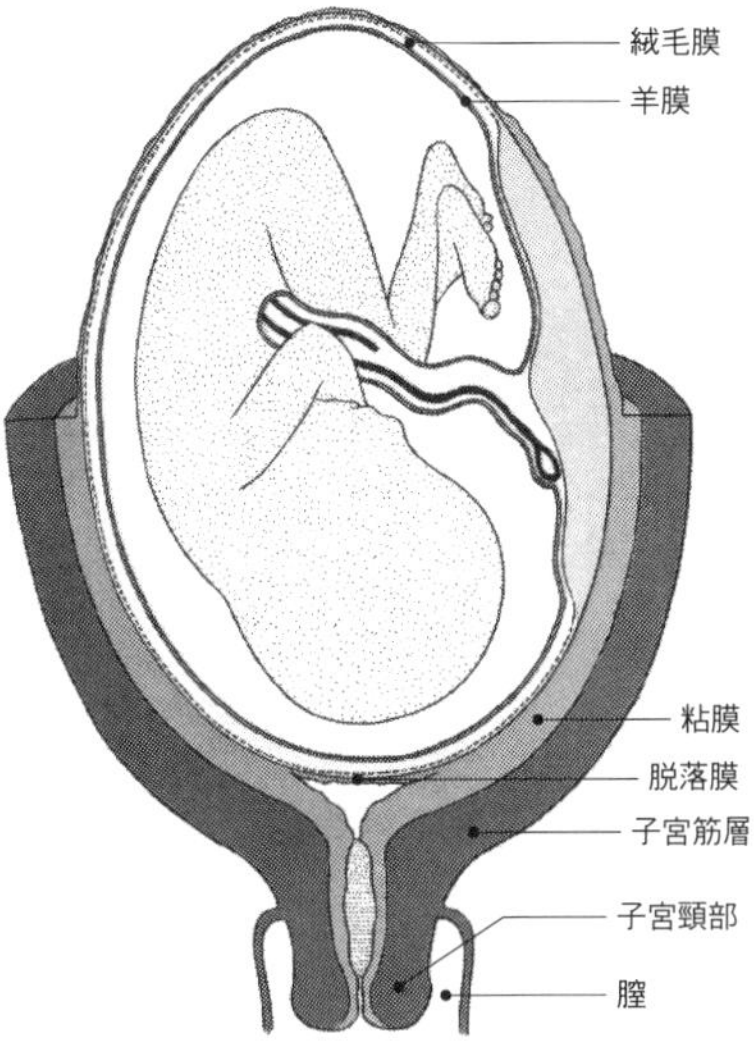

子宮の中における胎児とその被膜

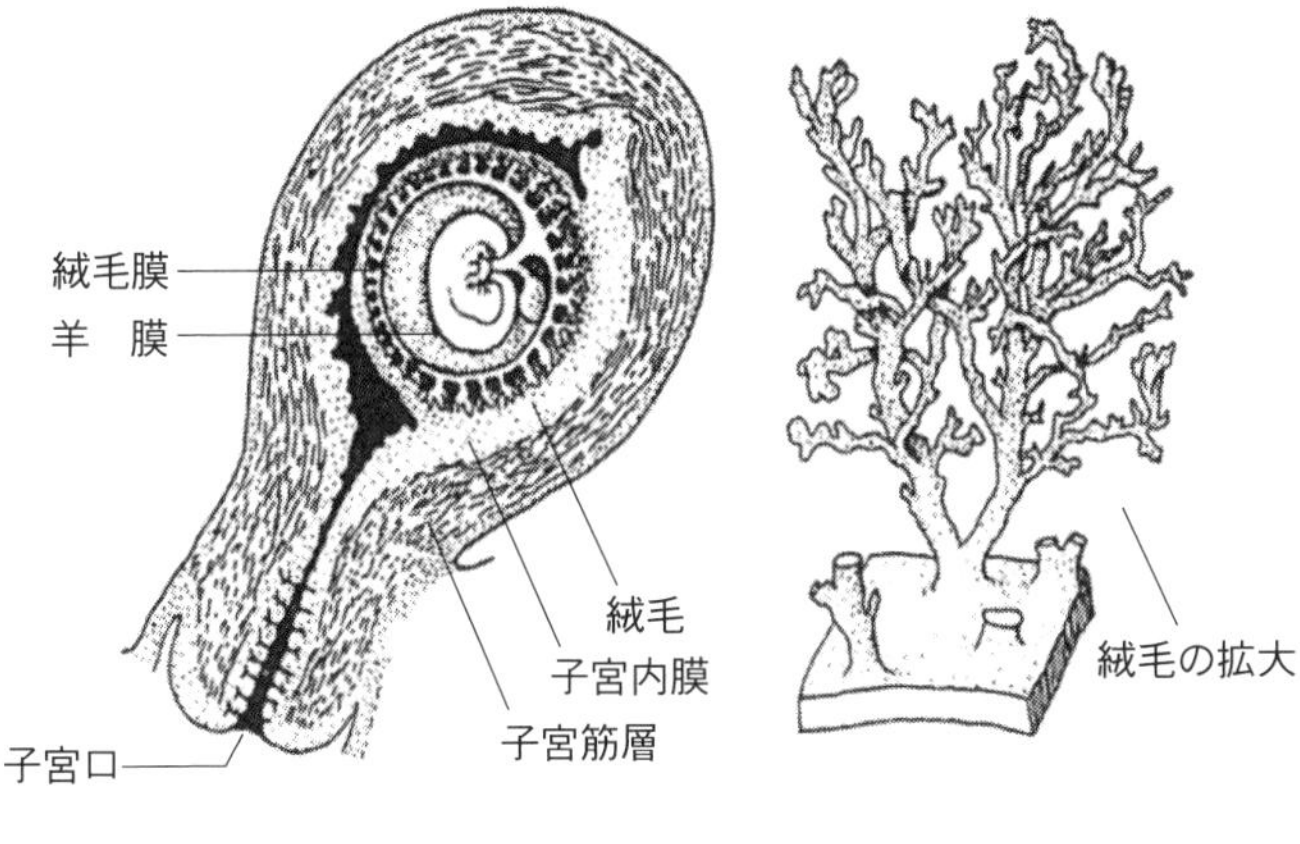

子宮粘膜に根をはる胎児

【母子の絆を強くする心音セラピー】

子育ての根幹は母子の絆です。

しかるに最近、この母子の絆が危うい。あまりに、脆弱です。なぜ、このような状況に陥ったのであろうか？　どこにその原因があるのでしょうか？

多くの原因が複合的に絡まった結果でしょうが、私は医療の過剰介入した不自然なお産にその大きな原因があると考えます。

不自然なお産によって母親の母性が覚醒しないのです。子育ては母性でするものであって、頭であれこれ考えてするものではありません。最近、時間を測って子供にミルクを飲ませる母親を見かけますが、母性が覚醒しておればわが子の泣き声でお腹が空いたかどうかは分かるものです。


この不自然なお産によって脆弱化した母子の絆を、心音セラピーは強くすることができます。その結果、子供は元気溌剌に、母親は楽しく子育てができるようになります。更に驚いたことに、母親までが変わってきます。このことには、多くの母親たちが驚くと同時にたいへん感動します。

「子供が元気になるのもそうですが、母親が変わったのにはたいへん感動した」

と言って、心音セラピーを保育園に取り入れた園長さんが熊本にいます。

「母子一気」という言葉があります。母と子は別々の肉体ですが、氣で強く結ばれたひとつの存在なのです。心音治良はこのことをまさに証明したことになると思います。

なぜ、心音セラピーで母親まで変わるのでしょうか？

それは、母子の絆が一方向ではなく、双方向性だからです。

子供が変われば母親が変わり、母親が変われば子供が変わる。だから、心音治良では母親のわが子への気づきがたいへん大事になってくるのです。わが子の変化を敏感に気づける母親の場合には心音セラピーが大変よく効きます。逆に、気づきの鈍い母親の場合には効果が出るまでに時間を要します。

「小児七歳までを神童と名づく。神これを守る」
中国の古い道書に記されている言葉です。

「7歳までは神の子」
わが国の神社務めの方の言葉です。

このように先人たちは、子供を大人とは違う神様に守られている特別な存在として捉えています。しかし心音治良によって、神様ではなく母親によって守られていることが明らかになりました。

【心音セラピーの実際】

心音セラピーの実際について説明します。まず、心音装置［mama heartone 932］で、お母さんの心音を録音します。2分30秒間録音し、これを2度再生して合計5分間通電します。

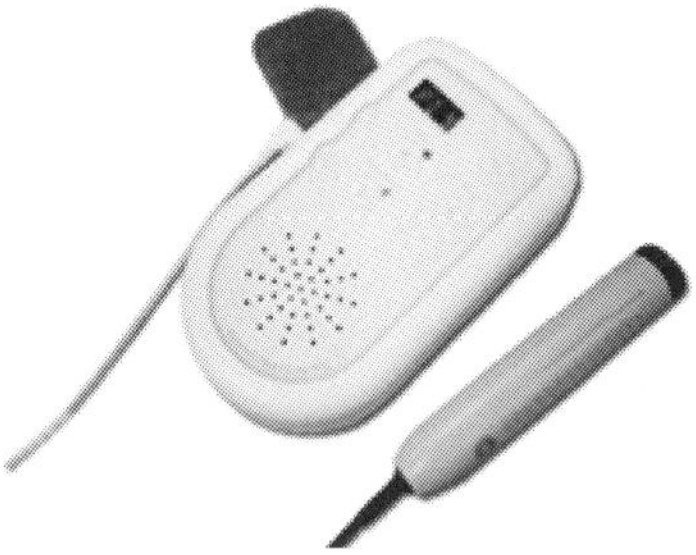

心音装置（mama heartone 932）

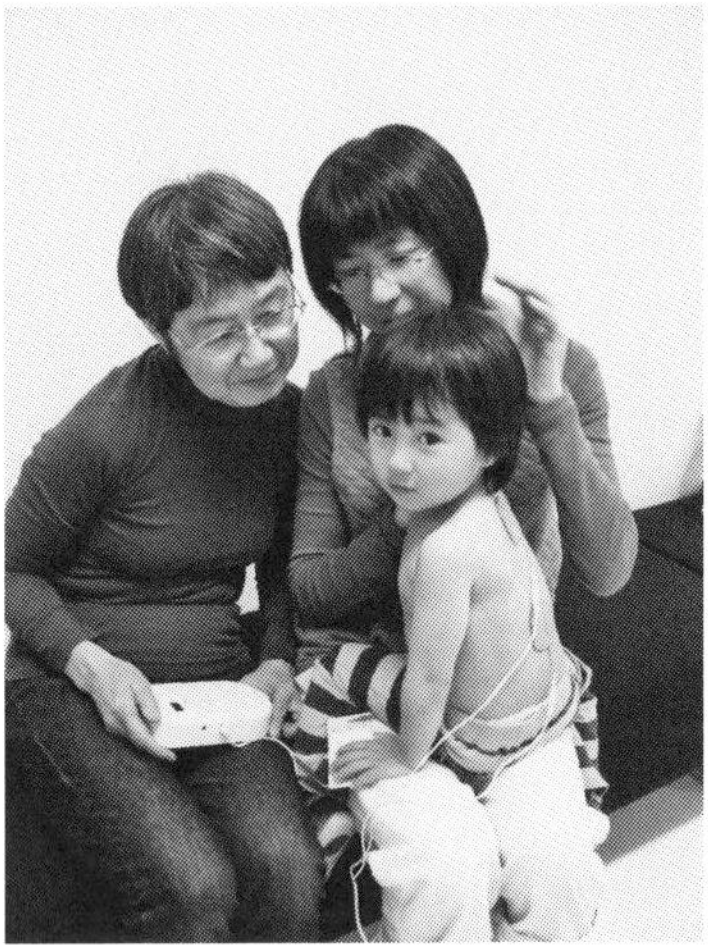

心音治良風景

次は、子供の腰にある「命門」と「身柱」、もしくは臍と後頭部の2ヶ所の「ツボ」に粘着パッドを貼り付けます。後は、再生ボタンを押すだけです。

【心音セラピーで思うこと】

母親は子供に命を懸けられる。

これは、心音セラピーを受けたある母親の言葉です。この言葉を聞いたとき、私は男性には絶対ない母親の底知れない強さを感じました。この強さでもって子供を守っているのだ、意識的に、無意識的に。
と同時に、次の言葉が思い浮かびました。

「人間には、自分の生命よりも大切なものがある。
だから、守るのである。
そして、次へ、未来へ受け渡す。
それ故に、人間にだけ歴史がある」

生命で最も大事なこと、それは受け渡しです。

「質を向上させて、未来へ受け渡す」

今、私たちが最優先しなければならないことです。全国的に、世界的に、地球的規模でおこなわなければなりません。

【心音セラピーの症例】

(アトピー性皮膚炎の男児)

1歳2ヶ月の男児。顔は赤くただれ、肘や膝の裏、さらには背中とほぼ全身に湿疹を認める。何時も無表情に体中を掻きむしり、待合室では何も喋ることなく無表情でボーッとしている。子供としての覇気をまったく感じられない。

週2回の心音治セラピーおこなう。施術に当たって、母親にステロイド軟膏の使用は控えるように指導する。

「今なら、アトピーは治ります。しかし、ステロイド軟膏を使用して大人になると、アトピーはまず治りません。だから、今は少しの間だけ我慢しましょう」

ステロイド軟膏の使用を中止すると、一時的に症状は悪化します。この子も例に漏れず、湿疹は広がり、更に赤くただれた湿疹のところが浸出液によってジュクジュクになってきました。こんな孫の様相を見た夫の母親からは、「私は息子のアトピーをステロイド軟膏で治したのに、嫁の貴女は子供をこんな酷い状態にして何もしないでほったらかしにしている。何て親なの！」と、激しく非難されました。

しかし、夫の体にはアトピーは残っています。ステロイドを使っても治ってはいないという不信感をもつ一方、アトピーの湿疹は悪くなっていくばかりのわが子は、これからどうなっていくのだろうか……と不安が募っていきます。夫からもステロイド軟膏を塗るようにと責められます。

家庭の中は不穏で険悪な空気となります。皆に笑顔がなくなります。子供の症状は一進一退です。母親は、わが子と夫と姑の小言の間を右往左往するばかりであったに違いありません。そんな状況下で、クリニックに来院すると、私からまた苦言を言われます。

「お母さんの不安が続く限り、子供のアトピーは治りません。子供が安心できる拠《よ》り所にならないと。子供はお母さんなしには生きていけないのだから」

「お母さんの気持ちは分かります。わが子のアトピーが治るのだろうか？　悪くなっているのではないだろうか？　と、不安になるのは母親なら当然なことと思います。しかし、その不安が子供のアトピーを悪化させているのです。お母さんの不安はすぐ子供に伝わります。不安を抱いて子育てをしている限り、子供のアトピーはなかなか改善してはいきません。皮膚は心理面に強い影響を受けるからです。

わが子を信じることです。わが子の育つ力を信じることです。信じる強さがなくては、子育てはうまくいきません。子育ての王道はわが子を信じる強さなのです！」


母親は不安の中、一人で何をどうしたらよいか分からずに何度も何度も右往左往したことでしょう。しかし、それでも母親は、「この子は私が守る！」と決断したのです。

母親が決断した途端に、子供は一変しました。よく喋り、よく笑うようになり、眼が輝き、その眼に力が出てきました。これまでは、待合室で待っているときはまったくの無表情、無言であったのが、キャッキャと大きな声で笑い、周囲にも笑顔を見せるようになりました。当初、母親になりきれていない弱い母親と思っていた私でしたが、この母親の劇的な変貌には少なからず驚きました。そして、母親が変わると子供がこうも変わってしまうのか……と、あまりの子供の変わりように感動しました。

わが子の問題になると母親は本当に強くなる。

私は本当に心の底からうれしくなりました。また、ひとつ教えられた。教えてもらった……。「この子は私が守ります」と言い切った母親は、後日に私に次のように言いました。

「子供の不安は、私の不安だったのですね……」

子供が元気に笑顔で夫に懐いてくると、夫はわが子の急な変貌ぶりに驚くと同時に、子供と話したり、接したりすることが楽しくてたまらなくなりました。そうして、子供を中心にして、嫁と姑、夫婦の関係が円滑になり、笑顔が絶えることがなくなったのです。

母親の強い決断ひとつで家庭がひとつにまとまり、皆が笑顔で、幸福に満たされるようになったわけです。この引き金を引いたのが、心音セラピーです。心音セラピーには社会を変える力がある、と私が言う所以です。

その大まかな経過は、以下の通りです。

まず最初に、尿や便が臭くなり、大量の便を排出しました。そして、よく眠るようになりました。

1ヶ月過ぎたころ、緑色の便が大量に排出、このあたりから元気になってきました。2ヶ月過ぎたころ、40度の高熱、寝汗、大量の便の排出。3ヶ月過ぎた頃から、抱いたときにずっしりと中身が充実してきました。5ヶ月過ぎたころ、顔、お腹の湿疹が消失、湿疹は背中のみとなる。その後37～38度の微熱を繰り返しました。9ヶ月過ぎごろ、黒っぽい便を大量に排出。心音セラピーを週2回のペースで、1年と2ヶ月でアトピーがほぼ消失しました。

（多動の男児）

1歳3ヶ月の男児。主訴は、多動。とにかく落ち着きがない。いつも動き回り、身の回りの物を手当たり次第に触っては壊し、その存在は周囲に不快感を与える。断乳できずに授乳を続けていた。

心音セラピーは週1回のペースで3ヶ月半が経過したころ、急に男児が変わりました。

そのきっかけは、母親の心境の変化にありました。

これまでの心音セラピーは母親の都合に合わせて通っていたのが、子供のためと思うようになった途端に、断乳がスムーズにでき、子供が変化してきたのです。そうすると、これまであまり子供に近づかなかった祖父や祖母が急に孫をかわいがるようになり、夫も早く帰宅するようになって夫婦の仲も円満になりました。

男児の変化で家庭内が一変したのです。

心音セラピーをやっているとこのような現象はよく見かけます。不安とイライラに包まれていた家庭内が、子供の笑顔で皆が笑顔になるのです。

子供の笑顔には、家族皆を笑顔にする不思議な力があります。

男児のお母さんは、私は子育てには向いていないと、子育てに少し自信をなくしていました。しかし、子供の劇的な変化によって自信を取り戻しました。そして、次男を授かりました。

【お母さんの声】

◆ケース①

私自身の治療のために、みかどクリニックに通い始め、ほぼ同時に心音セラピーもスタートして2年ちょっとが経ちます。元々おとなしい性格なのか、私がうるさすぎるせいか、聞き訳がなさすぎて困るというのはほとんどありませんでしたが、逆に私にベッタリすぎるようなところもあり、もう少し強くなってほしい、とは常々思っていました。

心音セラピーを受けて大きく変わったことが2つあります。

ひとつは、甘え方がすごく素直に分かりやすくなったことです。四六時中ベッタリ、離れるとグズルという風だったのが、感情表現も分かりやすく豊かになりました。

２つ目は、明らかに風邪のひき方が変わったことです。風邪っぽいけどあまり熱も出なかったのが、しっかり自分で高熱を出せるようになり、治ったときとてもスッキリした顔つきになりました。また、すごく低体温だったのが、平熱も37度前後まで上がったことにも感激しました。

先生がよく、「風邪を自力で経過できるようになると、その子の自信になる」と、おっしゃっていましたが、まさにその通りで、今ではどんな熱が出てもヘッチャラな感じで、「みかどに行くから大丈夫だよ」と自分で言うくらいです。

通い始めたころは、風邪をひくと長いと1週間くらいかかり、また風邪のぶり返しを繰り返していましたが、体質改善の時期を心音治良と共に過ごせたので、今はだいぶ風邪の経過も早くなりました。高熱が出ると先生に褒めていただき、本当に体がつらいときは何も食べずにひたすら寝て経過させれば良いということがこの時期にシッカリと身に着いたようで、逞しくなったことが本当にうれしいと共に、私も見習わなきゃとよく思います。

先生に「本当に強くなった」「格好良くなった」とたくさん褒めていただいて、本人もすごく自信がついたようで眼の奥が力強くなりました。４歳ちょっと前から始めてもこれだけの素晴らしい変化が見られるので、生まれた直後、否、妊娠中からこの心音セラピーに出会えていれば……と、そこだけがとても残念です。保育園やスーパーなどで、何をしても泣き止まず大騒ぎをしてつらそうな子と、疲れ果てたお母さんを見ると、心音セラピーの拡がりを祈らずにはいられません。

◆ケース②

「産後、徐々に体調が悪化、自分の体を支えられない程で、子供の夜泣きもひどく家族も疲れ切っていたころ、母が三角先生の本を手にしたことからみかどクリニックに行き心音セラピーと出会いました。子供が1歳3か月のときです。

しばらくは2日に1度のペースで通い、心音セラピーを始めて3回ほどで夜泣きがなくなりました。更に続けていくと、左の心音のときは落ち着く、右の心音は元気が出るなど子供の様子の違いを感じるようになりました。幼稚園のころになると、子供が右がいい、左がいいと自分で決めるようになり、心音セラピーをすると「気持ちがいい、元気になる」と言うようになりました。

はじめは必死で通いましたが、子供と共に私も元気になっていき、先生が「心音治良すると子供がかわいくてしょうがなくなるよ」、「子供が元気になるとお母さんも元気になるよ」と言っておられた言葉は本当になりました。

どんな親御さんもわが子がかわいいと思いますが、「日を追うごとにかわいい」この深いところから自然とふつふつと湧き上がる、溢れる感情が出てくるのは、心音治良のお蔭だと思います。今、子供は8歳です。この様に現在進行形で見えない絆を感じながら、日々以前よりも元気で過ごすことができています。これから先、子供が思春期のときも、独立していくときも、ずっと良い関係でいられそうな感じがしています。

◆ケース③

私の子育てにおいて、心音セラピーはなくてはならないものになりました。もし、心音セラピーをしていなかったら子供たちをこんなに抱きしめることはなかったと思います。

子育ての考え方も変わりました。

子供にとっての一番の栄養は心が満たされること、と身をもって感じさせられました。心が満たされれば子供は元気になります。子供が元気でいることは、母親にとっても幸せなことです。母親からの愛情を一番必要としている時期に心音セラピーと出会えることができ、本当に良かったと思います。

子育てで悩んでいる母親や子供を愛せないと感じる母親などたくさんいます。そんな子育て中のお母さん方にもぜひ心音セラピーを体験していただきたいと思います。そして、たくさんの子供たちやお母さんにも互いの心を感じ取ってほしいと思います。

【子供の病気について】

子供の病気は大人の病気とは違います。病気をひとつひとつ乗り越えて、子供は体を完成させていきます。熱などはその典型です。熱を出すことによって、子供は親から受け継いだ毒素を解毒し、成長の節目を乗り切っていきます。

子供は一直線に成長するのではなく、竹の節のようにいくつもの節を乗り越えて成長していくのです。節を乗り越えるときに、熱が出たり、風邪をひいたり、また下痢や食欲がなくなったりします。このように子供が成長していく姿を、昔の人は「子供は熱を出しながら大きくなる」と言ったのです。

しかるに、現代医療は子供の病気も大人の病気も同じように取り扱っています。ワクチン接種などはその代表です。麻疹《ましん》を自然に経過した後には、呼吸器が育ち、元気ではきはきした感じが出てきます。水疱瘡《みずぼうそう》は腎臓が育ち、腰がすわった落ち着いた感じが出てきます。おたふく風邪は、子宮や卵巣、男の子なら精巣がしっかり成長して、急に女らしく、男らしくなってきます。

私たち人類は、病気をも子供の成長に活用し、その体を完成させているのです。病気や熱を必要以上に恐れて安易に薬に頼るような子育ては慎むべきです。

病気をしても子供のもつ自分の体力で経過することが大事です。子供は大人になる資格を備えているとも言えます。ときどき風邪をひいたり下痢をしたりしている方が、将来を考えると素直な成長をします。無病のまま大きくなった子供は弱いのです。

子供の治療で最も肝要なことは「育つ」を育てることにあります。

そして、最もやってはいけない治療がこの育つ力を妨げることです。性急に病気を治そうとするあまりに、現代医療はこの過ちを犯しているのではないでしょうか。病気の症状のみを取り除くことに専念しすぎてはいないでしょうか。子供の育つ力を無視してはいないでしょうか。

子供は大人を小さくした生き物ではありません。

子供は日々成長しています。

子供の病気は、この成長する力を伸ばしてやれば自然に消えてなくなります。このことを実証したのが心音治良です。心音治良で多くの病気が良くなるのは子供が元気潑剌になった結果に過ぎません。


子供は何よりも健康であること。

強く逞しい心身で、活き活き潑剌と生きるように育てることが第一です。

単に安全無事を拠り所として、丸々と肥《ふと》らせることは、育てるとはいえない。

どんな環境にも耐え、苦にしない、明るく、大らかな子供に育てることが大事です。

素直な気持ちで他人の言うことも聞け、気取らないで自分の言いたいことを言えるようにすることも、また必要です。

【子育ての目標】

子育てにおいて、子供の体は年齢によって発達する部分が異なることを知っておく必要があります。体全体がひとつになって発育していくのではないのです。

例えば、３歳までに消化器が育ち、３歳から５歳まで大脳が発達、５から８歳で呼吸器が育ちます。８歳から腎臓が育ち、生殖器が育つのは思春期です。呼吸器が未熟なうちに親が力づくで、強制的に感情を抑えると、子供は喘息になったり、呼吸器の発達を妨げます。喘息の子供の後ろには眼を三角にした母親がいるのです。８歳までの泌尿器がしっかりしていないうちに誰かと比べるような叱り方や誉め方をすると、子どもは極端な劣等感をもってしまいます。または、誉められたいために、人の足を引っ張ったり、誰かをけなしたりするようになります。

生後13ヶ月は子育ての根幹です。

女児は生後13ヶ月、男児は15ヶ月までは保護する必要があります。健康に育てることが大事です。生後13ヶ月は体の土台をつくる時期なので無病で過ごすことが良いですが、それ以降は、体の成長と共に子供は病気をします。病気をしては乗り越えながら、心身を発達させて大人になっていくのです。

生後11～13ヶ月は、最初の成長の波のピークで、言葉を覚えて喋り始めます。

この時期は、脳膜炎にかかりやすいので予防接種は避けた方が無難です。そして最初の躾の時期です。「これはいけない」と言い聞かせると分かります。

3、4歳になると、「良し悪し」が分かるようになります。

自分で何でもやろうとする独立の時期です。独立の時期になったら、独立した人間、自由な人間をつくることを目標とします。完成を親の手でやってしまわないで、子供自身の手で完成させることが大事です。例えば、服のボタンをとめるときには最後のボタンだけは子供本人にとめさせること。時間がかかりすぎるからという理由だけですべてのボタンを親がとめてはいけない。

この独立の時期に根性がついてきます。躾を身につけさせるときです。躾がないと、持っている美しさを発揮することができません。大人になっても躾のない人は気の毒です。

4、5歳は子供の体質改善の時期です。虚弱体質を改善するにはもってこいの時期です。この時期に心音治良をすると、子供はとても元気になってきます。

生まれた子供が早く育つことを望むのは親として当然なことですが、例えば早く歩き、早く歯が生えるということは栄養が不足している現象で、栄養が充ちていると歯の生えるのも遅く歩くのも遅い。言葉も、人見知りするのも、遅いほど良いのです。

そうすると独立期も遅くなりますが、その方が素直に伸びます。子供はゆっくり大人になるように育てるべきで、体だけ大人並みになっても、感情は子供のままで、衝動でつい動いてしまったり、カッとなったら見境がなくなるようなのは、成熟が早すぎて内容が充実していなかったからです。健康に育てるということは、成長を早くするとか、早熟な子供にしてしまうことではありません。内容的に充実して育つように育てることが大事です。

【育児の注意点】

◆話しかけ、話し合い

子供相手に話をしても通らないと決めている母親がいますが、話が分かるから言葉を覚えるのです。

言葉が遅いと心配する母親がいますが、話しかけがおこなわれていなければ当然です。

◆子供の重さを感じる

子供の異常は、抱いてみて子供が軽いか重いかで察知できます。抱いてみて平素の重さであれば、何事もありません。

妙に軽いときは要注意です。頭を打ったとか、心が不安とか、体調をこわしている場合が多い。

しかし最近では、この重さの変化を感知できない母親たちがたくさんいます。これでは子育てはうまくできません。熱が出ても重さがどっしりと感じられたら何も心配いりません。

体重計で量った重さではない。

体重計で測定すると子供の体重には変化はありません。人間の体は緊張したときと弛緩したときとで、同じ抱いていても、背負っていても重さが違います。体重計では分からないが、人間には感じることができます。

◆赤ちゃんの健康状態は内股の弾力で判断する

栄養が充実すると内股に弾力が出てきます。

内股をつまんで弛いときは栄養が不足しています。

顔が大きくなり内股が弛んでいるときは穀物偏重、内股が堅く顔が小さくなるときは肉食偏重です。

乳児期には穀物食に偏ると体の外部に対する抵抗力が弱くなり、肉食に偏ると神経過敏になります。

◆**赤ちゃんの泣き方の見分け方**

口のきけない赤ちゃんは要求を表すのにいろいろのジェスチャーをしますが、それが通らないと泣き出して、泣き声を言葉に代えます。

赤ちゃんが生まれてから泣くときは、

・お腹が空いたとき
・大小便の出たいとき
・体の位置が悪いとき

後は、病気のときです。

◆**赤ちゃんの睡眠**

赤ちゃんの健康には睡眠ということが最も大切です。

第一番の問題は深く眠らせること。眠りが浅いといくら栄養を与えても吸収しません。抱いたときに体が軽いような場合は、まず眠りが浅かったのでは？　と考えてみてください。食べさせても肥らない場合も眠りが不十分で、眠りを深くさせる必要があります。眠りが深くなると、寝ているときにお腹で呼吸します。

よく赤ちゃんの首が曲がって片寝ばかりしている、頭がいびつになるといって心配するお母さんがいますが、オシメをとって足を自由にしてやると、首は自由になります。

大人だって長く座れば膝をくずします。赤ちゃんだって体を自由にしたいのです。その要求を無視して、ただ親の便利のためにオシメを当ててギューと縛ってしまって、頭がいびつになるまで寝かしておくのは、残酷な話です。

時折、クリニックの外来で後頭部がへしゃげて平らになっている子供を見かけることがあります。そのようなケースには、オシメを少し弛めにするようにアドバイスします。

子供を寝かせるときには、親は細心の注意をする必要があります。風通しのよい部屋は厳禁、扇風機も厳禁です。

◆入浴後の水

入浴後は水を飲ませます。

水を飲ませないと、強情になります。

泣き出すといつまでも泣く、泣きじゃくる。これは水が足りない現象です。

お乳は水だから間にあっているつもりでいるお母さんたちがたくさんいますが、空腹の中には渇きの要求があることを知ってください。

【心音バンク】

子育ての急所は妊娠中の胎児期にあります。出産してから子育てが始まるのではなく、妊娠中に既に子育ての準備は始まっているのです。だから、妊娠中の母親の心音を録音しておくと、産後の子育てがたいへん楽になります。母親は、子育ての重圧から大きく解放され、子供はグズッたり、夜泣きすることなく、スクスクと元気に育ちます。

これらの理由から、私は妊娠中の母親の心音を録音して登録する『心音バンク』を設立しました。お母さんを選んで生まれてくるわが子へ贈るお母さんからの至宝の贈り物、それが「心音バンク」です。今現在、心音バンクの登録数は30名ほどです。その中から、先天性副腎過形成症の疑いと診断された低出生体重（２１８０ｇ）男児のケースを以下に紹介します。

出生1ヶ月後の血液検査の17ＯＨＰが高値（13・1ng/ml）のため先天性副腎過形成症の疑いがあると診断されました。検査の約2週後より、心音バンクに登録しておいた妊娠5ヶ月の母親の心音を使った心音セラピー治良を開始しました。

心音セラピーを開始して1ヶ月後、17α‐ＯＨＰは0.6ng/ml に減少、生後5ヶ月には6580ｇとほぼ平均体重に近づきました。母親によると、平均体重で生まれた3歳年上の長男よりも子育てはたいへん楽で、楽しくできたとのことでした。

【みかどメリット2】

がん、すべての難病に朗報!!!
身体の「天の岩戸開き」──「玄牝《げんぴん》治療」

女性が本来もつと言われている神秘なエネルギー「玄牝《げんぴん》」、この究極のパワーを引き出すことができる治療がみかどクリニック独自の「玄牝治療」です。

玄牝については、古く中国の道教の中に次のように記されています。

『谷神は死せず。是を玄牝と謂《い》う。玄牝の門、是を天地の根《こん》と謂う。綿々として存するが如く、之を用いて勤《つ》きず』

分かりやすく表現すると、「玄牝治療」は、体内毒素の排泄に特化した治療法と言えます。

何十年という長きにわたって体内の奥底にこびり付いた毒素、通常では決して排泄されない体内毒素を体外へ排泄します。

とくに、女性の膣から排泄させる女性に特化した女性のための起死回生の最後の妙法とも言えます。外生殖器と会陰部周辺のツボを使うのはそのためです。

「玄牝」治療はいつでもできる治療ではありません。月に1度の特別な日（「幽」と「顕」がつながった日）にしかできない時間治療です。

【「玄牝治療」で解明した「天の岩戸開き」の真実！】

《「天の岩戸」に隠れたアマテラスとは？》

光の届かない暗闇の中のアマテラスは、どこまでもそこに留まる存在です。

物理学の「慣性の法則」で説明するならば、止まっている物体はそのまま止まり続けます。

つまり、外部から力が加わらなければ、アマテラスは永遠にその場から動かないのです。

しかし、アマテラスを閉じ込めている「天の岩戸」はそう簡単に開くものではありません。

天下無双の力自慢の「タヂカラオ」の怪力をもってしてもビクともしないとんでもない

代物なのです。

そこで登場してくるのが、アメノウズメです。

《「天の岩戸開き」の立役者　アメノウズメとは？》

アメノウズメについて、古事記には以下のように記されています。

――槽《うけ》伏《ふ》せて踏み轟こし、神懸かりして胸乳かきいで裳緒《もひも》を陰《ほと》（女陰）に押し垂れき――

桶を逆さにして、アメノウズメはその上に乗り、大声を出しながら乳房や陰部をさらけ出して狂ったように踊ります。その様を見て、多くの神々が大声ではやし立てました。

しかし、「天の岩戸」の内側にいるアマテラスには、外のいかなる騒音も耳には届きません。

しかるになぜ、アマテラスは外の様子を見ようと岩戸を少し開けてしまったのでしょうか？

そこに、アメノウズメの秘策があった！！！

それが、振動です。

アメノウズメは、岩戸にその陰部をこすり付けて岩戸を振動させたのです。この岩戸の振動に反応して、アマテラスは岩戸を少し開けてしまったのです。アメノウズメの誘い水が功を奏したからこそ、タヂカラオが天の岩戸をその怪力で開くことができたのです。

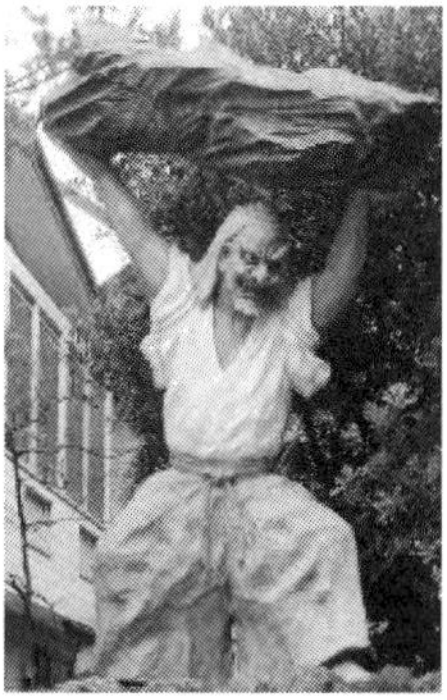

ちなみに、このタヂカラオの怪力が、「玄牝」のもつエネルギー、力です。

アメノウズメの振動は、その名が示しているように水の振動です。

その形象が、ホツマツタヱにあります。

かくして、「天の岩戸」は開き、暗闇の世界に光が差し込み、世の中は歓びと幸せに満ち溢れました。メデタシ！　メデタシ！　メデタシ！

ちょっと待った！！！

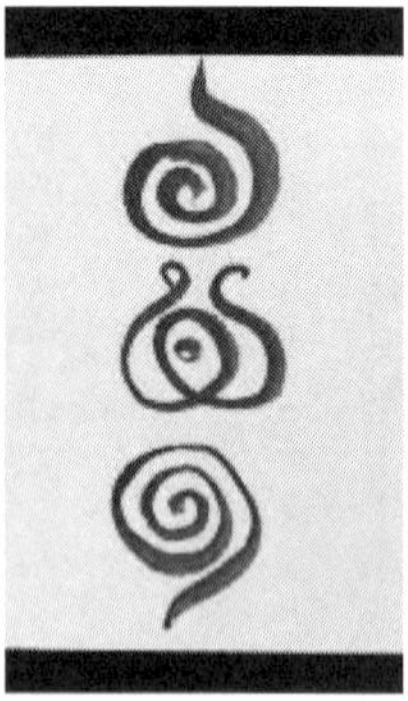

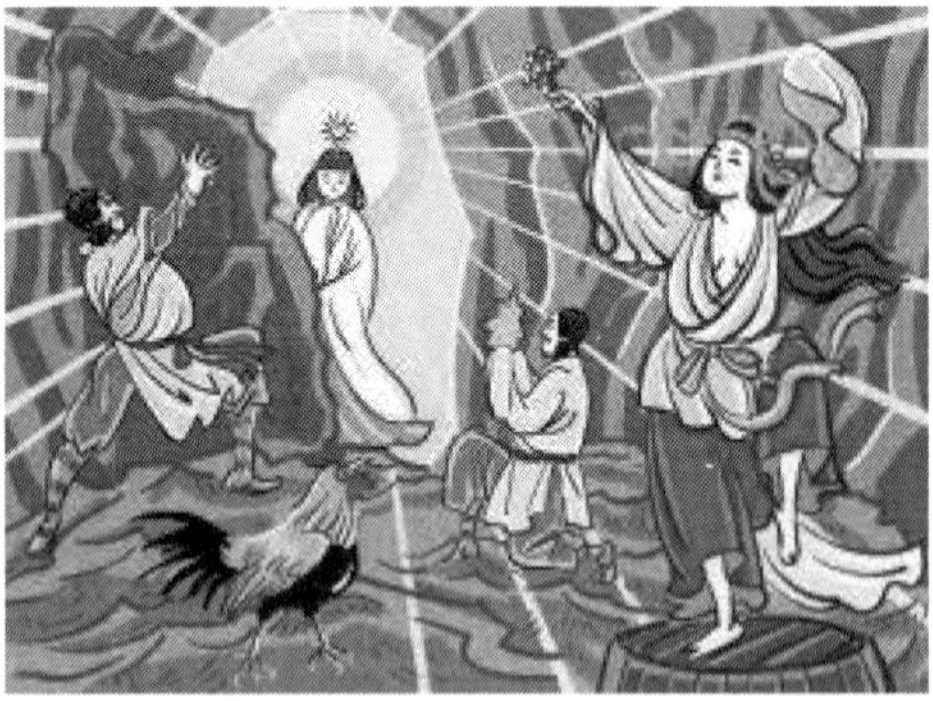

「天の岩戸」が開いたのにもかかわらず……世の中には、邪気が充満してきました。

なぜ?

それは、「天の岩戸」の内部に長きにわたって邪気が停滞していたからです。「天の岩戸」が開かれると、まず最初に邪気が放出されます。光が差し込んでくるのは、その後です。

身体の「天の岩戸」を開く「玄牝治療」で説明してみると、まず、長年にわたって体内の奥底にこびり付いていた毒素が、汗、大小便それに膣から大量に排泄されます。

しかる後に、五臓六腑すべてに氣エネルギーが集まり、身体が光り輝きます。

【数霊理論で解釈する】

「天の岩戸」の内部に閉じこもっているアマテラスは、５となります。

５はいつまでもそこに留まり、自らは決して動きません。

この５を動かすには、５を６に変換する必要があります。

「玄牝治療」では、５を６に変換するために、未だ臍の緒がドクンドクンと脈打っている出産直後の母親の心音を使います。

「天の岩戸」という壁（８）は、６と３で開きます。その背後には、３・８木局という氣の原理があります。ちなみに、アメノウズメは３、タヂカラオは６です。

しかし、これだけではまだ足りないのです。


それが、時間です。

【がん細胞のＤＮＡを書き換える】

田中節三氏によって開発された「凍結解凍覚醒法」でつくられた皮ごと食べられる奇跡のバナナに、がん細胞のＤＮＡを書き換えるという画期的ながん治療のヒントがあります。

> バナナの苗を凍結して解凍させることによって、バナナの特性が変化する。その理由は、使われていなかったジャンクＤＮＡの中から、ＲＮＡが遺伝情報を引っぱりだした。
>
> つまり、過去から延々と受け継いできた能力が引っ張りだされたから――真冬の岡山で熱帯のバナナができた！　――という奇跡が起こった。

がん細胞は、無制限に増殖し、いろんなところに転移する。つまり、がん細胞は、正常細胞とは時間の流れや空間の広がりが異なっています。

この特異的ながん細胞の時空の壁を破ることによって、がん細胞のジャンクＤＮＡの中からがん細胞を自然退縮させる遺伝情報を引っぱり出すことは可能となってきます。

では、どのようにしてがん細胞の特異的な時空の壁を破るのか？

壁と言えば、有名なところで「達磨の面壁九年」があります。この意味するものは数霊理論で解き明かすと、以下のようになります。

【壁は数霊では8を意味する。つまり、達磨は8年かけて目の前に大きく立ち塞がる壁を打ち破り、9年目に悟りを開いた】

氣の原理では、壁は３・８木局しないと破れません。３・８木局して初めて目の前の壁（８）は破れます。壁を破らない限りがん治療はできません。ちなみに、がん細胞は9です。

がん細胞の時空の壁を破ることは、
「天の岩戸開き」に通じます。

「天の岩戸」は、或る特別な日にしか開かないのです。それが、「顕」と「幽」がつながる特別な日です。このことは、がん治療においても同じです。

がん細胞の特異的な時空の壁を破ると、がん細胞のジャンクDNAの中からがん細胞を自然退縮させる遺伝情報を引っぱり出すことは可能となります。と同時に、がん細胞の細胞膜表面のマイナス電荷が放電されます。

❈ ❈ ❈ ❈ ❈ ❈ ❈ ❈ ❈ ❈

次のような方（女性のみ）にオススメします。

★いつまでも若々しく健康でいたい
★がん
★関節リウマチその他の膠原病
★その他すべての難病

身体の「天の岩戸」を開いて、
身体を更なる高みへ！
霊性パワーアップ！
雅な美しさ！

日時：2020年２月23日（日・祝） 開場 12：30 開演 13：00 終了 15：00
料金：5,000円
定員：50名
会場＆申し込み：ヒカルランドパーク

◉イッテル珈琲懇親会（ヒカルランドパークより徒歩５分）
当日15：30〜16：30
料金：3,000円
定員：15名

◉心音セラピーに興味ある方は
info @ hikarulandpark.jp 宛に

心音セラピー希望
と明記の上登録のメールいただけますと
セッション決定後
優先でのご案内メールをお送りします。
電話、ファックスでの登録も可能です。

電話：03-5225-2671（平日10時－17時）
FAX：03-6265-0853

ヒカルランドパーク
JR 飯田橋駅東口または地下鉄 B1出口（徒歩10分弱）
住所：東京都新宿区津久戸町3－11 飯田橋 TH1ビル 7F
電話：03－5225－2671（平日10時－17時）
メール：info@hikarulandpark.jp
URL：http://hikarulandpark.jp/
Twitter アカウント：@hikarulandpark
ホームページからも予約＆購入できます。

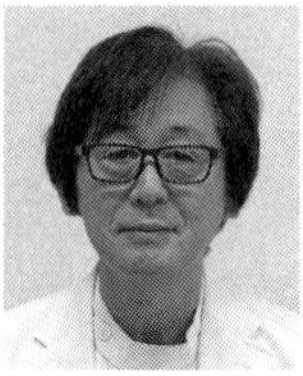

三角大慈　みすみ たいじ
昭和52年山口大学医学部卒。学生時代より生命不在の現代医学に矛盾を感じ、真の医療の樹立を目指す。1981年に「天然医学」主宰。40年の歳月をかけて音による癒し・NAM療法を確立、2007年に心音装置［mama heartone 932］を開発。現在、福岡にて「みかどクリニック」を開設。著書に、『母子の絆を強くする心音セラピー』(KKロングセラーズ)、『鍼灸医学を素問する』『鍼灸医学を素問するⅡ』『鍼灸医学を素問するⅢ』(医学舎) その他多数。

みかどクリニック
住所　〒810-0041
福岡県福岡市中央区大名2-4-33　トートレビル3F
☎ 092-724-5058
email：info @ m-clinic.org

音と経穴（ツボ）で開く
治癒のゲート

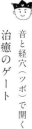

第一刷　2019年12月31日

著者　三角大慈

発行人　石井健資
発行所　株式会社ヒカルランド
〒162-0821 東京都新宿区津久戸町3-11 TH1ビル6F
電話　03-6265-0852　ファックス　03-6265-0853
http://www.hikaruland.co.jp　info@hikaruland.co.jp
振替　00180-8-496587

本文・カバー・製本　中央精版印刷株式会社
DTP　株式会社キャップス
編集担当　TakeCO

ISBN978-4-86471-830-1

★《AWG》癒しと回復「血液ハピハピ」の周波数

生命の基板にして英知の起源でもあるソマチッドがよろこびはじける周波数をカラダに入れることで、あなたの免疫力回復のプロセスが超加速します！

世界12カ国で特許、厚生労働省認可！　日米の医師＆科学者が25年の歳月をかけて、ありとあらゆる疾患に効果がある周波数を特定、治療用に開発された段階的波動発生装置です！　神楽坂ヒカルランドみらくるでは、まずはあなたのカラダの全体環境を整えること！　ここに特化・集中した《多機能対応メニュー》を用意しました。

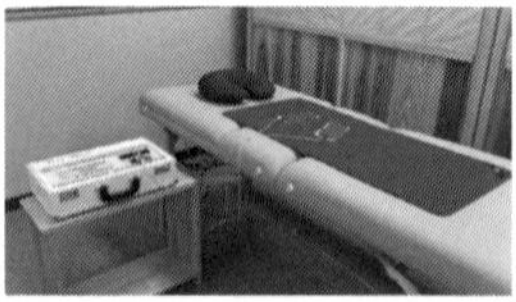

※180分／24,000円のコースもあります。
※妊娠中・ペースメーカーご使用の方にはご案内できません。

A．血液ハピハピ＆毒素バイバイコース
（AWG コード003・204）　60分／8,000円
B．免疫 POWER UP　バリバリコース
（AWG コード012・305）　60分／8,000円
C．血液ハピハピ&毒素バイバイ&免疫 POWER UP バリバリコース　120分／16,000円
D．水素吸入器「ハイドロブレス」併用コース
60分／12,000円
E．脳力解放「ブレインオン」併用コース　60分／12,000円
F．AWG プレミアムコース　60分×9回／55,000円

AWGプレミアムメニュー

1つのコースを一日1コースずつ、9回通っていただき、順番に受けることで身体全体を整えるコースです。2週間～1か月に一度、通っていただくことをおすすめします。

①血液ハピハピコース	②免疫 POWER UP バリバリコース
③お腹元気コース	④身体中サラサラコース
⑤毒素やっつけコース	⑥老廃物サヨナラコース

★音響免疫チェア《羊水の響き》

脊髄に羊水の音を響かせて、アンチエイジング！
基礎体温1℃アップで体調不良を吹き飛ばす！
細胞を活性化し、血管の若返りをはかりましょう！

特許1000以上、天才・西堀貞夫氏がその発明人生の中で最も心血を注ぎ込んでいるのがこの音響免疫チェア。その夢は世界中のシアターにこの椅子を設置して、エンターテインメントの中であらゆる病い／不調を一掃すること。椅子に内蔵されたストロー状のファイバーが、羊水の中で胎児が音を聞くのと同じ状態をつくりだすのです！　西堀貞夫氏の特製 CD による羊水体験をどうぞお楽しみください。

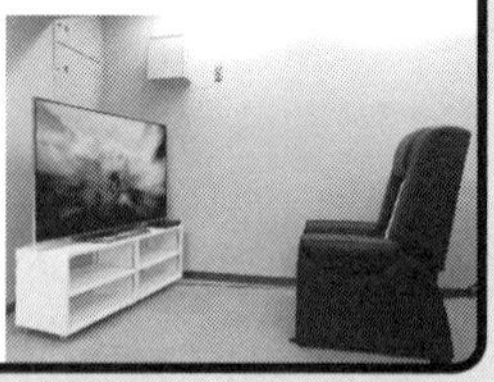

A．自然音 A コース「胎児の心音」　60分／10,000円
B．自然音 B コース「大海原」　60分／10,000円
C．「胎児の心音」「大海原」　120分／20,000円

神楽坂ヒカルランド
みらくる
Shopping & Healing

神楽坂《みらくる波動》宣言！

神楽坂ヒカルランド「みらくる Shopping & Healing」では、触覚、聴覚、視覚、嗅（きゅう）覚、味覚の五感を研ぎすませることで、健康なシックスセンスの波動へとあなたを導く、これまでにないホリスティックなセルフヒーリングのサロンを目指しています。ヒーリングは総合芸術です。あなたも一緒にヒーリングアーティストになっていきましょう。

★ TimeWaver《タイムウエイバー》

時間も空間も越えて、先の可能性が見える！
多次元量子フィールドへアクセス、新たな未来で成功していく指針を導きだします。

空間と時間を超越したヒーリングマシン「TimeWaver」は、抱えている問題に対して、瞬時に最適な指針を導き出します。タイムマシンの原理を応用し12次元レベルから見た情報を分析。肉体的なレベルだけではなく、チャクラや経絡、カルマ、DNA、遺伝的な要因など広い範囲にわたる情報フィールドにアクセスし、問題の原因を見つけます。「目標に対しての戦略エネルギー」、「ご自身や周りにいる人々のマインドエネルギー」などを分析し、最も効率よく最大限の成功へと導く道標を示し、さらに時空からその成功をサポート。すごい時代になりました！

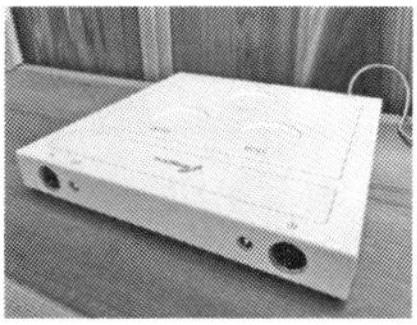

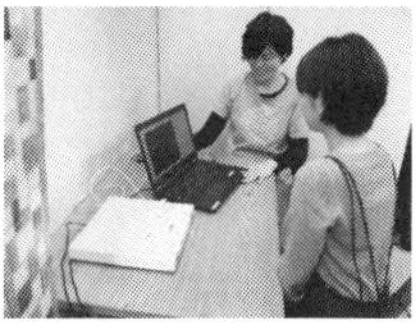

初回　60分／35,000円　　2回目以降　60分／25,000円

ご来店

事前にご自身がお一人で写っている顔写真の画像と、生年月日などのデータをお送りいただきます。特に体に何かつける、横になるなどはなく、オペレーターと画面を見ながらセッションを進めていきます。

遠隔セッション

TimeWaver がアクセスするのは、量子フィールド。お一人で写っているご自身の顔写真と生年月日などの情報があれば、アプリや、お電話などでの遠隔セッションが可能です。プライベートなお話のできる静かな場所で、椅子などにゆっくり座りながらお受けください。

★植物の高波動エネルギー《ブルーライト》

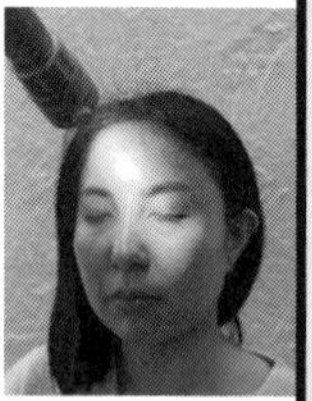

高波動の植物の抽出液を通したライトを頭頂部などに照射。抽出液は13種類、身体に良いもの、感情面に良いもの、若返り、美顔……など用途に合わせてお選びいただけます。より健康になりたい方、心身の周波数や振動数を上げげたい方にピッタリ！

A．健康コース　7か所　10～15分／3,000円
B．メンタルコース　7か所　10～15分／3,000円
C．健康＋メンタルコース　15～20分／5,000円

★ソマチッド《見てみたい》コース

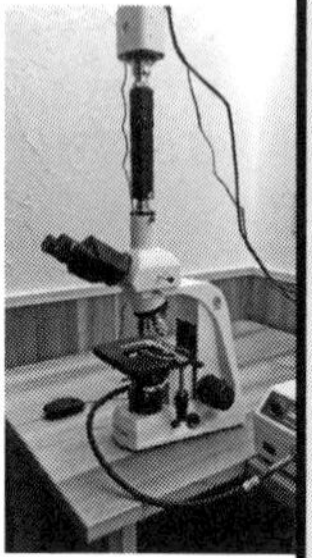

あなたの中で天の川のごとく光り輝く「ソマチッド」を暗視野顕微鏡を使って最高クオリティの画像で見ることができます。自分という生命体の神秘をぜひ一度見てみましょう！

A．ワンみらくる　1回／1,500円（5,000円以上の波動機器セラピーをご利用の方のみ）
B．ツーみらくる（ソマチッドの様子を、施術前後で比較できます）2回／3,000円（5,000円以上の波動機器セラピーをご利用の方のみ）
C．とにかくソマチッド　1回／3,000円（ソマチッド観察のみ、波動機器セラピーなし）

★脳活性《ブレインオン》

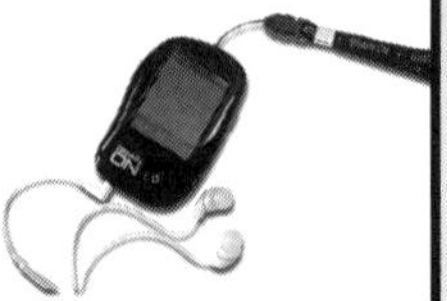

聞き流すだけで脳の活動が活性化し、あらゆる脳トラブルの予防・回避が期待できます。集中力アップやストレス解消、リラックス効果も抜群。緊張した脳がほぐれる感覚があるので、AWG との併用がおすすめです！

30分／2,000円
脳力解放「ブレインオン」AWG 併用コース
60分／10,000円

★気を生み出す《ドルフィン》

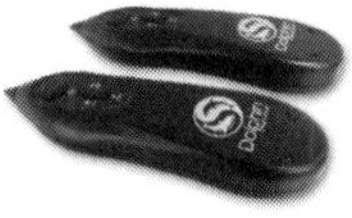

長年の気になる痛み、手放せない身体の不調…たったひとつの古傷が気のエネルギーの流れを阻害しているせいかもしれません。他とは全く違うアプローチで身体に氣を流すことにより、体調は一気に復活しますが、痛いです！！！

A．激痛！　エネルギー修復コース 60分／15,000円
B．体験コース 30分／5,000円

★量子スキャン＆量子セラピー《メタトロン》

あなたのカラダの中をDNAレベルまで調査スキャニングできる
量子エントロピー理論で作られた最先端の治療器！

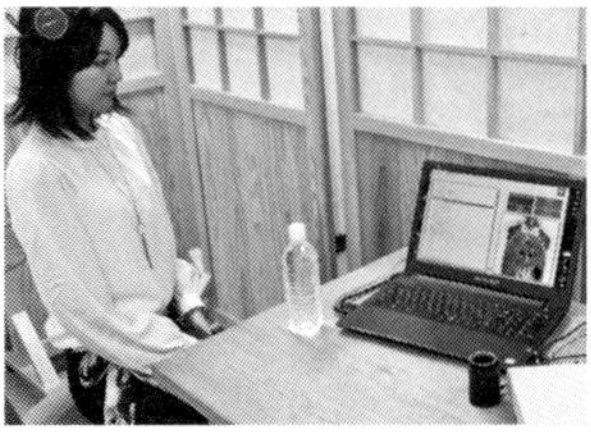

筋肉、骨格、内臓、血液、細胞、染色体など——あなたの優良部位、不調部位がパソコン画面にカラーで６段階表示され、ひと目でわかります。セラピー波動を不調部位にかけることで、その場での修復が可能！
宇宙飛行士のためにロシアで開発されたこのメタトロンは、すでに日本でも進歩的な医師80人以上が診断と治癒のために導入しています。
A.B.ともに「セラピー」「あなたに合う／合わない食べ物・鉱石アドバイス」「あなただけの波動転写水」付き

A.「量子スキャンコース」　60分／10,000円
あなたのカラダをスキャンして今の健康状態をバッチリ６段階表示。気になる数か所へのミニ量子セラピー付き。
B.「量子セラピーコース」
120分／20,000円
あなたのカラダをスキャン後、全自動で全身の量子セラピーを行います。60分コースと違い、のんびりとリクライニングチェアで寝たまま行います。眠ってしまってもセラピーは行われます。

★脳活性《ブレイン・パワー・トレーナー》

脳力UP＆脳活性、視力向上にと定番のブレイン・パワー・トレーナーに、新メニュー、スピリチュアル能力開発コース「0.5Hz」が登場！　0.5Hzは、熟睡もしくは昏睡状態のときにしか出ないδ（デルタ）波の領域です。「高次元へアクセスできる」「松果体が進化、活性に適している」などと言われています。

Aのみ　15分／3,000円　　B～F　30分／3,000円
AWG、羊水、メタトロンのいずれか（5,000円以上）と同じ日に受ける場合は、2,000円

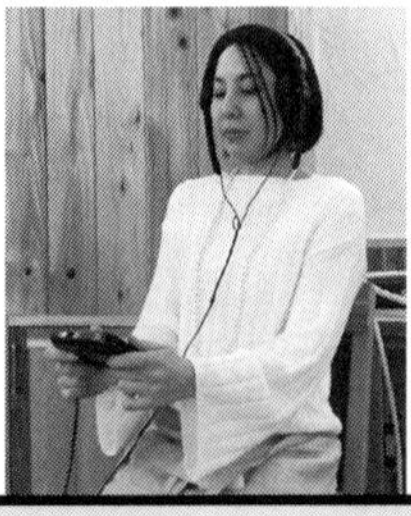

A.「0.5Hz」スピリチュアル能力開発コース
B.「6Hz」ひらめき、自然治癒力アップコース
C.「8Hz」地球と同化し、幸福感にひたるコース
D.「10Hz」ストレス解消コース
E.「13Hz」集中力アップコース
F.「151Hz」目の疲れスッキリコース

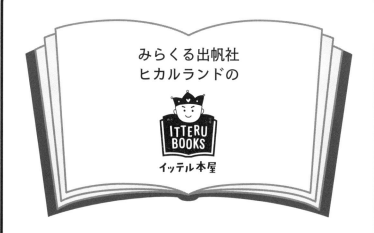